# NATUROPATIA

# ESSENZIALE

## Il Cammino verso la Salute Naturale

Luisa Gregoretti

# DEDICA

A te, che hai dedicato tutta la tua vita al lavoro, alla famiglia e agli altri, con una forza e un amore che hanno lasciato un'impronta indelebile in chiunque ti abbia conosciuto.
Oggi, anche se la memoria a volte ti sfugge, voglio che tu sappia che ogni tuo sacrificio, ogni tua lotta e ogni tuo sorriso vivono dentro di me e in ogni cosa che faccio. Sei stato e sarai sempre il pilastro che mi ha insegnato il valore della dedizione, del rispetto e della resilienza.
Questo libro è per te, che con le tue mani hai costruito il futuro e con il tuo cuore hai dato significato alla mia vita. Anche nei giorni più difficili, il tuo spirito rimane una luce che mi guida. Con infinito amore e gratitudine, sempre.

# Sommario

# Prefazione

In un mondo sempre più frenetico, dove la salute è spesso delegata a farmaci e tecnologie, la naturopatia si erge come un faro, ricordandoci che il nostro benessere è profondamente intrecciato alla natura e alle sue leggi immutabili. Questo libro nasce dall'esigenza di colmare un vuoto: rendere accessibile a tutti, esperti e appassionati, una disciplina che non solo cura, ma educa, ispira e restituisce equilibrio.

Scrivere di naturopatia significa scrivere della vita stessa. Ogni capitolo di quest'opera è un invito a riscoprire la nostra connessione con il mondo naturale, a valorizzare l'energia vitale che permea il corpo umano e a riconoscere il potenziale di guarigione insito in ciascuno di noi. Attraverso un percorso che parte dalle radici storiche fino alle applicazioni contemporanee, il lettore potrà immergersi in un sapere antico, ma mai così attuale.

Con questo testo, il mio desiderio è quello di andare oltre la semplice divulgazione. Vorrei ispirare un cambiamento, grande o piccolo che sia, nella vita di chi legge. Che si tratti di sperimentare un rimedio fitoterapico, di esplorare l'antica saggezza della medicina tradizionale cinese, o semplicemente di trovare uno spazio per la meditazione e il respiro consapevole, la naturopatia offre infinite possibilità per migliorare il nostro rapporto con noi stessi e con il mondo che ci circonda.

La stesura di questo libro è stata un viaggio personale, un cammino di scoperta che mi ha permesso di approfondire il legame tra tradizione e modernità, tra scienza e spiritualità. È un testo pensato per essere una guida, ma anche una fonte d'ispirazione. Ogni pagina è intrisa di rispetto per una disciplina che non pretende di avere tutte le risposte, ma che invita a fare domande, a cercare e a sperimentare.
Che voi siate professionisti del settore, studenti, o semplicemente curiosi in cerca di nuove prospettive, questo libro è per voi. È un invito ad abbracciare la naturopatia non solo come un insieme di tecniche, ma come una filosofia di vita, una via per il benessere sostenibile e duraturo.
Con gratitudine e speranza, vi lascio a queste pagine, augurandomi che possano aprire nuovi orizzonti, arricchire la vostra conoscenza e, soprattutto, illuminare il vostro cammino verso una salute piena e consapevole.

# Introduzione alla Naturopatia

La naturopatia, antica e moderna al contempo, si configura come un approccio olistico alla salute, profondamente radicato nella comprensione delle interconnessioni tra corpo, mente e ambiente. Più di una disciplina medica, essa rappresenta una filosofia di vita che abbraccia principi naturali e promuove la prevenzione delle malattie attraverso il sostegno alla forza vitale intrinseca di ogni individuo.

Fin dai tempi più remoti, culture di tutto il mondo hanno fatto affidamento su rimedi naturali e tecniche olistiche per mantenere il benessere e curare i disturbi. La Grecia antica, con Ippocrate – considerato il padre della medicina moderna – gettò le basi di un sistema medico fondato sull'osservazione della natura e sull'equilibrio del corpo. Da allora, la naturopatia ha attraversato i secoli, evolvendosi e adattandosi alle nuove conoscenze scientifiche e culturali.

Oggi, in un mondo sempre più complesso e frammentato, la naturopatia risponde all'esigenza di un ritorno all'essenziale: una medicina che rispetta la persona nella sua interezza e valorizza il potenziale rigenerativo del corpo umano. Il suo obiettivo non è solo la cura delle malattie, ma anche l'educazione del paziente a uno stile di vita armonioso e sostenibile. Il paradigma della naturopatia si basa su pilastri come l'approccio preventivo, l'autoguarigione e l'individualizzazione del trattamento, proponendo una sinergia tra pratiche tradizionali e scoperte scientifiche.

Questo libro si propone come una guida completa e approfondita per esplorare le radici storiche, i principi fondamentali, le tecniche e le applicazioni moderne della naturopatia. L'intento è duplice: da un lato, offrire una visione esaustiva e rigorosa che possa soddisfare il ricercatore e il professionista del settore; dall'altro, fornire al lettore comune gli strumenti per comprendere e integrare la naturopatia nella propria vita quotidiana.

Dall'uso delle piante medicinali alla gestione dello stress, dalla medicina tradizionale cinese all'ayurveda, passando per il ruolo cruciale dell'alimentazione, questo testo esplora ogni aspetto di una disciplina in continua evoluzione. Alla luce delle sfide ambientali, culturali e sanitarie del nostro tempo, la naturopatia si presenta come una risorsa imprescindibile per promuovere un benessere duraturo, individuale e collettivo.

Che siate appassionati, professionisti o semplicemente curiosi, questo viaggio nel cuore della naturopatia vi guiderà verso una comprensione più profonda della salute e della guarigione. Le sue pagine vi inviteranno non solo a esplorare, ma anche a riflettere e, soprattutto, ad agire per un futuro più armonioso e consapevole.

# 1.Storia della Naturopatia

## 1.1 Origini Antiche e Influenze Greco-Romane

L'idea di medicina naturale ha radici profonde nelle pratiche e nelle filosofie delle antiche civiltà greca e romana, che hanno lasciato un segno indelebile nel campo della naturopatia moderna. Ippocrate e Galeno, due tra i più influenti pensatori medici dell'antichità, posero le basi per un approccio alla salute basato sull'equilibrio e sul rispetto delle forze naturali. La loro eredità si riflette nel concetto fondamentale della naturopatia secondo cui il corpo umano è dotato di una capacità intrinseca di guarigione, denominata "Vis Medicatrix Naturae" (forza di guarigione della natura). Questa sezione esamina come i principi ippocratici e galenici abbiano plasmato la visione olistica della salute che caratterizza la naturopatia moderna, incentrandosi sull'armonia tra mente, corpo e ambiente.

**Le Radici del Pensiero Ippocratico e la Vis Medicatrix Naturae**
Ippocrate di Cos (460-370 a.C.), noto come "il padre della medicina", sviluppò una teoria della medicina che si discostava dalla spiegazione sovrannaturale della malattia, allora prevalente, per promuovere invece una visione basata sulla natura e sul bilanciamento degli elementi interni al corpo. La sua teoria si basava sull'idea che la malattia fosse il risultato di uno squilibrio tra i quattro umori corporei — sangue, flemma, bile gialla e bile nera —, ciascuno associato a determinati elementi naturali e qualità fisiche. Quando gli umori erano in equilibrio, l'individuo godeva di salute; quando erano sbilanciati, emergeva la malattia.
Il concetto di **Vis Medicatrix Naturae** di Ippocrate, che rappresenta l'idea di una forza di guarigione della natura presente in ogni individuo, ha avuto un impatto duraturo sulla medicina naturale. Ippocrate riteneva che il ruolo del medico fosse quello di favorire questo potere di autoguarigione, intervenendo solo per facilitare il ritorno all'equilibrio. In **"Hippocrates' Shadow: Secrets from the House of Medicine"**, **David H. Newman** (2008) esplora come la Vis Medicatrix Naturae di Ippocrate rappresenti uno dei fondamenti etici più antichi della medicina, con una risonanza che continua a essere sentita nella naturopatia moderna, in cui i trattamenti

non invasivi e rispettosi dei processi naturali del corpo sono essenziali.

**L'Influenza di Galeno: Sistema degli Umori e Armonia Interna**
Con l'espansione dell'Impero Romano, le teorie di Ippocrate furono sviluppate e sistematizzate da **Galeno di Pergamo** (129-216 d.C.), il quale introdusse il concetto di sistema medico integrato basato sugli umori. Galeno sostenne che la salute non fosse solo il risultato dell'equilibrio tra umori interni, ma che fosse influenzata anche dall'ambiente esterno e dallo stile di vita. Riteneva che fattori come la dieta, l'esercizio fisico e le emozioni potessero influire sugli umori e, di conseguenza, sul benessere fisico e mentale di un individuo.

Nella sua opera, Galeno descrisse trattamenti che includevano il bilanciamento delle abitudini quotidiane per favorire l'armonia interna. Nel testo di **Vivian Nutton**, "*Ancient Medicine*" (2004), l'autore esplora come Galeno abbia sistematizzato la medicina ippocratica, creando un modello che trattava il corpo come un'unità interconnessa. Questo modello influenzò profondamente le pratiche mediche per oltre un millennio e contribuì a creare le basi della visione olistica adottata dalla naturopatia. L'approccio di Galeno alla salute, che abbracciava non solo il corpo ma anche lo spirito e le emozioni, si ritrova oggi nel modo in cui la naturopatia cerca di trattare il paziente nella sua totalità.

**La Medicina Greco-Romana e i Santuari di Guarigione: Il Culto di Asclepio**
Nel contesto della medicina greco-romana, i **santuari di Asclepio** erano centri di guarigione diffusi in tutto il mondo ellenistico, che rappresentavano una fusione tra medicina, spiritualità e pratica terapeutica. Asclepio, il dio greco della medicina, era venerato come una divinità in grado di guarire attraverso rituali che combinavano aspetti fisici e spirituali. I pazienti, recandosi in santuari come quello di Epidauro, partecipavano a pratiche ritualistiche che includevano digiuno, purificazioni e sonno (incubazione) all'interno del tempio, dove cercavano segni o sogni interpretati come indicazioni per la guarigione.

Questi santuari di guarigione rispecchiano la concezione olistica della salute che caratterizza anche la naturopatia moderna. In **"The Healing**

**Gods: Complementary and Alternative Medicine in Christian America"** (2013), **Candy Gunther Brown** descrive come l'approccio greco-romano integrato alla guarigione spirituale e fisica influenzi ancora oggi la medicina naturale, evidenziando un parallelismo tra il ruolo dei sacerdoti di Asclepio e quello dei naturopati, i quali cercano di favorire la guarigione completa dell'individuo, non limitandosi a un semplice trattamento dei sintomi fisici.

## La Filosofia Greca e l'Approccio Olistico

Il pensiero filosofico greco, attraverso i contributi di Platone e Aristotele, ha ulteriormente influenzato il concetto di equilibrio e armonia su cui si basa la naturopatia. **Platone** considerava l'essere umano come una combinazione di corpo e anima, e sottolineava che la salute fisica non potesse essere raggiunta senza un equilibrio interiore. Aristotele, da parte sua, concepiva il corpo come un sistema in cui ogni parte svolge una funzione specifica per il benessere dell'intero organismo. Queste idee hanno contribuito a creare una visione olistica che si è tramandata nei secoli, culminando nell'approccio naturopatico che considera la persona come un insieme interconnesso di corpo, mente e spirito.

**Francis Macdonald Cornford** nel suo testo, *"From Religion to Philosophy: A Study in the Origins of Western Speculation"* (1957), analizza come le idee greche sull'interconnessione e l'equilibrio abbiano contribuito a formare la visione dell'essere umano come unità indivisibile, un concetto che costituisce il cuore della filosofia naturopatica. Cornford dimostra come il pensiero filosofico greco abbia influenzato la medicina naturale fino ai giorni nostri, ispirando una pratica che mira a mantenere l'armonia tra le diverse dimensioni dell'essere umano.

## L'Eredità della Medicina Greco-Romana nella Naturopatia Contemporanea

L'influenza della medicina greco-romana sulla naturopatia contemporanea si manifesta non solo nei principi di guarigione, ma anche nell'etica e nella metodologia. Il principio di **Primum Non Nocere** (Primo, non nuocere), derivato dal giuramento ippocratico, è un principio fondante anche per la naturopatia, che privilegia metodi di trattamento non invasivi e rispettosi dei processi naturali del corpo.

Il concetto di **equilibrio interno**, promosso sia da Ippocrate che da Galeno, è anch'esso alla base della naturopatia, che considera la salute come un equilibrio dinamico tra forze interne ed esterne. La naturopatia non si limita a trattare i sintomi ma cerca di intervenire sulle cause profonde della malattia, rispettando il principio galenico di mantenere un'armonia tra mente, corpo e ambiente.

In **"The Western Medical Tradition: 800 BC to AD 1800", Lawrence I. Conrad** (1995) sottolinea come i concetti di armonia e bilanciamento degli umori abbiano influenzato molte scuole di pensiero medico fino all'epoca moderna. Conrad evidenzia che, nonostante i progressi della scienza abbiano superato alcune teorie antiche, come quella degli umori, l'idea di equilibrio e di armonia con la natura rimane centrale per la naturopatia, che abbraccia il principio secondo cui il benessere si ottiene non solo attraverso interventi curativi ma anche attraverso la prevenzione e il mantenimento di uno stile di vita armonioso.

L'eredità greco-romana ha lasciato un'impronta profonda e duratura sulla naturopatia moderna. I principi di **Vis Medicatrix Naturae, Primum Non Nocere** e l'approccio olistico dell'equilibrio sono stati tramandati nei secoli, adattandosi ai contesti culturali e scientifici. Questi concetti hanno posto le basi per una disciplina che, ancora oggi, promuove una visione della salute come equilibrio dinamico e armonia con le forze naturali. La naturopatia contemporanea continua a vedere nell'antico pensiero greco-romano una fonte di ispirazione, riconoscendo che il benessere si trova nel rispetto della natura e nell'ascolto del corpo come sistema integrato e autorigenerante.

## 1.2 Evoluzione nel Medioevo e Rinascimento

**La Medicina nel Medioevo: La Conservazione del Sapere Greco-Romano**

Con la caduta dell'Impero Romano d'Occidente nel V secolo, l'Europa visse una fase di regressione culturale in cui molte delle conoscenze greco-romane rischiavano di andare perdute. Tuttavia, il sapere antico fu preservato e ampliato in modo straordinario dal mondo arabo. Durante il Medioevo, intellettuali come **Avicenna** (980-1037) e **Averroè** (1126-1198) giocarono un ruolo cruciale nella trasmissione delle conoscenze ippocratiche e galeniche. Avicenna, con il suo celebre "Canon Medicinae", non solo sintetizzò le teorie mediche di Ippocrate e Galeno, ma le arricchì con osservazioni pratiche e nozioni filosofiche, contribuendo a una medicina che combinava scienza, etica e filosofia.

Il sapere antico, così rielaborato e tradotto in arabo, rientrò in Europa attraverso la Spagna islamica e la Sicilia, dove scuole come quella di **Salerno** si distinsero per la diffusione del sapere medico. La **Scuola Medica Salernitana**, fondata intorno al IX secolo, divenne un centro di eccellenza per la medicina e conservò l'approccio naturale alla salute, ispirato dalle dottrine ippocratiche e galeniche. Qui, si iniziò a riscoprire l'importanza di uno stile di vita sano come fattore preventivo, un concetto che, in seguito, diventerà uno dei pilastri della naturopatia.

In questo contesto, l'uso delle piante medicinali rimase centrale, e molti trattati dell'epoca medievale includono dettagliate descrizioni di erbe e piante con le loro proprietà terapeutiche. La riscoperta e l'uso delle erbe per il trattamento delle malattie rappresentano un elemento di continuità tra la medicina antica e la naturopatia, che continua a valorizzare le cure naturali come metodo di prevenzione e guarigione.

**Il Rinascimento: Il Risveglio della Curiosità per la Natura e la Scienza**

Con il passaggio al Rinascimento, l'Europa attraversò un periodo di grande fermento culturale e scientifico. Durante il XV e XVI secolo, il movimento umanista riportò in auge la fiducia nel potere della ragione e dell'osservazione diretta della natura, incoraggiando una nuova esplorazione dei testi antichi. Le opere di Ippocrate e Galeno furono recuperate, studiate e reinterpretate alla luce delle nuove scoperte scientifiche.

L'umanesimo, con la sua attenzione per l'individuo e la natura, influenzò profondamente la medicina del tempo. Uno degli esempi più illustri è quello di **Paracelso** (1493-1541), un alchimista e medico svizzero che criticò aspramente le teorie galeniche e ippocratiche, proponendo una medicina più vicina alla natura e all'individualità del paziente. Paracelso introduceva un approccio che combinava chimica e medicina naturale, focalizzandosi su rimedi a base di erbe e minerali, e promuoveva l'idea che ciascun individuo avesse un bisogno specifico di cure personalizzate, in sintonia con il proprio corpo e ambiente. La sua convinzione che il medico dovesse comprendere e rispettare la "signatura rerum" (firma delle cose) — ovvero la relazione tra le caratteristiche visibili delle piante e le loro proprietà curative — ha influenzato fortemente la fitoterapia moderna e la visione naturopatica dell'individualità.

La visione di Paracelso era radicale per l'epoca, poiché affermava che la vera guarigione dipendesse da una comprensione profonda della natura e del malato, piuttosto che dalla semplice applicazione di rimedi standardizzati. Questo concetto, che valorizza il rispetto per la natura e la personalizzazione della cura, è alla base della naturopatia, che mira a trattare il paziente come un individuo unico e irripetibile.

### Lo Sviluppo dell'Erboristeria Rinascimentale

Parallelamente, il Rinascimento fu un periodo di grande sviluppo per la botanica e l'erboristeria. Medici ed erboristi iniziarono a esplorare e documentare le proprietà curative delle piante in modo sistematico, basandosi sull'osservazione diretta e su sperimentazioni pratiche. Figure come **Leonhart Fuchs**, autore del trattato "De Historia Stirpium" (1542), posero le basi della fitoterapia moderna, descrivendo dettagliatamente oltre cinquecento piante medicinali e le loro applicazioni terapeutiche.

In Italia, **Pietro Andrea Mattioli** (1501-1577) scrisse un importante commentario a "De Materia Medica" di Dioscoride, arricchendolo con le sue osservazioni e esperimenti. L'erboristeria rinascimentale si basava su principi che risuonano con l'attuale visione naturopatica: l'uso di rimedi naturali per stimolare la capacità di autoguarigione del corpo e l'importanza di mantenere un equilibrio tra uomo e ambiente.

### La Riscoperta dei Principi Antichi: Dalla Filosofia Naturale alla Scienza Medica

Oltre all'erboristeria, il Rinascimento vide un ritorno ai principi filosofici della medicina antica. I medici e filosofi rinascimentali ripresero le idee di armonia ed equilibrio promosse dai greci, aggiungendo l'influenza delle nuove scoperte scientifiche e dell'osservazione empirica. Il concetto di "microcosmo e macrocosmo" (secondo cui l'uomo è un riflesso in miniatura dell'universo), divenne centrale e influenzò la medicina naturale dell'epoca, suggerendo che il corpo umano, per essere in salute, dovesse rispecchiare l'ordine naturale del mondo.

L'opera di medici come **Girolamo Fracastoro** (1478-1553) e **Andreas Vesalius** (1514-1564), noto per la sua pionieristica dissezione del corpo umano, rifletteva questo nuovo desiderio di comprendere il corpo umano in armonia con le leggi naturali. Vesalio sfidò l'autorità di Galeno, basando le sue scoperte sull'osservazione diretta, e aprendo così la strada a una medicina che sarebbe stata influenzata dalla scienza moderna, ma che preservava i concetti di equilibrio e armonia della tradizione greco-romana.

**L'Influenza del Rinascimento sulla Naturopatia Moderna**

L'eredità di questa fase storica è significativa. Nel Medioevo, le conoscenze greco-romane vennero custodite, mentre il Rinascimento le riportò in primo piano, arricchendole con nuovi saperi e una visione umanistica che poneva l'uomo e la natura al centro. La naturopatia moderna eredita questo approccio in molti modi: l'importanza attribuita alle piante medicinali, la convinzione che il corpo umano sia un microcosmo connesso al macrocosmo e l'idea che la cura debba essere individualizzata e in armonia con le leggi naturali.

In conclusione, possiamo dire che il Medioevo ha permesso la sopravvivenza della medicina antica, mentre il Rinascimento l'ha reinterpretata e ampliata, gettando le basi di una visione della salute che è ancora oggi centrale nella naturopatia. La figura del medico, secondo questa visione, non è solo un guaritore, ma anche un custode della natura e un promotore dell'equilibrio tra individuo e ambiente.

Certamente. Ecco un approfondimento ancora più dettagliato con riferimenti bibliografici, per comprendere come la medicina naturale, ispirata ai principi greco-romani, abbia attraversato il Medioevo e il Rinascimento, gettando le fondamenta per la naturopatia moderna. Le influenze filosofiche, le sperimentazioni botaniche e l'evoluzione del pensiero medico in questi periodi sono fondamentali per apprezzare il percorso verso un approccio naturale e olistico alla salute.

**La Medicina nel Medioevo: Custodia e Trasmissione del Sapere Greco-Romano**

Con la caduta dell'Impero Romano, molte delle opere dei medici greci e romani rischiarono di essere dimenticate, poiché l'Europa attraversava un periodo di disgregazione politica e culturale. Tuttavia, il sapere antico trovò rifugio e nuovo impulso nel mondo islamico, dove studiosi come **Avicenna** (980-1037) e **Averroè** (1126-1198) divennero figure chiave nella preservazione e diffusione del sapere medico.

L'opera più celebre di Avicenna, il "**Canon Medicinae**", rappresenta una sintesi straordinaria delle teorie di Ippocrate e Galeno, arricchita da contributi innovativi che riflettono una visione olistica della salute. Avicenna concepiva il corpo come un sistema interconnesso in cui la salute era il risultato di un delicato equilibrio tra elementi fisici e spirituali. Il "Canon" non solo divenne uno dei testi fondamentali nelle università europee medievali, ma influenzò anche l'approccio alla cura e alla prevenzione, sottolineando l'importanza di uno stile di vita sano, concetti che ritroviamo anche nella naturopatia moderna. Come afferma il medico e storico della medicina Emilie Savage-Smith in *"Islamic Culture and the Medical Arts"* (1994), il contributo della medicina islamica è stato determinante nella trasmissione di conoscenze fondamentali che avrebbero forgiato la medicina naturale e olistica occidentale.

In Europa, il sapere medico antico cominciò a essere recuperato attraverso traduzioni dall'arabo, in particolare nella **Scuola Medica Salernitana**. Fondata nel IX secolo, la scuola di Salerno rappresentò uno dei primi centri di eccellenza per lo studio della medicina, integrando influenze greco-romane, arabe ed ebraiche. I medici salernitani riconoscevano l'importanza di uno stile di vita sano, una dieta equilibrata e l'uso delle piante medicinali, tutti principi che la naturopatia considera essenziali.

**Il Rinascimento: Riscoperta, Sperimentazione e Individualità nella Cura**

Il Rinascimento, che fiorì a partire dal XIV secolo, portò con sé una rinascita dell'interesse per l'antichità e una rinnovata fiducia nell'uomo e nella natura. Attraverso l'umanesimo, si assistette a una riscoperta dei testi medici greco-romani, come quelli di Ippocrate e Galeno, e allo stesso tempo a una critica verso il dogmatismo medico medievale.

Una delle figure più emblematiche di questo periodo fu **Paracelso** (1493-1541), considerato un rivoluzionario della medicina. Paracelso sfidò apertamente le autorità galeniche dell'epoca, sostenendo che la vera conoscenza medica derivava dall'osservazione diretta e dall'esperienza piuttosto che dalla cieca accettazione delle teorie passate. Credeva che ogni individuo fosse unico e richiedesse cure specifiche, un principio fondamentale per la naturopatia. Paracelso formulò anche l'idea di "signatura rerum", per cui le caratteristiche visibili di una pianta indicavano le sue proprietà curative, un'intuizione che avrà un impatto duraturo sulla fitoterapia. L'opera di Paracelso, come sottolinea Walter Pagel in *"Paracelsus: An Introduction to Philosophical Medicine in the Era of the Renaissance"* (1982), ha anticipato molte delle idee che oggi consideriamo alla base della naturopatia.

**La Crescita della Botanica e dell'Erboristeria Rinascimentale**

Il Rinascimento segnò anche un'epoca d'oro per la botanica e l'erboristeria, con un approccio scientifico e documentario che permise di classificare e studiare le piante medicinali in modo sistematico. Uno dei botanici più noti dell'epoca fu **Leonhart Fuchs**, autore del trattato "De Historia Stirpium" (1542), considerato uno dei primi erbari scientifici. Quest'opera descrive oltre cinquecento piante, incluse dettagliate illustrazioni e informazioni sulle proprietà curative. Fuchs cercò di collegare ogni pianta a una malattia o sintomo specifico, ispirandosi a una visione pragmatica che combinava il sapere tradizionale con nuove osservazioni. Il lavoro di Fuchs pose le basi per la moderna fitoterapia, che utilizza le piante come rimedi naturali in linea con i principi naturopatici.

In Italia, **Pietro Andrea Mattioli** (1501-1577) scrisse un commentario a "De Materia Medica" di Dioscoride, un'opera dell'antichità che descriveva le proprietà medicinali delle piante. Mattioli arricchì questo lavoro con le sue osservazioni e studi sulle piante, introducendo anche le specie botaniche dell'Europa settentrionale. Questa attenzione al dettaglio e all'osservazione diretta si riflette nell'approccio della naturopatia, che valorizza le proprietà intrinseche delle piante e promuove l'uso di rimedi naturali.

**Filosofia, Scienza e Medicina: La Connessione tra Microcosmo e Macrocosmo**

Il Rinascimento fu anche un periodo in cui la filosofia naturale, che metteva in relazione l'uomo con il cosmo, guadagnò importanza. Questo legame tra macrocosmo (universo) e microcosmo (uomo) era centrale per molti filosofi e medici rinascimentali, che vedevano il corpo umano come un riflesso in miniatura dell'universo. Questo concetto, che riprende le intuizioni di Platone e Aristotele, trovò un forte sostenitore in **Marsilio Ficino** (1433-1499), filosofo neoplatonico che considerava il corpo e l'anima come interconnessi e inseparabili. L'idea che l'equilibrio interno dovesse rispecchiare l'armonia universale è una visione che ha fortemente influenzato la naturopatia moderna, con la sua enfasi sull'unità di corpo, mente e spirito.

Il medico e anatomista **Andreas Vesalius** (1514-1564), sebbene più legato alla scienza anatomica che alla filosofia, portò comunque avanti il principio dell'osservazione empirica, realizzando dissezioni che dimostrarono l'importanza della conoscenza diretta del corpo umano. La sua opera "De humani corporis fabrica" rappresentò una svolta nella comprensione del corpo umano come sistema interconnesso. Vesalio aprì la strada a una medicina basata sulla realtà fisica del corpo, ma la sua visione dell'organismo come un'unità coesa ebbe ripercussioni anche sull'approccio olistico alla salute, che caratterizza la naturopatia.

**Conclusione: Il Legame tra il Passato e la Naturopatia Moderna**

L'eredità di questi periodi storici è incalcolabile per la naturopatia moderna. Mentre il Medioevo conservò e trasmise il sapere greco-romano, il Rinascimento lo riesplorò e lo arricchì, fondando una tradizione che combinava il rispetto per la natura con un'indagine empirica e razionale. L'interesse rinascimentale per le piante medicinali, l'individualità del paziente e l'interconnessione tra uomo e natura formano un ponte diretto con la naturopatia, che riprende questi concetti per costruire un approccio alla salute che guarda alla persona come a un'unità di corpo, mente e spirito.

# 1.3 La rivoluzione naturopatica nel XIX secolo

La medicina del XIX secolo attraversava un periodo di rapida trasformazione. Nuove scoperte, come i batteri patogeni di Louis Pasteur e le leggi della genetica di Gregor Mendel, stavano influenzando profondamente il pensiero medico. Tuttavia, la medicina tradizionale era spesso invasiva, dominata da trattamenti aggressivi come il salasso e l'uso di sostanze chimiche tossiche come il mercurio per curare infezioni e malattie veneree. La chirurgia, nonostante i progressi, era ancora rischiosa a causa delle scarse condizioni igieniche e dell'assenza di anestesia efficace fino alla metà del secolo.

Questa situazione generò un crescente malcontento tra la popolazione, che iniziò a cercare alternative più sicure e naturali. La medicina convenzionale, percepita come fredda e meccanica, stava spingendo sempre più persone a esplorare approcci che enfatizzavano l'armonia con la natura e il rispetto dei processi di autoguarigione del corpo. È in questo clima che nacque la rivoluzione naturopatica, promossa da figure innovative che cercavano di riscoprire e rinnovare l'antico sapere della medicina naturale.

**Vincenz Priessnitz e l'Idroterapia: Fondamenti di un Metodo Rivoluzionario**

**Vincenz Priessnitz** è spesso ricordato come il "padre dell'idroterapia moderna". Nato nel 1799 in una zona rurale dell'Impero Austriaco, Priessnitz non aveva alcuna formazione medica formale; tuttavia, osservando la natura e applicando tecniche empiriche, sviluppò un metodo basato sull'uso dell'acqua fredda per trattare varie patologie. Priessnitz credeva che l'acqua avesse la capacità di purificare il corpo e stimolarne i meccanismi di guarigione naturale. Nel suo sanatorio di Gräfenberg, impiegava metodi come bagni freddi, impacchi e docce per aiutare i pazienti a disintossicarsi e migliorare la circolazione.

L'idroterapia di Priessnitz attirò l'interesse non solo dei pazienti, ma anche dei medici di tutta Europa, che cominciarono a vedere nell'acqua fredda un'alternativa alle pratiche aggressive della medicina convenzionale. Priessnitz è descritto come un rivoluzionario nella storia della medicina naturale da Thorwald Dethlefsen in *"The Healing Power of Water"* (1994), che esplora come il metodo idroterapico abbia gettato le basi per un approccio naturale alla salute basato sulla stimolazione delle capacità di autoguarigione del corpo.

**Sebastian Kneipp: Il Sistema dei Cinque Pilastri**

**Sebastian Kneipp** portò l'idroterapia a un livello superiore, sviluppando un sistema terapeutico basato su cinque principi fondamentali che sono ancora oggi alla base della naturopatia:

1. **Idroterapia**: Come Priessnitz, Kneipp credeva nell'efficacia dell'acqua come mezzo terapeutico, ma ampliò il concetto, includendo una serie di trattamenti che comprendevano non solo bagni freddi ma anche impacchi caldi e docce alternate.

2. **Fitoterapia**: Kneipp valorizzò le proprietà medicinali delle erbe e delle piante, utilizzandole come rimedi naturali per sostenere il sistema immunitario e affrontare varie condizioni.

3. **Esercizio Fisico**: Promuoveva una vita attiva e incoraggiava il contatto con la natura attraverso il movimento, consapevole dell'effetto positivo dell'attività fisica sulla salute mentale e fisica.

4. **Dieta e Nutrizione**: Kneipp introdusse il concetto di alimentazione sana, suggerendo di evitare cibi processati e di privilegiare frutta, verdura e cereali integrali.

5. **Equilibrio Mentale**: Credeva fermamente che la salute fisica dipendesse anche dalla serenità mentale e spirituale, promuovendo pratiche che favorissero uno stato mentale equilibrato e sereno.

Nel suo libro *"My Water Cure"* (1886), Kneipp racconta le proprie esperienze di guarigione attraverso l'idroterapia e spiega come il suo sistema non si limitasse a curare i sintomi, ma si concentrasse sul rafforzamento delle difese naturali del corpo. Kneipp è ricordato come uno dei padri della naturopatia, e il suo metodo, noto come **Kneippismo**, è tuttora praticato nei centri di cura in Europa e altrove.

**Benedict Lust e la Fondazione della Naturopatia negli Stati Uniti**

**Benedict Lust** è una figura cruciale per la naturopatia moderna, nonché il fondatore ufficiale della disciplina negli Stati Uniti. Nato in Germania nel

1872, Lust soffriva di tubercolosi e decise di sottoporsi al trattamento con Kneipp. Dopo aver sperimentato una guarigione completa, Lust si appassionò alla medicina naturale e decise di dedicarsi alla diffusione di questo sistema negli Stati Uniti.

Dopo essersi trasferito a New York, Lust fondò la prima scuola di naturopatia e coniò il termine stesso "naturopatia" nel 1902. Lust incorporò nel suo sistema non solo l'idroterapia e la fitoterapia di Kneipp, ma anche pratiche come l'**osteopatia** (sviluppata da Andrew Taylor Still) e l'**omeopatia** (di Samuel Hahnemann). La visione di Lust era olistica e sincretica, e abbracciava un'ampia gamma di pratiche naturali per promuovere la guarigione. Lust vedeva la naturopatia come una disciplina fondata su tre pilastri: la prevenzione, l'educazione alla salute e il rispetto delle leggi della natura.

Lust credeva che il compito del naturopata fosse principalmente quello di educare il paziente, insegnandogli a prendersi cura del proprio corpo e a prevenire le malattie attraverso uno stile di vita sano. In "*The Naturopathic Healing Bible*" (1921), Lust articola la sua filosofia, spiegando che la salute non è solo l'assenza di malattia, ma uno stato di benessere generale che richiede equilibrio fisico, mentale e spirituale. Lust, come descritto nel lavoro di S. M. Haberman in "*Benedict Lust and the Origins of Naturopathy in the United States*" (2004), gettò le fondamenta per la naturopatia moderna, trasformandola in una disciplina accademica riconosciuta e strutturata.

**Il Movimento "Back-to-Nature" e il Contributo di John Kellogg**

Il XIX secolo fu anche segnato dal movimento culturale "Back-to-Nature", che incoraggiava uno stile di vita più semplice e vicino alla natura. Questo movimento non era solo una reazione contro l'industrializzazione, ma anche un'espressione di un bisogno più profondo di ritrovare l'equilibrio con la natura e una vita in armonia con il mondo naturale. **John Kellogg** (1852-1943), fondatore del Battle Creek Sanitarium, promuoveva uno stile di vita che comprendeva dieta vegetariana, esercizio fisico, igiene e meditazione.

Kellogg era convinto che una buona salute derivasse da uno stile di vita equilibrato e rispettoso dei principi naturali. Anche se non direttamente affiliato alla naturopatia, il suo lavoro ebbe una grande influenza sul pensiero naturopatico, in quanto promuoveva pratiche che rispettavano il corpo e la mente come elementi interconnessi. Kellogg vedeva il corpo come un "tempio", un'idea che riflette il principio naturopatico secondo cui il rispetto per il proprio corpo e per la natura è fondamentale per la salute.

**L'Eredità Duratura del XIX Secolo nella Naturopatia Contemporanea**

Gli sviluppi del XIX secolo hanno lasciato un'eredità duratura nella naturopatia. Le idee di Priessnitz, Kneipp, Lust e dei sostenitori del movimento "Back-to-Nature" continuano a influenzare la pratica moderna, con un'attenzione costante alla prevenzione e al rispetto delle leggi naturali. Oggi, la naturopatia si fonda ancora sui principi emersi nel XIX secolo: stimolare il potere di autoguarigione del corpo, utilizzare le risorse naturali come prima linea di trattamento e promuovere uno stile di vita che favorisca la salute in tutte le sue dimensioni.

Il XIX secolo ha visto la nascita della naturopatia come un movimento globale e organizzato, ma i suoi principi restano invariati: rispetto per la natura, prevenzione, e una cura integrata dell'individuo. I pionieri del XIX secolo, come Priessnitz, Kneipp e Lust, hanno posto le basi per una disciplina che mira a supportare la salute e il benessere generale attraverso metodi naturali e olistici, contrastando un sistema medico tradizionale che spesso si concentrava su trattamenti sintomatici e interventi invasivi. La loro influenza è ancora tangibile, poiché i loro principi continuano a guidare le pratiche naturopatiche moderne, e sono alla base della filosofia di numerosi istituti, cliniche e scuole naturopatiche in tutto il mondo.

**Sintesi e Riflessione sui Principi Fondamentali della Rivoluzione Naturopatica del XIX Secolo**

Il movimento naturopatico del XIX secolo ha costruito un paradigma della salute alternativo e complementare rispetto alla medicina convenzionale, con un focus sull'equilibrio, la prevenzione e il sostegno dei processi naturali di autoguarigione. I principi centrali di questa rivoluzione possono essere riassunti come segue:

1. **Prevenzione e Stile di Vita Sano**: I pionieri naturopatici hanno sottolineato l'importanza di prevenire le malattie attraverso una vita sana e il rispetto delle leggi naturali. Questo includeva una dieta equilibrata, esercizio fisico regolare, esposizione alla natura e una gestione equilibrata dello stress.

2. **Potere di Autoguarigione del Corpo**: Priessnitz e Kneipp introdussero l'idea che il corpo, se messo nelle giuste condizioni, possiede un potere intrinseco di autoguarigione. Questo principio guida ancora oggi la pratica naturopatica, che cerca di supportare il corpo piuttosto che sovraccaricarlo con farmaci o trattamenti invasivi.

3. **Approccio Olistico**: La naturopatia considera l'individuo nella sua totalità, tenendo conto non solo del corpo fisico ma anche della mente e dello spirito. Questa visione deriva dalla convinzione che tutti gli aspetti della persona siano interconnessi e che l'equilibrio tra di essi sia fondamentale per la salute.

4. **Uso delle Risorse Naturali**: La valorizzazione delle risorse naturali, come l'acqua, le piante e i rimedi a base di erbe, è un pilastro della naturopatia. Questa visione sostiene che i rimedi naturali, meno invasivi, siano in armonia con i processi corporei.

5. **Educazione alla Salute**: Uno degli obiettivi fondamentali di Benedict Lust era educare i pazienti a prendersi cura di sé, rendendoli consapevoli delle proprie responsabilità nella gestione della salute. Lust credeva che il naturopata dovesse agire come guida e insegnante, aiutando i pazienti a comprendere come mantenere il proprio benessere.

Questi principi non solo definirono la naturopatia come disciplina, ma influenzarono anche altri campi della medicina alternativa e olistica, creando una corrente di pensiero che ha resistito al passare del tempo e si è evoluta per adattarsi alle esigenze del XXI secolo.

**L'Influenza Duratura nella Naturopatia Contemporanea**

La naturopatia del XIX secolo rappresenta il fondamento su cui poggia la pratica odierna. La moderna naturopatia, benché integrata con le scoperte scientifiche e con una comprensione più avanzata della fisiologia, continua a valorizzare i principi di prevenzione, equilibrio e uso delle risorse naturali. Le scuole di naturopatia odierne, ispirate dalle idee di Lust, Kneipp e Priessnitz, formano i professionisti affinché siano in grado di applicare un approccio globale alla salute, insegnando loro l'importanza di un equilibrio tra corpo, mente e spirito.

Il movimento ha anche portato al riconoscimento della naturopatia in molti paesi, dove oggi è considerata una disciplina regolamentata e praticata all'interno di strutture sanitarie e cliniche, spesso in collaborazione con la medicina convenzionale. La sinergia tra naturopatia e medicina moderna dimostra come i principi di rispetto per il corpo e di promozione della salute attraverso metodi naturali abbiano resistito alle sfide del tempo e abbiano trovato una rilevanza duratura.

## 1.4 Naturopatia moderna e integrazione globale

**La Diffusione Globale della Naturopatia: Fattori di Espansione**
La crescita della naturopatia a livello globale è stata alimentata da una serie di fattori culturali, sociali e scientifici. Negli ultimi decenni, l'interesse verso pratiche di medicina complementare e alternativa è aumentato in risposta ai limiti della medicina convenzionale, specialmente nella gestione delle malattie croniche. La naturopatia, con il suo focus su metodi non invasivi, sull'autoguarigione e sulla prevenzione, risponde a un bisogno diffuso di terapie che mettano al centro l'individuo come un'unità di corpo, mente e spirito.

L'**Organizzazione Mondiale della Sanità (OMS)** ha riconosciuto il valore della naturopatia e di altre forme di medicina tradizionale e complementare, incoraggiando i paesi membri a integrarle nei sistemi sanitari nazionali, dove possibile, e a regolamentarle per garantire la sicurezza dei pazienti. Nel rapporto OMS "*WHO Traditional Medicine Strategy: 2014-2023*", si sottolinea l'importanza di sviluppare politiche sanitarie che includano pratiche naturali e preventive come parte di un approccio olistico alla salute. Questo supporto istituzionale ha contribuito a legittimare la naturopatia e a promuoverne la diffusione.

Inoltre, la crescente globalizzazione ha favorito lo scambio di conoscenze tra diverse tradizioni terapeutiche, arricchendo la naturopatia moderna con elementi provenienti da sistemi di medicina naturale come l'**Ayurveda**, la **Medicina Tradizionale Cinese (MTC)** e la **medicina tradizionale africana**. L'interesse verso queste tradizioni ha spinto molti naturopati a integrare tecniche e principi di altre culture, contribuendo a una naturopatia più diversificata e multidimensionale.

**Modelli di Integrazione della Naturopatia nei Sistemi Sanitari Ufficiali**

La modalità di integrazione della naturopatia varia significativamente tra i diversi paesi, influenzata da fattori culturali, legislativi e storici. Alcuni modelli di integrazione esemplificativi includono:

1. **Modello Australiano**: L'Australia è uno dei paesi con il più alto grado di integrazione della naturopatia nel sistema sanitario. Qui, la naturopatia è riconosciuta come professione sanitaria e i naturopati sono regolamentati da organismi professionali. Molte cliniche e ospedali australiani offrono servizi naturopatici accanto a trattamenti convenzionali, e i trattamenti naturopatici sono coperti da alcune polizze assicurative. Secondo **Jon Adams** nel libro "*Complementary and Alternative Medicine: Global Perspectives, Practices, and Policies*" (2013), l'Australia rappresenta un esempio di come l'integrazione possa avvenire senza conflitti significativi con la medicina convenzionale, offrendo un modello per altri paesi interessati a includere la naturopatia nei servizi sanitari.

2. **Modello Nordamericano**: Negli Stati Uniti e in Canada, la naturopatia è regolamentata a livello statale o provinciale, con una crescente accettazione nei sistemi sanitari integrati. In alcune regioni degli Stati Uniti, i naturopati autorizzati possono praticare come medici primari e prescrivere terapie naturali. In Canada, la naturopatia è particolarmente diffusa in Ontario e British Columbia, dove i naturopati collaborano spesso con medici all'interno di cliniche di medicina integrata. **David J. Schleich**, in "*The Naturopathic Practitioner: Holistic Healing from a Scientific Perspective*" (2006), sottolinea come la regolamentazione statale e provinciale contribuisca alla sicurezza e all'efficacia della

naturopatia, facilitando una collaborazione positiva con la medicina convenzionale.

3. **Modello Europeo**: In Europa, l'integrazione della naturopatia varia notevolmente tra i diversi paesi. In Germania e Svizzera, la naturopatia gode di un alto grado di riconoscimento ed è regolamentata come una disciplina sanitaria, e i naturopati possono ricevere una formazione accademica ufficiale. In Italia e Francia, la naturopatia è meno regolamentata, ma sta guadagnando popolarità come medicina complementare. In generale, l'Unione Europea sta mostrando un crescente interesse per la regolamentazione delle medicine complementari, ma l'integrazione rimane complessa a causa delle differenze normative tra i vari paesi.

In **"Complementary and Alternative Medicine in Europe: Trends and Challenges"** (2015), **Peter F. Koch** discute le difficoltà e le opportunità dell'integrazione della naturopatia nel contesto europeo, evidenziando come la diversità delle normative nazionali rappresenti una sfida, ma anche un'opportunità per sviluppare modelli flessibili che rispettino le specificità culturali di ciascun paese.

**Sfide e Barriere all'Integrazione**

Nonostante i progressi, l'integrazione della naturopatia nei sistemi sanitari ufficiali incontra ancora diverse sfide:

- **Regolamentazione e Standardizzazione**: La mancanza di una regolamentazione uniforme e di standard accademici condivisi a livello internazionale rappresenta una delle principali barriere. Paesi con regolamenti meno rigorosi possono facilitare la pratica di naturopati senza una formazione adeguata, rischiando di compromettere la credibilità della disciplina. La **World Naturopathic Federation (WNF)** sta lavorando per promuovere standard globali di formazione e pratica, con l'obiettivo di migliorare la qualità e la sicurezza dei trattamenti naturopatici.

- **Collaborazione con la Medicina Convenzionale**: La medicina convenzionale, in alcuni contesti, è ancora resistente alla naturopatia, considerata una disciplina "non scientifica" o poco comprovata. Tuttavia, studi recenti stanno dimostrando l'efficacia di molte pratiche naturopatiche nella gestione di malattie croniche, come il diabete e le malattie cardiovascolari. La ricerca scientifica continua è cruciale per superare questo pregiudizio e dimostrare la validità della naturopatia come medicina complementare.

- **Riconoscimento da parte delle Assicurazioni Sanitarie**: Il riconoscimento e la copertura da parte delle assicurazioni sanitarie variano notevolmente tra i paesi. In molti casi, i trattamenti naturopatici non sono coperti, limitando l'accesso per molti pazienti. **Rachel Lord**, in *"Health Insurance and CAM in the 21st Century"* (2017), sottolinea che l'inclusione della naturopatia nelle polizze assicurative è cruciale per promuovere l'accessibilità dei trattamenti e facilitare una maggiore integrazione.

## Opportunità per la Naturopatia come Medicina Complementare e Preventiva

La crescente attenzione verso la prevenzione delle malattie e il benessere generale offre opportunità significative per la naturopatia. Con un sistema sanitario globale sempre più sotto pressione a causa dell'aumento delle malattie croniche e dei costi sanitari, la naturopatia si presenta come una soluzione sostenibile, focalizzata sulla prevenzione e sulla promozione di stili di vita sani.

Il modello della medicina integrata, che promuove la collaborazione tra medicina convenzionale e naturopatia, è visto come uno dei più promettenti per il futuro. In molte cliniche integrate, i pazienti possono beneficiare di un approccio multidisciplinare, in cui trattamenti naturopatici, come la fitoterapia e la nutrizione, sono utilizzati in sinergia con le cure mediche convenzionali per migliorare la qualità della vita e ridurre la necessità di interventi invasivi.

In **"Integrative Healthcare: A Guide to Good Practice"** (2016), **C. Norman Shealy** descrive come l'integrazione delle terapie naturali possa migliorare significativamente i risultati clinici, specialmente in pazienti con condizioni croniche. Shealy osserva che la naturopatia, attraverso un approccio preventivo e di supporto, può aiutare a ridurre la dipendenza dai farmaci e a promuovere il benessere a lungo termine.

**Il Futuro della Naturopatia nell'Integrazione Globale**

Guardando al futuro, la naturopatia sembra destinata a svolgere un ruolo crescente nei sistemi sanitari globali, specialmente nei paesi che adottano un approccio basato sulla prevenzione. La promozione della ricerca scientifica e l'adozione di standard internazionali di formazione e pratica rappresentano passi fondamentali per garantire la qualità e la sicurezza delle terapie naturopatiche.

La **World Naturopathic Federation** sta attualmente collaborando con istituzioni educative e organizzazioni sanitarie per creare linee guida globali che migliorino la credibilità e l'accessibilità della naturopatia. Questi sforzi mirano a garantire che la naturopatia mantenga i suoi principi fondamentali, adattandosi però ai contesti sanitari moderni e rendendola accessibile e sicura per una popolazione globale.

**Conclusione**

L'integrazione globale della naturopatia rappresenta un cammino verso un sistema sanitario più completo, che rispetta le tradizioni della medicina naturale e la scienza moderna. Nonostante le sfide, la crescente richiesta di trattamenti naturali, insieme al supporto delle organizzazioni sanitarie internazionali, offre una base solida per una sempre maggiore accettazione e integrazione della naturopatia. La disciplina, nata dalle antiche tradizioni di guarigione, continua a evolversi come una componente vitale della salute globale, promuovendo un modello di cura che abbraccia l'armonia con la natura e il rispetto della persona nella sua interezza.

# 2. Principi Fondamentali della Naturopatia

## 2.1 I pilastri della naturopatia

La naturopatia, come sistema medico naturale, è fondata su alcuni principi cardine, noti come i "pilastri della naturopatia", che riflettono una visione olistica dell'essere umano e un approccio integrato alla salute. Questi principi derivano dalle tradizioni mediche antiche, in particolare dalla medicina ippocratica e galenica, e sono stati formalizzati dai pionieri della naturopatia nel XIX secolo, come Benedict Lust, Sebastian Kneipp e altri. Oggi, questi pilastri costituiscono la base filosofica della naturopatia e guidano il lavoro dei professionisti di tutto il mondo.

Questi principi non solo definiscono l'approccio naturopatico alla cura, ma stabiliscono anche i limiti e l'etica della professione, ponendo il rispetto per la persona e per la natura al centro della pratica. Vediamoli in dettaglio.

**1. Vis Medicatrix Naturae: Il Potere di Guarigione della Natura**

**Vis Medicatrix Naturae** è uno dei concetti centrali della naturopatia, e deriva dal pensiero ippocratico, in cui la natura era vista come la forza curativa primaria. Ippocrate riteneva che il corpo avesse la capacità di autoguarirsi, purché fosse sostenuto e non ostacolato da interventi aggressivi o dannosi. Questo principio si traduce, nella naturopatia moderna, nell'idea che il compito del terapeuta sia quello di facilitare, piuttosto che sostituire, i processi naturali di guarigione.

Nel libro di **James Whorton**, *"Nature Cures: The History of Alternative Medicine in America"* (2002), l'autore esplora come il concetto di Vis Medicatrix Naturae sia stato un'ispirazione continua per i fondatori della naturopatia, come Benedict Lust, che vide nella natura una fonte di cura inesauribile e una guida per il benessere umano. Whorton discute come Lust abbia promosso l'idea che l'obiettivo della naturopatia fosse quello di risvegliare le capacità di guarigione latenti del corpo, in contrasto con la medicina convenzionale, che spesso si focalizzava sulla soppressione dei sintomi.

**2. Primum Non Nocere: Primo, Non Nuocere**

Il principio di **Primum Non Nocere** – "primo, non nuocere" – è un pilastro etico fondamentale, derivato dal giuramento ippocratico. Questo principio stabilisce che il naturopata deve sempre scegliere trattamenti che siano il meno invasivi possibile e che abbiano un basso rischio di effetti collaterali. Primum Non Nocere impone quindi un obbligo etico di utilizzare metodi sicuri, come rimedi a base di erbe, omeopatia, esercizio fisico e idroterapia, rispettando il corpo e minimizzando il rischio di causare danni. Nel trattato "*The Naturopathic Healing Bible*" (1921) di **Benedict Lust**, questo principio è affrontato con grande enfasi. Lust sottolinea come il compito del naturopata non sia quello di "combattere" la malattia, ma piuttosto di creare le condizioni affinché il corpo possa guarire senza subire danni. Lust evidenziava come l'approccio della naturopatia fosse fondamentalmente diverso dalla medicina convenzionale dell'epoca, in cui pratiche invasive e potenzialmente dannose erano frequentemente utilizzate.

Nel contesto moderno, come discusso in **"Principles & Practice of Naturopathic Medicine"** di **Mitchell e Pizzorno** (2015), questo principio guida i naturopati nell'adozione di terapie gentili e naturali, in linea con l'idea che il primo dovere del terapeuta sia quello di proteggere il benessere del paziente.

**3. Tolle Causam: Individuare e Trattare la Causa**

Il principio di **Tolle Causam** – "individuare e trattare la causa" – rappresenta una delle differenze principali tra la naturopatia e la medicina convenzionale. Mentre quest'ultima tende spesso a concentrarsi sul trattamento sintomatico, la naturopatia cerca di scoprire e affrontare le cause sottostanti della malattia. Questo principio deriva dall'idea che i sintomi siano una manifestazione di squilibri più profondi e che la guarigione possa avvenire solo se si rimuovono tali cause.

**Benedict Lust**, nel suo trattato "*The Philosophy of Natural Therapeutics*" (1921), evidenzia come la ricerca delle cause sottostanti sia fondamentale per ottenere una guarigione duratura. Lust propone un approccio diagnostico che tiene conto di vari fattori, come la dieta, l'ambiente e il benessere emotivo, nella convinzione che solo eliminando le cause alla radice si possa ottenere una vera guarigione. **Sussanna E. Holmquist**, in "*Naturopathic Physical Medicine*" (2007), rafforza questo concetto, sostenendo che un'analisi delle cause possa prevenire la ricorrenza dei disturbi e promuovere un benessere più stabile e duraturo.

## 4. Docere: Il Naturopata come Educatore

Il principio di **Docere**, che significa "insegnare", riflette l'impegno della naturopatia a educare il paziente e renderlo consapevole del proprio ruolo nella gestione della propria salute. Questo principio ha radici profonde nel pensiero umanistico e nella convinzione che la conoscenza sia un potere fondamentale per la prevenzione e il benessere. Il ruolo del naturopata non è solo quello di curare, ma di istruire il paziente sui principi di una vita sana, così che possa prendersi cura di sé in modo autonomo.

Nel libro "*Practical Naturopathy*" (1912), **Benedict Lust** discute l'importanza dell'educazione nella pratica naturopatica, sottolineando come il naturopata debba fornire strumenti pratici che il paziente possa applicare nella sua vita quotidiana. Lust vedeva la prevenzione come uno dei compiti principali del naturopata, e credeva che un paziente ben informato avesse maggiori probabilità di mantenere la propria salute a lungo termine.

**John S. Haller**, in "*The History of American Medicine and Alternative Healing Practices*" (2009), esplora come la naturopatia abbia sempre valorizzato il ruolo educativo del terapeuta, una filosofia che ha reso questa disciplina accessibile e adattabile ai cambiamenti culturali e scientifici.

## 5. Trattare la Persona nella sua Totalità: Approccio Olistico

L'approccio olistico della naturopatia, riassunto nel principio di **trattare la persona nella sua totalità**, si basa sulla visione dell'essere umano come un'entità complessa, in cui corpo, mente e spirito sono interconnessi. La salute è vista come un equilibrio armonico tra questi elementi, e il compito del naturopata è quello di affrontare ogni aspetto della vita del paziente, incluso il benessere mentale ed emotivo, che può influenzare profondamente la salute fisica.

L'approccio olistico deriva dalla filosofia greca antica, ma è stato adottato formalmente dalla naturopatia nel XIX secolo grazie a figure come Sebastian Kneipp e Benedict Lust. **John S. Haller** discute questo aspetto in "*The People's Doctors: Samuel Thomson and the American Botanical Movement*" (2000), sottolineando come la naturopatia si sia sempre rifiutata di ridurre il paziente a un insieme di sintomi. Invece, il paziente viene trattato come un individuo unico e complesso, con necessità che vanno oltre i soli aspetti fisici.

**H. J. Berman**, in "*Nature's Healing Arts: From Folk Healing to Modern Medicine*" (2005), descrive come l'approccio olistico sia una delle caratteristiche distintive della naturopatia, permettendo di integrare tecniche che rispettino la mente e lo spirito, e di creare un piano di cura che rispecchi l'unicità di ogni persona.

**6. Prevenzione: La Salute come Equilibrio e Armonia**

Il principio della **prevenzione** è centrale per la naturopatia e riflette la convinzione che sia più facile e benefico mantenere la salute piuttosto che intervenire in caso di malattia. La prevenzione, nella naturopatia, si concretizza attraverso uno stile di vita sano e abitudini che rafforzino il corpo e riducano il rischio di squilibri. La naturopatia, infatti, non vede la prevenzione solo come un atto di monitoraggio, ma come un processo attivo di creazione di un equilibrio sostenibile nel tempo.

Nel libro "*Principles and Practice of Naturopathy*" di **Joseph Pizzorno** (2016), il principio della prevenzione è analizzato come uno dei fondamenti della pratica clinica naturopatica. Pizzorno illustra come i naturopati lavorino per migliorare la resilienza del corpo, proponendo soluzioni che includano dieta equilibrata, riduzione dello stress e rafforzamento delle difese immunitarie. **Harold Robins**, in "*Foundations of Naturopathic Medicine*" (2008), afferma che la prevenzione rappresenta l'essenza stessa della naturopatia e che la creazione di un equilibrio sostenibile permette al paziente di vivere una vita piena e sana, con meno probabilità di sviluppare patologie croniche.

**Conclusione: L'Unità dei Pilastri della Naturopatia**

Questi pilastri – **Vis Medicatrix Naturae, Primum Non Nocere, Tolle Causam, Docere**, l'approccio olistico e la prevenzione – costituiscono un sistema integrato di valori e principi che formano la base della naturopatia.

## 2.2 L'energia vitale e l'equilibrio naturale

**Introduzione: L'Essenza dell'Energia Vitale**

In naturopatia, l'**energia vitale** è considerata la forza centrale che anima l'essere umano, permettendogli di mantenere uno stato di salute ed equilibrio. Questo concetto riflette una visione olistica della salute e si basa su una lunga tradizione di pensiero che considera l'individuo come un'unità integrata di corpo, mente e spirito, regolata da un'energia intrinseca. L'idea di una forza vitale interna risale a pratiche mediche antiche come l'Ayurveda e la medicina tradizionale cinese, ma anche alla filosofia occidentale, come si evince dai pensieri di Ippocrate, Paracelso e altri. Con la nascita della naturopatia nel XIX secolo, questo concetto fu integrato come fondamento della disciplina.

**Radici Storiche e Filosofiche: Da Ippocrate a Paracelso**

**Ippocrate**, il padre della medicina greca, concepiva la salute come un equilibrio dinamico, regolato dalla **Vis Medicatrix Naturae**, ovvero una forza naturale di autoguarigione che esiste in ogni individuo. Questo concetto ha avuto un'enorme influenza su tutte le discipline mediche naturali, poiché postulava che il corpo possedesse meccanismi di guarigione intrinseci e che il ruolo del terapeuta fosse semplicemente quello di sostenere questi processi naturali.

Nel libro di **Owsei Temkin**, *"Hippocrates in a World of Pagans and Christians"* (1991), viene sottolineato come la forza di guarigione della natura, o Vis Medicatrix Naturae, rappresenti uno dei principi più longevi della medicina e abbia influenzato non solo il pensiero ippocratico, ma anche quello di molti medici successivi. Questa visione è diventata una pietra miliare della naturopatia, che cerca di attivare e rafforzare l'energia vitale attraverso metodi naturali e non invasivi.

Durante il Rinascimento, il medico e filosofo **Paracelso** ampliò il concetto di energia vitale, sostenendo che il corpo umano fosse governato da una "forza archetipica" o principio vitale, che permetteva all'organismo di mantenere l'equilibrio e combattere le malattie. Paracelso riteneva che il medico dovesse lavorare in armonia con questa forza, utilizzando rimedi naturali che non alterassero il delicato equilibrio del corpo. In **"Paracelsus:**

**An Introduction to Philosophical Medicine in the Era of the Renaissance"**
di **Walter Pagel** (1982), l'autore esplora l'approccio innovativo di
Paracelso alla salute, in cui il corpo è visto come un microcosmo in
equilibrio con il macrocosmo della natura. Questo principio olistico e
energetico influenzò profondamente il pensiero naturopatico, che
considera l'energia vitale come la chiave per mantenere la salute.

**L'Energia Vitale nella Naturopatia del XIX Secolo: Benedict Lust e
l'Equilibrio Naturale**

Con la fondazione della naturopatia come disciplina moderna nel XIX
secolo, il concetto di energia vitale divenne uno dei pilastri fondamentali
della pratica naturopatica. **Benedict Lust**, considerato il padre della
naturopatia negli Stati Uniti, incorporò l'idea dell'energia vitale come
principio guida, sostenendo che il corpo umano possedesse un potere
intrinseco di guarigione che, se stimolato adeguatamente, poteva
combattere le malattie e riportare l'organismo in equilibrio.

In *"The Naturopathic Healing Bible"* (1921), Lust spiega come l'obiettivo
del naturopata sia quello di sostenere la forza vitale, piuttosto che cercare
di manipolare artificialmente i sintomi. Lust considerava la malattia come
un'interruzione dell'equilibrio naturale, e credeva che la guarigione
potesse avvenire solo se si ripristinava l'armonia tra il corpo e l'ambiente
circostante. **James Whorton**, nel suo libro *"Nature Cures: The History of
Alternative Medicine in America"* (2002), analizza come Lust sia riuscito a
formalizzare il concetto di energia vitale come principio fondamentale,
promuovendo un approccio olistico che mirava a riequilibrare l'organismo
attraverso rimedi naturali.

**L'Equilibrio Naturale: L'Omeostasi e la Naturopatia**

Il concetto di **equilibrio naturale** si basa sull'idea che il corpo umano operi
costantemente per mantenere uno stato di **omeostasi**, ovvero un
equilibrio dinamico che permette di adattarsi ai cambiamenti interni ed
esterni. In naturopatia, si ritiene che la forza vitale sia la forza guida che
lavora per preservare questa omeostasi, affrontando gli squilibri prima che
diventino patologie manifeste.

L'omeostasi, concetto introdotto dal fisiologo **Claude Bernard** e
successivamente sviluppato dal fisiologo americano **Walter Cannon** nel XX

secolo, rappresenta la capacità del corpo di mantenere un equilibrio interno stabile nonostante le variazioni esterne. La naturopatia adotta questo concetto, vedendo nella forza vitale il meccanismo attraverso cui l'organismo cerca di ritornare al proprio stato naturale di equilibrio. In **"Foundations of Naturopathic Medicine"** (2008), **Harold Robins** descrive come l'omeostasi rappresenti il risultato dell'energia vitale in azione e come il ruolo del naturopata sia quello di supportare il paziente in questo equilibrio dinamico, favorendo uno stile di vita che riduca al minimo gli stress interni ed esterni.

**L'Applicazione dell'Energia Vitale e dell'Equilibrio Naturale nelle Terapie Naturopatiche**

L'energia vitale e il concetto di equilibrio naturale sono alla base delle principali terapie utilizzate in naturopatia, che includono:

1. **Omeopatia**: Sviluppata da **Samuel Hahnemann** alla fine del XVIII secolo, l'omeopatia si basa sull'idea che un rimedio, in dosi infinitesimali, possa stimolare la forza vitale e supportare il corpo nella lotta contro la malattia. Questo approccio mira a rinforzare l'energia vitale senza sopprimere i sintomi, permettendo al corpo di ristabilire l'omeostasi.

In *"Homeopathy: A Frontier in Medical Science"* (1994), **Paolo Bellavite** e **Andrea Signorini** esplorano come i principi dell'omeopatia siano in linea con il concetto naturopatico di forza vitale, poiché ogni rimedio viene scelto in base alla capacità di stimolare l'energia interna e ripristinare l'equilibrio.

2. **Fitoterapia**: L'uso delle piante medicinali è uno dei metodi più antichi per sostenere la forza vitale. La fitoterapia si basa sulla convinzione che le piante contengano principi attivi che lavorano in sinergia con il corpo, aiutandolo a mantenere e recuperare l'equilibrio.

**John S. Haller**, nel suo libro *"The History of American Medicine and Alternative Healing Practices"* (2009), descrive come la fitoterapia sia stata utilizzata per secoli per sostenere l'energia vitale, poiché le piante medicinali interagiscono con l'organismo senza interferire con i processi naturali di guarigione. Questo approccio è particolarmente in linea con la filosofia naturopatica, che evita rimedi sintetici e predilige soluzioni naturali che rispettino l'omeostasi del corpo.

3.  **Idroterapia**: Promossa da **Sebastian Kneipp**, l'idroterapia utilizza l'acqua per stimolare il sistema circolatorio e rinforzare la vitalità del corpo. Kneipp credeva che l'alternanza tra acqua calda e fredda potesse attivare l'energia vitale e favorire la purificazione e il rafforzamento del corpo.

**The Healing Power of Water** di **Thorwald Dethlefsen** (1994) esplora come l'idroterapia agisca sulla forza vitale, facilitando l'eliminazione delle tossine e supportando il corpo nel mantenere il proprio equilibrio naturale. Kneipp vedeva l'acqua come un mezzo per rinnovare l'energia vitale, e la naturopatia continua a utilizzare questa pratica come uno dei principali strumenti per sostenere l'organismo.

**Energia Vitale, Equilibrio e Benessere Psico-Emotivo**

La naturopatia riconosce che l'energia vitale e l'equilibrio naturale sono influenzati non solo da fattori fisici, ma anche dallo stato mentale ed emotivo. Lo stress cronico, le emozioni negative e i conflitti emotivi possono ridurre l'energia vitale e interrompere l'equilibrio naturale del corpo. La naturopatia considera il benessere psico-emotivo come un elemento essenziale per sostenere la forza vitale e l'omeostasi. Per questo motivo, molte pratiche naturopatiche includono tecniche volte a favorire la gestione dello stress e l'equilibrio emotivo.

**L'Importanza della Mente e delle Emozioni nell'Equilibrio dell'Energia Vitale**

Uno dei principi chiave della naturopatia è che mente e corpo siano interconnessi e che il benessere emotivo influisca direttamente sull'energia vitale. Studi nel campo della psicologia e della psiconeuroimmunologia hanno dimostrato che lo stress cronico e le emozioni negative possono indebolire il sistema immunitario e aumentare il rischio di malattie croniche.

Il concetto di equilibrio tra mente e corpo ha radici antiche e si trova nelle pratiche mediche orientali, come l'Ayurveda e la medicina tradizionale cinese, che vedono le emozioni come flussi energetici che influenzano la salute fisica. In naturopatia, queste influenze sono interpretate come interruzioni nella forza vitale, e i naturopati incoraggiano tecniche di rilassamento e gestione dello stress per sostenere l'equilibrio.

In **"Mind Over Medicine: Scientific Proof That You Can Heal Yourself"** di **Lissa Rankin** (2013), viene illustrato come la riduzione dello stress e il miglioramento dell'equilibrio emotivo possano avere un impatto significativo sulla salute fisica. Rankin discute l'importanza di mantenere una mente serena per sostenere l'energia vitale e favorire la guarigione naturale, un concetto che la naturopatia ha integrato come uno dei pilastri della sua pratica.

**Pratiche Naturopatiche per Supportare l'Energia Vitale e l'Equilibrio Emotivo**

1. **Meditazione e Mindfulness**: La meditazione e la mindfulness sono tecniche comunemente consigliate in naturopatia per aumentare la consapevolezza, ridurre lo stress e rafforzare la forza vitale. Queste pratiche aiutano a calmare la mente, consentendo al corpo di ripristinare l'equilibrio naturale e di stimolare i processi di autoguarigione.

Nel libro di **Jon Kabat-Zinn**, *"Full Catastrophe Living"* (1990), l'autore esplora come la meditazione mindfulness possa avere un impatto positivo sull'equilibrio psico-emotivo e, di conseguenza, sulla salute fisica. Kabat-Zinn dimostra come le tecniche di consapevolezza possano ridurre l'ansia e lo stress, elementi che influenzano l'energia vitale e contribuiscono al mantenimento dell'omeostasi.

2. **Esercizi di Respirazione e Tecniche di Rilassamento**: La respirazione profonda e il rilassamento sono pratiche essenziali in naturopatia per supportare l'equilibrio e ridurre lo stress. Gli esercizi di respirazione aiutano a ossigenare il corpo, migliorando la circolazione dell'energia vitale e favorendo la calma mentale.

**Dr. Andrew Weil**, nel suo libro *"Spontaneous Healing"* (1995), discute l'importanza delle tecniche di respirazione per stimolare l'energia vitale e favorire la guarigione. Weil sostiene che una respirazione profonda e controllata possa attivare il sistema parasimpatico, contribuendo al rilassamento e al ripristino dell'equilibrio naturale.

3. **Yoga e Tai Chi**: Queste pratiche di movimento lento e consapevole sono utilizzate in naturopatia per migliorare il flusso dell'energia vitale e promuovere un equilibrio armonico tra mente e corpo. Lo yoga, in particolare, è noto per i suoi benefici fisici e mentali, poiché aiuta a rafforzare il corpo e a calmare la mente, favorendo l'equilibrio dell'energia vitale.

Nel libro **"The Healing Power of Yoga"** di **Lilian K. Shaffer** (2001), l'autrice esplora come il movimento consapevole possa stimolare la forza vitale e aiutare a mantenere l'omeostasi. Shaffer descrive il potere dello yoga nel rafforzare la connessione tra mente e corpo, e come ciò contribuisca al mantenimento dell'equilibrio energetico.

4. **Consulenze sulla Dieta e lo Stile di Vita**: La naturopatia considera la dieta e lo stile di vita essenziali per mantenere l'equilibrio dell'energia vitale. Il naturopata guida il paziente verso scelte alimentari che forniscono nutrienti di alta qualità e limitano l'introduzione di tossine, preservando l'energia del corpo e supportando l'omeostasi.

In *Eat to Beat Disease* (2019), **Dr. William Li** discute l'importanza di una dieta ricca di nutrienti per sostenere i meccanismi di autoguarigione del corpo e mantenere un buon equilibrio energetico. Li esplora come i cibi naturali e non processati possano aumentare l'energia vitale e aiutare il corpo a mantenere la propria forza.

**L'Eredità dell'Energia Vitale nella Naturopatia Contemporanea**

L'idea di energia vitale e di equilibrio naturale è diventata un fondamento della naturopatia contemporanea. Nonostante la medicina moderna tenda a concentrarsi sugli aspetti fisici e biochimici della salute, la naturopatia ha preservato e sviluppato questa visione energetica e olistica, applicandola in modo flessibile alle esigenze e ai progressi scientifici attuali. Molti naturopati, infatti, combinano approcci scientifici moderni con tecniche antiche, per fornire una cura che rispetti sia la complessità biologica che la dimensione energetica dell'individuo.

**Conclusioni: L'Equilibrio Energetico come Percorso Verso la Salute**

Il concetto di energia vitale e di equilibrio naturale nella naturopatia rappresenta un ritorno a una visione della salute che è globale, olistica e centrata sulla persona. Sostenere la forza vitale significa prendersi cura dell'individuo nella sua interezza, aiutandolo a mantenere uno stato di benessere che abbracci il corpo, la mente e lo spirito. Questo approccio continua a distinguere la naturopatia dalle pratiche mediche convenzionali, e offre un'alternativa che valorizza il potenziale di autoguarigione insito in ogni persona, favorendo l'omeostasi e promuovendo un equilibrio che va oltre l'assenza di malattia.

## 2.3 Approccio preventivo: malattia e autocura

La prevenzione delle malattie è un concetto centrale nella naturopatia, che si basa sulla convinzione che un corpo in equilibrio sia naturalmente resistente alle malattie. Piuttosto che intervenire solo in presenza di sintomi, la naturopatia pone l'accento sulla prevenzione come uno dei fondamenti della salute duratura, promuovendo pratiche quotidiane di autocura che rafforzano il sistema immunitario, migliorano l'equilibrio psicofisico e favoriscono la resilienza naturale dell'organismo.

**James Whorton** nel suo libro "*Nature Cures: The History of Alternative Medicine in America*" (2002) descrive come i pionieri della naturopatia abbiano costruito le basi della disciplina sulla prevenzione e sull'educazione alla salute. Secondo Whorton, l'approccio preventivo naturopatico si fonda sull'idea che il rispetto delle leggi della natura e uno stile di vita in armonia con queste leggi possano prevenire gran parte delle malattie croniche che affliggono la società moderna.

**Il Concetto di Salute nella Naturopatia: Prevenzione e Autocura**

Per la naturopatia, la **salute** non è solo assenza di malattia, ma uno stato di equilibrio dinamico che può essere mantenuto attraverso pratiche regolari di autocura. Questo approccio implica la responsabilizzazione del paziente, che diventa attivamente coinvolto nella gestione della propria salute attraverso scelte consapevoli che influenzano corpo, mente e spirito. La naturopatia enfatizza l'autocura come percorso per ridurre il rischio di malattie, incoraggiando le persone a prendersi cura del proprio benessere complessivo.

Nel libro "**The Naturopathic Healing Bible**" (1921), **Benedict Lust** parla dell'autocura come strumento di prevenzione, sottolineando che ogni individuo possiede il potenziale per mantenere la salute attraverso la conoscenza e la responsabilità. Lust considera l'autocura una pratica quotidiana che coinvolge tutte le dimensioni dell'esistenza e che permette a ogni persona di vivere in modo sano e sostenibile.

**Strategie Preventive della Naturopatia**

Le strategie preventive della naturopatia si basano su quattro principali pilastri: alimentazione sana, esercizio fisico, gestione dello stress e qualità del sonno. Questi elementi, lavorando in sinergia, aiutano a sostenere l'equilibrio dell'organismo e a prevenire molte malattie.

## 1. Alimentazione e Nutrizione come Medicina

La naturopatia considera l'alimentazione uno dei principali strumenti di prevenzione, partendo dal presupposto che una dieta equilibrata e naturale possa sostenere l'energia vitale del corpo e promuovere il benessere. Gli alimenti naturali, ricchi di nutrienti essenziali e privi di sostanze chimiche, aiutano a mantenere l'equilibrio biochimico e a prevenire l'infiammazione cronica, che è alla base di molte patologie.

**Dr. Joel Fuhrman**, autore di "*Eat to Live*" (2003), descrive come una dieta ricca di alimenti vegetali e priva di zuccheri raffinati e grassi saturi possa ridurre il rischio di patologie croniche come diabete, ipertensione e obesità. Fuhrman promuove l'idea che l'alimentazione sia la prima medicina e sostiene che un approccio naturopatico alla dieta possa migliorare la qualità della vita, riducendo l'incidenza di molte malattie croniche.

## 2. Esercizio Fisico e Movimento per il Benessere

L'attività fisica regolare è un altro pilastro fondamentale della prevenzione naturopatica, in quanto contribuisce a rafforzare il sistema cardiovascolare, migliorare la circolazione e stimolare il sistema linfatico, promuovendo così la disintossicazione naturale. La naturopatia incoraggia attività come il camminare, il nuoto, lo yoga e il Tai Chi, discipline che non solo supportano il corpo, ma favoriscono anche il rilassamento mentale e il benessere emotivo.

Nel testo "*Foundations of Naturopathic Medicine*" (2008), **Harold Robins** spiega come l'attività fisica sia essenziale non solo per la salute fisica, ma anche per l'equilibrio psicologico. Robins sottolinea che un esercizio fisico regolare stimola la produzione di endorfine, che migliorano l'umore e riducono lo stress, contribuendo a un approccio preventivo completo.

**3. Gestione dello Stress e Salute Emotiva**

La naturopatia riconosce che lo **stress cronico** e le emozioni negative possono compromettere la salute fisica, aumentando il rischio di malattie. Pertanto, una gestione efficace dello stress è un elemento chiave della prevenzione naturopatica. Tecniche come la meditazione, la mindfulness e il rilassamento aiutano a ridurre l'impatto dello stress sul corpo e a mantenere un equilibrio psico-fisico ottimale.

**Lissa Rankin**, in "*Mind Over Medicine: Scientific Proof That You Can Heal Yourself*" (2013), esplora il legame tra gestione dello stress e salute fisica, dimostrando come il benessere emotivo possa influenzare positivamente il sistema immunitario e ridurre il rischio di malattie croniche. Questo concetto è centrale nella prevenzione naturopatica, che considera la salute emotiva una parte integrante del benessere complessivo.

**4. Sonno e Riposo come Strumenti Preventivi**

Il sonno è considerato un elemento fondamentale per la rigenerazione dell'organismo e il mantenimento dell'energia vitale. La naturopatia incoraggia un'**igiene del sonno** adeguata, sottolineando che la mancanza di sonno può indebolire il sistema immunitario e aumentare la suscettibilità alle malattie. Un riposo adeguato permette al corpo di rigenerarsi e di mantenere le sue capacità di autoguarigione.

In "*Why We Sleep*" (2017), **Matthew Walker** discute l'importanza del sonno per la salute, dimostrando come una buona qualità del sonno riduca il rischio di malattie cardiovascolari, diabete e patologie neurodegenerative. Walker evidenzia che il sonno non è solo un bisogno fisiologico, ma una componente essenziale della prevenzione delle malattie, in linea con la filosofia naturopatica.

**Autocura come Parte Integrante della Prevenzione**

L'autocura è alla base della prevenzione naturopatica e implica un'attenzione consapevole al proprio benessere. L'educazione all'autocura è un compito centrale del naturopata, che guida i pazienti nell'adozione di pratiche salutari e nello sviluppo di un'intelligenza del corpo. Attraverso l'autocura, il paziente diventa consapevole delle proprie esigenze fisiche, emotive e mentali, imparando a riconoscere i segnali del corpo e a intervenire prima che i sintomi si trasformino in malattia.

**Jon Kabat-Zinn** nel suo libro "*Full Catastrophe Living*" (1990), introduce il concetto di **mindfulness** e autoconsapevolezza come strumenti per migliorare la qualità della vita e favorire l'autocura. Kabat-Zinn dimostra come la consapevolezza dei propri stati fisici e mentali possa aiutare a prevenire il deterioramento della salute e a mantenere un equilibrio a lungo termine. Questo principio è strettamente allineato con la filosofia naturopatica, che vede nell'autocura una strategia preventiva potente e sostenibile.

### La Prevenzione come Approccio Olistico

La prevenzione in naturopatia non si limita a una serie di pratiche specifiche, ma si fonda su un **approccio olistico alla salute**. La naturopatia considera ogni individuo come un sistema unico e interconnesso, in cui corpo, mente e ambiente sono strettamente collegati. L'obiettivo della prevenzione naturopatica è quindi quello di mantenere l'equilibrio di tutte queste dimensioni, prevenendo la malattia attraverso uno stile di vita che rispetti la natura e le esigenze profonde dell'individuo.

In "*The Essential Guide to Holistic and Complementary Therapy*" (2010), **Carla Mariano** esplora come la prevenzione naturopatica rappresenti un approccio che abbraccia tutte le dimensioni dell'essere umano. Mariano sottolinea che, per la naturopatia, la prevenzione non è solo evitare la malattia, ma creare uno stato di benessere integrato che si rifletta in ogni aspetto della vita del paziente.

### Conclusione: L'Approccio Preventivo come Pilastro della Naturopatia

L'approccio preventivo della naturopatia rappresenta uno dei fondamenti più importanti della disciplina, poiché mette al centro l'idea di una salute sostenibile e responsabile. La prevenzione e l'autocura sono strumenti potenti per mantenere l'equilibrio del corpo e della mente, rendendo la naturopatia una disciplina orientata alla promozione della salute a lungo termine. La combinazione di pratiche tradizionali e di una visione moderna della salute rende la prevenzione naturopatica un elemento chiave per migliorare la qualità della vita e ridurre l'incidenza delle malattie croniche.

Attraverso una prospettiva olistica, la naturopatia continua a promuovere una salute naturale che non solo affronta i sintomi, ma supporta l'individuo nel suo percorso di consapevolezza e benessere.

## 2.4 Personalizzazione delle cure: il paziente al centro

Nella naturopatia moderna, la **personalizzazione delle cure** è un principio fondamentale che si basa sull'idea che ogni individuo è unico e che, pertanto, le cure devono essere adattate alle sue specifiche caratteristiche fisiche, mentali ed emotive. Questa centralità del paziente rappresenta uno dei pilastri dell'approccio naturopatico, che si distacca dal trattamento standardizzato e mira invece a una comprensione globale della persona. La personalizzazione consente di adattare i trattamenti alle necessità individuali, tenendo conto di fattori come costituzione, stile di vita, alimentazione e ambiente, e permette di promuovere un percorso terapeutico che valorizzi l'equilibrio naturale dell'organismo.

**La Centralità del Paziente: Un Approccio Olistico**

Nella visione naturopatica, il paziente non è considerato un insieme di sintomi, ma una persona con un corpo, una mente e un'anima interconnessi. La centralità del paziente significa che il trattamento deve abbracciare tutti gli aspetti dell'individuo, garantendo che ogni dimensione della sua salute sia affrontata. Questo concetto è in linea con la filosofia ippocratica, che incoraggiava i medici a considerare il paziente nella sua interezza, piuttosto che focalizzarsi solo sulla malattia.

L'approccio naturopatico di centralità del paziente mira a comprendere le radici profonde dei disturbi, piuttosto che intervenire solo sui sintomi, e rappresenta una delle caratteristiche che distingue la naturopatia dalla medicina convenzionale.

**David J. Schleich** in *"The Naturopathic Practitioner: Holistic Healing from a Scientific Perspective"* (2006) descrive come la centralità del paziente favorisca un'interazione terapeutica più profonda e significativa. Schleich sostiene che la naturopatia, mettendo il paziente al centro del processo di cura, incoraggi una relazione di fiducia e collaborazione, che è fondamentale per il successo della terapia e per la crescita personale del paziente.

## Adattamento dei Trattamenti alla Costituzione Individuale

Un elemento chiave della personalizzazione delle cure è rappresentato dalla **costituzione individuale**, che nella naturopatia determina la predisposizione di ogni persona a certi tipi di disturbi e reazioni ai trattamenti. I naturopati identificano diversi tipi costituzionali (come quelli basati su elementi fisici, emotivi o genetici) e sviluppano trattamenti che rispecchiano le caratteristiche uniche di ciascun individuo. Questo approccio è influenzato dalle antiche tradizioni di medicina naturale, come l'Ayurveda e la Medicina Tradizionale Cinese, che hanno sempre posto grande enfasi sul ruolo della costituzione.

Nel libro "*The Textbook of Natural Medicine*" (2012), **Joseph Pizzorno** e **Michael T. Murray** analizzano come la personalizzazione delle cure sia fondamentale per raggiungere un equilibrio duraturo e ridurre il rischio di recidive. Essi spiegano che un trattamento costituzionale ben strutturato permette di prevenire la malattia e di promuovere la guarigione in modo sostenibile, poiché tiene conto delle predisposizioni e delle vulnerabilità del paziente.

## Valutazione delle Esigenze Fisiche, Mentali ed Emotive

La naturopatia pone grande attenzione alle esigenze emotive e mentali del paziente, riconoscendo che questi aspetti possono influire profondamente sulla salute fisica. La personalizzazione delle cure significa anche adattare i trattamenti alle emozioni, al livello di stress, alla personalità e alle credenze del paziente. Gli approcci terapeutici come la fitoterapia, la riflessologia, l'omeopatia e la dieta sono selezionati e adattati per supportare non solo la salute fisica, ma anche il benessere mentale ed emotivo.

In "*Mind Over Medicine: Scientific Proof That You Can Heal Yourself*" (2013), **Lissa Rankin** esplora come il supporto emotivo e la gestione dello stress possano migliorare i risultati terapeutici, mostrando che un approccio che tenga conto delle emozioni e della psicologia del paziente sia essenziale per ottenere una guarigione completa e duratura. Rankin dimostra che un paziente che si sente ascoltato e supportato emotivamente ha maggiori probabilità di rispondere positivamente ai trattamenti, sottolineando quindi l'importanza della centralità del paziente.

## Tecniche e Approcci di Personalizzazione

La personalizzazione delle cure nella naturopatia viene realizzata attraverso un'accurata **valutazione iniziale**, che può includere analisi fisiche, interviste approfondite e tecniche diagnostiche naturopatiche. Attraverso questi strumenti, il naturopata raccoglie informazioni dettagliate sulla storia di vita, lo stile di vita, le abitudini alimentari e il contesto familiare del paziente. Una volta comprese le caratteristiche uniche del paziente, il naturopata elabora un piano terapeutico individualizzato, che può includere una combinazione di fitoterapia, dieta, integrazione nutrizionale, tecniche di rilassamento e attività fisica personalizzate.

**John S. Haller**, in "*The History of American Medicine and Alternative Healing Practices*" (2009), descrive come la valutazione approfondita del paziente rappresenti uno degli aspetti distintivi della naturopatia. Haller evidenzia che il naturopata, attraverso un'analisi globale della persona, può comprendere le radici profonde delle problematiche di salute e intervenire in modo mirato. Questo approccio diagnostico approfondito è alla base della personalizzazione delle cure, poiché permette di identificare non solo i sintomi, ma le cause sottostanti della malattia.

## Benefici della Personalizzazione per la Salute a Lungo Termine

La personalizzazione delle cure offre numerosi benefici per la salute a lungo termine, poiché consente di adottare un approccio preventivo che riduce la probabilità di recidive e promuove un benessere stabile. Poiché ogni trattamento è adattato alle specifiche esigenze del paziente, la naturopatia può ottenere risultati migliori rispetto a un approccio standardizzato, soprattutto nella gestione delle patologie croniche e nei programmi di prevenzione. La personalizzazione delle cure contribuisce a creare un percorso di guarigione che rafforza l'autonomia e la consapevolezza del paziente, incoraggiandolo a diventare responsabile della propria salute.

In **"Holistic Health and Healing"** (2015), **Susan Barbara Vashon** evidenzia i benefici della personalizzazione nella gestione delle malattie croniche, sostenendo che un approccio individualizzato aiuti il paziente a mantenere uno stile di vita più salutare e sostenibile. Vashon dimostra che la personalizzazione delle cure aumenta l'efficacia dei trattamenti, poiché ogni intervento è mirato a soddisfare le necessità specifiche del paziente, favorendo un miglioramento della qualità della vita e una prevenzione a lungo termine.

**Integrazione delle Preferenze del Paziente: La Co-Creazione della Terapia**

La centralità del paziente nella naturopatia si esprime anche attraverso la **co-creazione della terapia**: il naturopata non impone il trattamento, ma coinvolge attivamente il paziente nel processo decisionale, adattando il piano di cura anche in base alle preferenze e alle esperienze del paziente. Questo approccio collaborativo crea una relazione di fiducia e rispetto reciproco, che facilita l'adesione del paziente alla terapia e migliora i risultati clinici.

**Carl R. Rogers**, nel suo testo "*On Becoming a Person*" (1961), sostiene che un approccio centrato sul paziente rafforzi la fiducia e la motivazione, elementi fondamentali per la guarigione. Rogers, psicologo e padre dell'approccio centrato sulla persona, riteneva che solo una relazione empatica e collaborativa potesse permettere al paziente di raggiungere il proprio pieno potenziale di benessere. Questo principio ha influenzato profondamente la naturopatia, che adotta un approccio co-creativo in cui il paziente è parte attiva della propria guarigione.

**Conclusione**

La personalizzazione delle cure è uno degli aspetti più distintivi e fondamentali della naturopatia. Questo approccio pone il paziente al centro, adattando i trattamenti alle sue specifiche caratteristiche costituzionali, emotive e fisiche, e garantendo una cura olistica che abbraccia tutte le dimensioni della persona. La centralità del paziente nella naturopatia non solo migliora l'efficacia dei trattamenti, ma promuove anche una relazione di fiducia e collaborazione, che è essenziale per un percorso di guarigione completo e duraturo.

La personalizzazione delle cure, in combinazione con un approccio preventivo e l'educazione all'autocura, rende la naturopatia una disciplina centrata sull'individuo e orientata alla promozione della salute a lungo termine. Grazie a una comprensione profonda delle necessità e delle unicità di ogni paziente, la naturopatia continua a offrire un modello terapeutico che non si limita a trattare la malattia, ma si impegna a promuovere un benessere integrato e duraturo.

# Parte I: Teorie e Filosofie di Base

# 3. Visione Olistica della Salute e della Malattia

# 3.1 Il corpo come sistema interconnesso

La visione naturopatica considera il corpo umano come un **sistema complesso e interconnesso**, in cui ogni parte è in relazione dinamica con le altre e contribuisce al benessere dell'intero organismo. A differenza della medicina convenzionale, che spesso segmenta il corpo in aree o sistemi separati, la naturopatia adotta una prospettiva **olistica**, in cui mente, corpo ed emozioni sono strettamente intrecciati. Questo concetto è alla base delle terapie naturali, che mirano a ristabilire l'equilibrio e l'armonia tra i vari aspetti dell'individuo, agendo sia sui sintomi sia sulle cause profonde.

**Origini della Visione Interconnessa del Corpo**

L'idea del corpo come sistema interconnesso ha radici antiche, e si ritrova nelle pratiche mediche tradizionali come l'Ayurveda, la Medicina Tradizionale Cinese (MTC) e la filosofia ippocratica. **Ippocrate**, considerato il padre della medicina, sosteneva che il corpo funzionasse come un'unità organica, influenzata dall'ambiente, dalla dieta e dall'equilibrio degli umori. La MTC e l'Ayurveda espandono ulteriormente questo concetto, considerando ogni organo non solo nella sua funzione fisica, ma anche come parte di un sistema energetico e psichico.

Nel testo di **Vivian Nutton**, *"Ancient Medicine"* (2004), l'autore analizza come le antiche civiltà greca e cinese considerassero il corpo umano come un microcosmo in equilibrio con il macrocosmo della natura. Nutton evidenzia che questa visione integrata della salute è una delle basi della medicina tradizionale, in cui il corpo è visto come un sistema completo e interdipendente. Questa prospettiva ha influenzato la naturopatia moderna, che ha ereditato e sviluppato ulteriormente il concetto di interconnessione del corpo.

**Il Corpo Umano come Sistema di Sistemi**

La visione interconnessa del corpo si fonda sull'idea che tutti i sistemi - nervoso, endocrino, digestivo, immunitario - siano strettamente collegati e che un disturbo in un sistema possa influenzare negativamente anche gli altri. Ad esempio, uno squilibrio del sistema digestivo può avere un impatto sulla salute mentale e sulla funzione immunitaria, generando una reazione a catena che coinvolge l'intero organismo.

**Joseph Pizzorno** e **Michael T. Murray**, nel loro "*Textbook of Natural Medicine*" (2012), approfondiscono come i vari sistemi del corpo operino in sinergia e come questa interdipendenza rappresenti un fattore chiave nella salute. Pizzorno e Murray sostengono che la comprensione delle connessioni tra i sistemi sia essenziale per trattare le malattie in modo efficace e per prevenire che un problema localizzato diventi sistemico. Ad esempio, un'infiammazione cronica non trattata può compromettere il sistema immunitario e portare a condizioni come l'artrite o le malattie autoimmuni.

**La Connessione Mente-Corpo: Influenza del Benessere Psicologico sulla Salute Fisica**

Uno dei pilastri della visione olistica della naturopatia è la connessione tra mente e corpo. Lo stress, l'ansia e le emozioni negative possono generare una risposta fisica, innescando una cascata di reazioni biochimiche che possono alterare l'equilibrio ormonale e immunitario. La naturopatia considera quindi la salute mentale ed emotiva fondamentali per il benessere fisico.

**Lissa Rankin**, nel suo libro "*Mind Over Medicine: Scientific Proof That You Can Heal Yourself*" (2013), esplora come la mente e il corpo siano profondamente connessi e come lo stato emotivo possa influenzare la salute fisica. Rankin dimostra che le emozioni e i pensieri negativi possono avere un impatto sul sistema immunitario, rendendo il corpo più vulnerabile alle malattie. Questo concetto, alla base della naturopatia, evidenzia la necessità di trattare anche la dimensione emotiva del paziente per ottenere una guarigione completa.

**La Teoria della Complessità e la Visione Sistemica del Corpo**

Negli ultimi decenni, la **teoria della complessità** e la **biologia dei sistemi** hanno contribuito a validare scientificamente la visione naturopatica del corpo come sistema interconnesso. Secondo questa teoria, il corpo umano funziona come un sistema complesso e adattivo, in cui le parti interagiscono in modo non lineare, generando proprietà emergenti che non possono essere comprese analizzando le parti in isolamento. In altre parole, la salute e la malattia non sono solo il risultato di processi meccanici, ma dipendono dall'interazione dinamica tra genetica, ambiente, abitudini di vita e benessere mentale.

In "**The Web That Has No Weaver**" (2000), **Ted Kaptchuk** esplora come la medicina orientale abbia da sempre considerato il corpo come un sistema complesso e interdipendente. Kaptchuk sottolinea che, nella Medicina Tradizionale Cinese, la salute non è solo assenza di sintomi, ma equilibrio tra i vari sistemi corporei, in relazione con l'ambiente e le emozioni. Questo approccio è molto simile alla visione naturopatica, che considera ogni disturbo come un segnale di squilibrio e che mira a ripristinare l'armonia tra i vari sistemi.

**Approcci Terapeutici Basati sull'Interconnessione del Corpo**

La comprensione del corpo come sistema interconnesso guida le scelte terapeutiche della naturopatia, che cerca di intervenire su più livelli per ristabilire l'equilibrio generale. Alcune delle terapie utilizzate per ottenere un'azione sinergica includono:

1. **Fitoterapia e Nutrizione Funzionale**: L'uso delle piante medicinali e di una nutrizione mirata per sostenere il funzionamento di più sistemi contemporaneamente. La fitoterapia, ad esempio, può migliorare la digestione, sostenere il sistema immunitario e ridurre l'infiammazione, agendo su vari aspetti della salute.

Nel libro "*Foundations of Naturopathic Medicine*" (2008), **Harold Robins** evidenzia come la nutrizione e la fitoterapia siano strumenti potenti per ripristinare l'equilibrio dell'organismo. Robins spiega che un'alimentazione bilanciata e l'uso di erbe possono influenzare positivamente molti sistemi del corpo, creando una base di salute stabile e sostenibile.

2. **Tecniche di Gestione dello Stress**: Poiché la connessione mente-corpo è fondamentale, la naturopatia impiega tecniche di rilassamento, meditazione e mindfulness per ridurre lo stress e supportare l'equilibrio emotivo e ormonale. Queste tecniche aiutano a regolare il sistema nervoso autonomo, migliorando la risposta allo stress e riducendo l'influenza negativa dello stress cronico sulla salute.

**Jon Kabat-Zinn** in "*Full Catastrophe Living*" (1990), esplora come la meditazione mindfulness possa migliorare la salute fisica attraverso la riduzione dello stress. Kabat-Zinn dimostra che tecniche di consapevolezza non solo migliorano il benessere mentale, ma riducono anche i livelli di cortisolo e la risposta infiammatoria, favorendo un'armonia generale del corpo.

3.  **Idroterapia e Massaggio**: Tecniche come l'idroterapia e il massaggio stimolano il sistema linfatico e la circolazione sanguigna, supportando così il sistema immunitario e favorendo la disintossicazione. Queste tecniche lavorano sull'interconnessione dei sistemi e mirano a rafforzare la vitalità del corpo, aumentando la resistenza naturale alle malattie.

In "*The Healing Power of Water*" (1994), **Masaru Emoto** esplora come l'acqua sia un elemento vitale per il corpo e il suo equilibrio. Emoto sottolinea che l'idroterapia può avere effetti positivi su diversi sistemi del corpo, promuovendo un flusso energetico armonioso che favorisce il benessere fisico e mentale.

**La Centralità della Relazione tra Corpo e Ambiente**

La naturopatia enfatizza anche l'importanza dell'**ambiente** nella salute, riconoscendo che il corpo è influenzato non solo dai fattori interni ma anche da quelli esterni, come qualità dell'aria, esposizione a tossine, e stress ambientale. Questo concetto si basa sull'idea che il corpo risponda in modo olistico agli stimoli ambientali e che, per mantenere la salute, sia fondamentale vivere in armonia con l'ambiente circostante.

**Rachel Carson**, nel suo libro "*Silent Spring*" (1962), dimostra come l'esposizione a sostanze tossiche nell'ambiente possa compromettere la salute umana a livello sistemico. Carson sostiene che la salute sia il risultato dell'interazione tra l'organismo e il suo ambiente, un concetto fondamentale nella naturopatia, che incoraggia una vita in armonia con la natura per promuovere la salute fisica ed emotiva.

La visione del corpo come sistema interconnesso è uno dei fondamenti della naturopatia, che considera la salute come il risultato di un equilibrio armonioso tra tutti i sistemi del corpo e tra il corpo e l'ambiente. Questa prospettiva olistica permette alla naturopatia di intervenire in modo mirato, supportando ogni aspetto della salute del paziente e promuovendo una guarigione completa e duratura. Attraverso un approccio integrato che abbraccia la mente, il corpo e l'ambiente, la naturopatia continua a dimostrare l'importanza di considerare il corpo umano non come un insieme di parti, ma come un tutto indivisibile.

## 3.2 Fattori che influenzano lo stato di salute

Nella visione naturopatica, lo stato di salute è il risultato di una complessa interazione tra fattori fisici, emotivi, mentali e ambientali. La naturopatia considera la salute come un equilibrio dinamico influenzato da numerosi elementi, tra cui stile di vita, dieta, ambiente, genetica, stress e relazioni sociali. Questo approccio multidimensionale riconosce che l'organismo umano non opera in isolamento, ma è costantemente influenzato da forze esterne ed interne che determinano il livello di benessere o, al contrario, la suscettibilità alle malattie.

**1. Fattori Fisici e Stile di Vita**

Lo stile di vita rappresenta uno dei principali determinanti della salute. Elementi come l'alimentazione, l'attività fisica e le abitudini quotidiane influenzano direttamente la condizione fisica e la resistenza alle malattie. Una dieta ricca di nutrienti, il movimento regolare, e il rispetto dei ritmi naturali del corpo sono fondamentali per mantenere l'equilibrio energetico e fisiologico dell'organismo. Al contrario, uno stile di vita sedentario, una dieta povera di nutrienti e l'uso di sostanze dannose, come il tabacco e l'alcol, possono predisporre a patologie croniche e a una riduzione della qualità della vita.

Nel suo libro "*Eat to Live*" (2003), **Dr. Joel Fuhrman** esplora come le scelte alimentari possano avere un impatto duraturo sulla salute, sostenendo che una dieta a base vegetale e ricca di nutrienti sia una delle migliori strategie per prevenire le malattie croniche. Fuhrman sostiene che il cibo non sia solo un mezzo di sostentamento, ma un fattore preventivo e curativo che può influenzare profondamente la salute fisica.

**2. Fattori Genetici ed Ereditarietà**

La genetica gioca un ruolo importante nello stato di salute, determinando la predisposizione dell'individuo a determinate patologie e influenzando la risposta dell'organismo agli stimoli esterni. Tuttavia, la naturopatia ritiene che l'ereditarietà non sia una condanna inesorabile: uno stile di vita sano e l'adozione di abitudini salutari possono ridurre l'impatto delle predisposizioni genetiche e favorire un'espressione genetica più equilibrata.

Nel campo della **epigenetica**, si è dimostrato che i fattori ambientali e comportamentali possono modificare l'espressione dei geni senza alterare la sequenza genetica. Questo concetto è esplorato da **Bruce H. Lipton** nel suo libro "*The Biology of Belief*" (2005), in cui l'autore discute come il pensiero, l'ambiente e lo stile di vita influenzino l'attivazione o la repressione di certi geni, aprendo nuove prospettive per la prevenzione delle malattie attraverso interventi mirati.

### 3. Fattori Ambientali e Qualità dell'Ambiente

La qualità dell'ambiente in cui si vive ha un impatto significativo sulla salute. Inquinamento dell'aria e dell'acqua, esposizione a sostanze chimiche tossiche e a campi elettromagnetici sono solo alcuni degli elementi ambientali che possono influenzare negativamente il benessere dell'organismo. L'inquinamento atmosferico, ad esempio, è stato collegato a malattie respiratorie, cardiovascolari e persino neurodegenerative.

In **"Silent Spring"** (1962), **Rachel Carson** esplora come l'inquinamento chimico e l'uso indiscriminato di pesticidi possano avere effetti devastanti sulla salute umana e sull'ambiente. Carson denuncia la contaminazione dell'ambiente come uno dei principali fattori di rischio per la salute, sottolineando la necessità di una maggiore consapevolezza riguardo all'impatto delle sostanze chimiche e delle tossine.

### 4. Fattori Emotivi e Psicologici

La naturopatia riconosce che le emozioni e il benessere psicologico influenzano profondamente la salute fisica. Stress cronico, ansia e stati emotivi negativi possono innescare una risposta fisiologica che altera l'equilibrio ormonale e immunitario, aumentando la vulnerabilità a molte malattie. Al contrario, emozioni positive, relazioni significative e una buona gestione dello stress sono associati a un sistema immunitario più forte e a una maggiore capacità di recupero.

**Lissa Rankin**, in "*Mind Over Medicine: Scientific Proof That You Can Heal Yourself*" (2013), dimostra come lo stato emotivo influisca direttamente sulla salute fisica. Rankin esplora il ruolo delle emozioni positive e della fiducia nel migliorare il benessere generale, mostrando che una mente serena può avere effetti profondi sul corpo, favorendo una guarigione più rapida e una migliore qualità della vita.

## 5. Relazioni Sociali e Supporto Emotivo

Le relazioni sociali e il sostegno emotivo sono altri fattori importanti che influenzano lo stato di salute. La naturopatia considera il benessere sociale una componente fondamentale del benessere globale. La presenza di una rete di supporto sociale, di amicizie e di relazioni familiari sane può favorire la resilienza, ridurre lo stress e migliorare la qualità della vita. Al contrario, l'isolamento sociale e i conflitti relazionali sono associati a un aumento del rischio di malattie cardiovascolari, depressione e altri disturbi.

In **"The Healing Power of Connection"** (2002), **Larry Dossey** sottolinea come le relazioni significative e il sostegno sociale possano contribuire al benessere e alla guarigione. Dossey analizza le connessioni tra isolamento sociale e declino della salute, enfatizzando l'importanza delle relazioni sociali per un approccio olistico alla salute.

## 6. Fattori Culturali e Stile di Vita Tradizionale

Anche i fattori culturali e il tipo di società in cui si vive hanno un impatto sulla salute. La naturopatia riconosce che alcune abitudini culturali e stili di vita tradizionali, come la dieta mediterranea o le pratiche di meditazione orientale, possono avere effetti protettivi e migliorare il benessere. Al contrario, lo stile di vita moderno, con ritmi frenetici, stress eccessivo e dieta industrializzata, può compromettere la salute e contribuire a una serie di patologie croniche.

**Dan Buettner**, nel libro *"The Blue Zones: Lessons for Living Longer from the People Who've Lived the Longest"* (2008), esamina come alcune comunità tradizionali nel mondo (le "zone blu") abbiano tassi eccezionalmente bassi di malattie croniche e una maggiore longevità. Buettner identifica fattori culturali, alimentari e relazionali che favoriscono la salute e sottolinea che uno stile di vita più semplice e allineato con la natura può migliorare la qualità della vita e la longevità.

## 7. Spiritualità e Senso di Scopo

Infine, la naturopatia considera anche la **spiritualità** e il senso di scopo come fattori importanti per il benessere. La spiritualità, intesa non solo come religione ma come connessione con qualcosa di più grande di sé, può fornire un senso di serenità e appagamento, che a sua volta influisce positivamente sul sistema immunitario e sulla capacità di affrontare le avversità.

**Harold Koenig**, in "*Handbook of Religion and Health*" (2001), esplora il ruolo della spiritualità nella salute e nella resilienza. Koenig dimostra che le persone che seguono pratiche spirituali o religiose tendono ad avere una salute migliore e una maggiore capacità di recupero rispetto a chi non ha una dimensione spirituale. La naturopatia integra spesso la spiritualità come componente del benessere olistico, riconoscendo che essa può influenzare positivamente la qualità della vita.

I fattori che influenzano lo stato di salute sono numerosi e complessi. La naturopatia adotta un approccio che considera l'interazione tra tutti questi fattori, comprendendo che la salute è il risultato di un equilibrio tra il corpo, la mente, le emozioni, l'ambiente e il contesto sociale e culturale. Questo approccio olistico permette alla naturopatia di affrontare la salute in modo completo, offrendo strategie personalizzate che mirano a ridurre l'impatto negativo dei fattori di rischio e a rafforzare le risorse innate dell'individuo.

Attraverso una visione multidimensionale della salute, la naturopatia contribuisce a promuovere un benessere duraturo, fornendo gli strumenti per affrontare e gestire non solo i sintomi delle malattie, ma le cause profonde che determinano lo stato di salute globale dell'individuo.

## 3.3 Malattia come espressione di squilibri interni

La naturopatia considera la malattia non come un evento isolato, ma come il risultato di squilibri interni che si manifestano a livello fisico, mentale o energetico. Questo approccio olistico si basa sull'idea che la salute sia uno stato di equilibrio dinamico e che la malattia rappresenti un segnale di un'interruzione di questo equilibrio. La naturopatia si propone, quindi, di andare oltre il trattamento dei sintomi per cercare le cause profonde, mirando a ristabilire l'armonia interna e a prevenire future recidive.

## Il Concetto di Equilibrio nella Naturopatia

L'equilibrio è un concetto chiave nella filosofia naturopatica e ha radici antiche. Ippocrate, spesso considerato il padre della medicina, sosteneva che la malattia fosse una conseguenza dello squilibrio tra i quattro umori (sangue, bile nera, bile gialla e flegma) e che la guarigione avvenisse attraverso il ripristino dell'armonia interna. Questa idea è stata successivamente sviluppata nelle tradizioni mediche orientali, come l'Ayurveda e la Medicina Tradizionale Cinese (MTC), dove l'equilibrio tra gli elementi e l'energia è visto come essenziale per la salute.

**Vivian Nutton**, nel suo libro "*Ancient Medicine*" (2004), esplora come queste teorie abbiano influenzato la medicina antica e la pratica naturopatica moderna. Nutton sottolinea che, per millenni, la medicina ha cercato di comprendere e ristabilire l'equilibrio interno come mezzo per trattare e prevenire la malattia. Questa visione è ancora alla base della naturopatia, che considera lo squilibrio la causa sottostante dei disturbi di salute.

## Squilibrio Energetico: La Teoria dell'Energia Vitale

In naturopatia, la malattia è spesso interpretata come una disfunzione dell'energia vitale, una forza interna che sostiene il funzionamento dell'organismo. Quando questa energia è bloccata o squilibrata, il corpo perde la sua capacità di mantenere l'omeostasi, cioè l'equilibrio interno, e diventa vulnerabile alle malattie. L'approccio naturopatico mira a ripristinare il flusso armonioso dell'energia vitale, utilizzando tecniche come la fitoterapia, l'omeopatia, l'agopuntura e la manipolazione manuale.

**Ted Kaptchuk**, in "*The Web That Has No Weaver*" (2000), discute come la Medicina Tradizionale Cinese interpreti la malattia come un blocco o squilibrio dell'energia vitale (Qi) e come questa prospettiva sia simile alla visione naturopatica. Kaptchuk spiega che, secondo questa filosofia, ristabilire il flusso naturale di energia è fondamentale per il ritorno alla salute, e che lo squilibrio energetico è spesso associato a fattori emotivi, ambientali o alimentari.

**Squilibri Emotivi e Salute Psicofisica**

La naturopatia riconosce che gli squilibri emotivi possono influenzare la salute fisica. Stress cronico, ansia, rabbia repressa e altre emozioni negative possono alterare l'equilibrio ormonale e immunitario, predisponendo l'organismo a diverse patologie. Il sistema nervoso e il sistema endocrino rispondono alle emozioni, producendo reazioni biochimiche che possono accumularsi e influenzare il corpo in modi spesso non immediatamente visibili.

In **"Mind Over Medicine: Scientific Proof That You Can Heal Yourself"** (2013), **Lissa Rankin** dimostra come lo stato emotivo influisca sulla salute fisica. Rankin sostiene che molte malattie fisiche abbiano una componente psicosomatica e che uno squilibrio emotivo prolungato possa portare a malattie croniche. La naturopatia, quindi, si occupa non solo dei sintomi fisici ma anche dell'equilibrio emotivo, utilizzando tecniche di rilassamento, meditazione e consulenza per promuovere una salute completa.

**Squilibrio Alimentare e Nutrizione**

Un'alimentazione inadeguata può rappresentare una delle principali cause di squilibrio interno. Il cibo è considerato un elemento fondamentale per mantenere l'equilibrio nutrizionale e biochimico del corpo. Carenze di nutrienti, eccessi di zuccheri, grassi saturi e alimenti processati possono contribuire allo sviluppo di squilibri che compromettono il sistema immunitario, digestivo e metabolico. La naturopatia promuove quindi una dieta equilibrata e nutriente per supportare la salute in modo sostenibile e prevenire squilibri interni.

**Dr. Joel Fuhrman**, nel suo libro *"Eat to Live"* (2003), sostiene che una dieta a base vegetale, ricca di nutrienti e priva di alimenti processati sia essenziale per mantenere l'equilibrio interno. Fuhrman spiega come le scelte alimentari abbiano un impatto duraturo sulla salute, e che uno squilibrio nutrizionale possa predisporre a malattie croniche come il diabete, le malattie cardiovascolari e l'obesità. La naturopatia, in linea con questa visione, incoraggia il consumo di cibi naturali e nutrienti come misura preventiva.

**Squilibrio Ormonale e Immunitario**

Il sistema endocrino e quello immunitario sono strettamente interconnessi e rispondono ai cambiamenti ambientali, emotivi e fisici. Uno squilibrio ormonale può portare a disfunzioni del sistema immunitario e viceversa, creando una situazione di vulnerabilità alla malattia. Ad esempio, alti livelli di cortisolo, l'ormone dello stress, possono indebolire la risposta immunitaria, predisponendo il corpo alle infezioni e alle malattie autoimmuni.

**Robert Sapolsky**, nel suo libro "*Why Zebras Don't Get Ulcers*" (2004), esplora come lo stress cronico influenzi il sistema ormonale e immunitario. Sapolsky spiega che l'esposizione prolungata a situazioni di stress può portare a un sovraccarico del sistema endocrino, compromettendo la capacità del corpo di reagire agli agenti patogeni. La naturopatia, quindi, considera la gestione dello stress e il sostegno al sistema ormonale e immunitario come parte essenziale per prevenire e trattare gli squilibri interni.

**Il Ruolo dell'Ambiente e dei Fattori Tossici**

Anche l'esposizione a sostanze tossiche nell'ambiente può contribuire allo sviluppo di squilibri interni. La naturopatia riconosce che i fattori ambientali, come inquinamento, pesticidi, sostanze chimiche e campi elettromagnetici, possono alterare il metabolismo e aumentare il rischio di malattie croniche. Gli organi principali deputati alla disintossicazione, come il fegato e i reni, possono essere sovraccaricati, causando accumuli di tossine che interferiscono con l'equilibrio interno dell'organismo.

**Rachel Carson**, nel suo libro pionieristico "*Silent Spring*" (1962), evidenzia l'impatto negativo delle sostanze chimiche sull'ambiente e sulla salute umana. Carson denuncia l'uso indiscriminato di pesticidi e altre sostanze tossiche, sostenendo che tali agenti possono compromettere gravemente la salute umana attraverso l'accumulo di tossine nel corpo. La naturopatia, in linea con questa visione, incoraggia pratiche di disintossicazione e la riduzione dell'esposizione a sostanze tossiche come mezzo per prevenire squilibri interni.

**Approcci Naturopatici per Ristabilire l'Equilibrio Interno**

La naturopatia adotta una serie di approcci terapeutici per ristabilire l'equilibrio interno dell'organismo, intervenendo su più livelli:

1. **Fitoterapia**: L'uso delle piante medicinali per stimolare e sostenere le funzioni degli organi principali, come fegato, reni e sistema digestivo, facilitando l'eliminazione delle tossine e promuovendo l'equilibrio interno.
2. **Dieta Personalizzata**: Una dieta bilanciata e personalizzata, basata sulle esigenze costituzionali e nutrizionali dell'individuo, per correggere eventuali carenze e supportare il metabolismo.
3. **Gestione dello Stress**: Tecniche di rilassamento, meditazione e mindfulness per ridurre il livello di stress e bilanciare la risposta ormonale, migliorando la resilienza emotiva e psicologica.
4. **Disintossicazione**: Programmi di disintossicazione per ridurre il carico di tossine e supportare i processi di eliminazione, contribuendo a un equilibrio più sano e sostenibile.
5. **Terapie Manuali**: Tecniche come massaggio, riflessologia e idroterapia per stimolare la circolazione e favorire il rilassamento, supportando il sistema linfatico e migliorando il flusso di energia vitale.

In **"The Textbook of Natural Medicine"** (2012), **Joseph Pizzorno** e **Michael T. Murray** discutono in dettaglio queste tecniche, evidenziando l'importanza di un approccio globale per il trattamento degli squilibri interni. Gli autori sostengono che solo un intervento olistico può realmente riportare l'organismo a uno stato di equilibrio, trattando le cause profonde della malattia.

La naturopatia vede la malattia come un'espressione di squilibri interni che possono manifestarsi a livello fisico, emotivo o energetico. L'approccio naturopatico cerca di andare oltre i sintomi, focalizzandosi sul ripristino dell'equilibrio interno e sull'eliminazione delle cause sottostanti. Attraverso una combinazione di alimentazione, fitoterapia, tecniche di gestione dello stress e disintossicazione, la naturopatia promuove un ritorno all'armonia che consente al corpo di rigenerarsi e di mantenere una salute ottimale nel lungo termine.

Questa visione multidimensionale della malattia come squilibrio interno offre un'alternativa alla medicina convenzionale, puntando a rafforzare le difese naturali dell'organismo e a favorire il benessere globale dell'individuo.

## 3.4 Equilibrio tra mente, corpo e ambiente

a naturopatia pone l'equilibrio tra mente, corpo e ambiente al centro della salute. Questa visione olistica riconosce che il benessere non dipende solo dalla condizione fisica dell'individuo, ma anche dall'equilibrio emotivo, dalla salute mentale e dall'interazione armoniosa con l'ambiente. La salute è quindi intesa come uno stato dinamico che coinvolge ogni aspetto dell'essere umano e il suo contesto.

**L'Equilibrio Mente-Corpo nella Naturopatia**

Nella visione naturopatica, la mente e il corpo sono profondamente interconnessi e si influenzano reciprocamente. Lo stato mentale ed emotivo di una persona può avere un impatto diretto sulla salute fisica, così come le condizioni fisiche possono influire sul benessere psicologico. Questo concetto è supportato da numerose ricerche che dimostrano il legame tra stress cronico, emozioni negative e lo sviluppo di malattie fisiche. La naturopatia promuove tecniche e pratiche che mirano a ristabilire questo equilibrio, favorendo così la guarigione e la prevenzione delle malattie.

Nel libro **"The Mindbody Prescription"** (1999), **Dr. John E. Sarno** analizza il rapporto tra mente e corpo, suggerendo che molti disturbi fisici, come il dolore cronico, possono derivare da tensioni emotive e psicologiche. Sarno sostiene che riconoscere e affrontare questi fattori psicologici può portare a un miglioramento della salute fisica, riflettendo la visione naturopatica secondo cui un equilibrio armonico tra mente e corpo è essenziale per il benessere.

**L'Importanza dell'Equilibrio Emotivo**

Le emozioni svolgono un ruolo centrale nel mantenimento della salute. Ansia, depressione e stress cronico sono noti per innescare risposte fisiologiche che possono indebolire il sistema immunitario e aumentare la suscettibilità alle malattie. La naturopatia promuove quindi pratiche che aiutano a gestire le emozioni, come la meditazione, la mindfulness e la respirazione consapevole, per favorire uno stato di serenità e resilienza emotiva.

In **"The Healing Power of Emotion"** (2009), **Daniel J. Siegel** esplora come le emozioni influenzino il corpo e come la gestione emotiva possa contribuire al benessere. Siegel dimostra che un corretto approccio alle emozioni può migliorare la funzione immunitaria, ridurre lo stress e promuovere la salute generale, supportando così il principio naturopatico di equilibrio emotivo per il benessere olistico.

**Connessione con l'Ambiente e Benessere**

La naturopatia enfatizza anche l'importanza dell'interazione con l'ambiente per il mantenimento della salute. Questo non riguarda solo la qualità dell'aria, dell'acqua e degli alimenti, ma anche l'ambiente sociale e relazionale in cui vive una persona. La connessione con la natura è vista come un elemento fondamentale per il benessere, e passare del tempo all'aperto, in ambienti naturali, può ridurre lo stress e migliorare la salute mentale.

**Richard Louv**, in **"Last Child in the Woods"** (2005), descrive come il contatto con la natura abbia benefici per la salute fisica e mentale, contribuendo alla riduzione del livello di stress, migliorando l'umore e persino rafforzando la capacità di concentrazione. Louv conia il termine "deficit di natura" per descrivere gli effetti negativi della mancanza di contatto con ambienti naturali, sottolineando quanto sia importante per la salute umana mantenere un legame con l'ambiente naturale.

**Approcci Naturopatici per l'Equilibrio Integrato**

Per favorire un equilibrio armonico tra mente, corpo e ambiente, la naturopatia propone diversi approcci integrati:

1. **Tecniche di Mindfulness e Meditazione**: Queste pratiche aiutano a ridurre lo stress e favoriscono la consapevolezza del presente, migliorando la gestione emotiva e promuovendo la salute mentale.

2. **Fitoterapia e Nutrizione Personalizzata**: L'uso delle erbe e di una dieta mirata può supportare sia il benessere fisico che quello mentale, influenzando positivamente l'umore, l'energia e la resistenza allo stress.

3. **Attività Fisica all'Aperto**: La naturopatia incoraggia attività come il camminare nella natura, il giardinaggio e il contatto diretto con l'ambiente naturale, poiché questi stimolano il sistema immunitario e favoriscono il rilassamento mentale.

4. **Disintossicazione Ambientale**: Ridurre l'esposizione a tossine ambientali, come sostanze chimiche e inquinamento, è fondamentale per mantenere l'equilibrio. La naturopatia promuove l'utilizzo di prodotti naturali e incoraggia la creazione di spazi domestici sani.

5. **Supporto alla Socialità e Relazioni Positive**: Creare e mantenere relazioni sane e significative è un aspetto cruciale del benessere olistico. La naturopatia suggerisce il valore della comunità, della condivisione e dell'interazione positiva come parte integrante della salute.

**Jon Kabat-Zinn**, nel libro **"Wherever You Go, There You Are"** (1994), sottolinea come la mindfulness e la consapevolezza possano aiutare le persone a mantenere un equilibrio psicofisico, migliorando sia la salute mentale che quella fisica. Kabat-Zinn sostiene che una mente calma e centrata favorisca l'equilibrio tra mente e corpo, rendendo l'individuo più resiliente alle sfide della vita quotidiana.

**La Visione Olistica della Salute in Naturopatia**

La naturopatia considera il benessere come il risultato di un equilibrio che coinvolge ogni aspetto della vita. Questo approccio non si limita a trattare i sintomi della malattia, ma mira a promuovere un equilibrio sostenibile che supporti il corpo, la mente e l'ambiente. La salute è vista come un'armonia da coltivare quotidianamente, attraverso pratiche di autocura, gestione dello stress e una connessione consapevole con l'ambiente.

Nel testo **"Foundations of Naturopathic Medicine"** (2008), **Harold Robins** descrive come la naturopatia abbracci una visione completa della salute, in cui il benessere non è solo fisico, ma anche mentale, emotivo e ambientale. Robins spiega che solo un approccio olistico permette di raggiungere un equilibrio reale e duraturo, che favorisca la resilienza e la capacità di affrontare le sfide della vita.

**Conclusione**

L'equilibrio tra mente, corpo e ambiente è un concetto centrale nella naturopatia, che considera la salute come uno stato integrato e dinamico. La cura dell'individuo non si limita all'aspetto fisico, ma include anche il benessere emotivo e mentale, e la qualità della relazione con l'ambiente circostante. Attraverso pratiche che favoriscono la consapevolezza, l'armonia emotiva e la connessione con la natura, la naturopatia mira a promuovere una salute completa e sostenibile, che non dipenda solo dall'assenza di malattia ma da un equilibrio globale e continuo. Questo approccio olistico rappresenta una visione alternativa alla medicina convenzionale, enfatizzando la necessità di considerare l'individuo nella sua interezza e di creare un ambiente favorevole che supporti ogni aspetto del benessere.

# 4. Costituzionalismo Naturopatico

# 4.1 Definizione e significato della costituzione

Nella naturopatia, il concetto di **costituzione** è fondamentale per comprendere e trattare l'individuo in modo olistico. La costituzione è intesa come l'insieme delle caratteristiche fisiche, mentali ed energetiche che definiscono l'unicità di ogni persona. Essa rappresenta la base strutturale dell'individuo, influenzata da fattori genetici, ambientali e da abitudini di vita, che ne determinano le predisposizioni alla salute o alla malattia. La conoscenza della costituzione permette al naturopata di adattare i trattamenti alle esigenze specifiche del paziente, contribuendo così a un approccio personalizzato e sostenibile alla cura.

**Origini del Concetto di Costituzione nella Medicina Tradizionale**

Il concetto di costituzione ha radici antiche e può essere rintracciato in diverse tradizioni mediche. In particolare, la medicina ippocratica sviluppò una teoria costituzionale basata sugli umori, suddividendo gli individui in quattro tipologie principali: sanguigno, collerico, flemmatico e melanconico. Questa classificazione rappresentava una delle prime forme di costituzionalismo, suggerendo che le caratteristiche fisiche e temperamentali di una persona potessero influenzarne la salute e la predisposizione alle malattie.

In **"The Healing Tradition: The Early History of Medicine"** (1995), **Lawrence I. Conrad** esamina come la teoria dei quattro umori di Ippocrate abbia gettato le basi per le future teorie costituzionali in medicina. Conrad sottolinea che il concetto di costituzione permetteva ai medici di adattare le terapie alla natura unica di ciascun paziente, piuttosto che applicare trattamenti universali, un approccio che è alla base della pratica naturopatica moderna.

**Costituzione e Tipologie Naturopatiche**

Nella naturopatia, la costituzione è utilizzata per determinare i trattamenti più adatti a un individuo, comprendendo meglio le sue caratteristiche fisiche, emotive e mentali. Questa pratica riconosce che ogni persona risponde in modo diverso agli stimoli e che la predisposizione a certe malattie è influenzata dalla propria costituzione.

Le tipologie costituzionali possono variare a seconda delle tradizioni, ma alcune classificazioni comuni includono:

1. **Costituzione Sanguigna**: generalmente caratterizzata da un'energia vitale alta e da una corporatura robusta. Gli individui sanguigni tendono ad avere una buona resistenza alle malattie, ma possono essere inclini a disturbi legati all'eccesso, come ipertensione e infiammazioni.
2. **Costituzione Nervosa o Neurogena**: individui con corporatura snella e sistema nervoso sensibile. Spesso inclini allo stress e alla fatica mentale, possono presentare una maggiore suscettibilità a disturbi dell'ansia e disordini digestivi.
3. **Costituzione Linfatica**: caratterizzata da un sistema linfatico iperattivo, con una predisposizione a ritenzione di liquidi e disturbi respiratori. Questa costituzione tende a manifestare debolezza immunitaria e necessita di attenzione per il rafforzamento delle difese del corpo.
4. **Costituzione Muscolare**: generalmente robusta e con buon tono muscolare, questo tipo costituzionale è resistente e fisicamente forte ma può sviluppare problematiche legate all'accumulo di tossine, come disturbi articolari e dolori muscolari.

**Wendell Combest**, in **"Clinical Naturopathy: An Evidence-Based Guide to Practice"** (2018), esplora come la comprensione della costituzione possa guidare il naturopata nella scelta dei trattamenti più appropriati. Combest sottolinea che il riconoscimento delle differenze costituzionali permette di adattare l'approccio terapeutico, ottimizzando i risultati e prevenendo la malattia.

**Costituzione e Approccio Personalizzato**

Il riconoscimento della costituzione consente un approccio altamente personalizzato nella naturopatia. La costituzione non è vista come un tratto statico, ma come una base che può essere influenzata dall'ambiente, dall'alimentazione e dalle esperienze personali. La naturopatia ritiene che sia possibile migliorare e mantenere la costituzione attraverso uno stile di vita equilibrato, un'alimentazione adeguata e pratiche di cura che rispettino l'unicità dell'individuo.

In **"The Textbook of Natural Medicine"** (2012), **Joseph Pizzorno** e **Michael**

**T. Murray** discutono l'importanza di comprendere la costituzione del paziente per poter formulare un piano di trattamento specifico e sostenibile. Pizzorno e Murray sostengono che il trattamento costituzionale personalizzato non solo permette di affrontare i sintomi, ma agisce anche in modo preventivo, rafforzando la vitalità del paziente e riducendo il rischio di recidive.

## Influenze Genetiche e Ambientali sulla Costituzione

La costituzione di un individuo è il risultato dell'interazione tra geni ed ambiente. La genetica fornisce la struttura di base, ma l'ambiente, lo stile di vita e le esperienze possono influenzare o modificare questa predisposizione. La naturopatia adotta un approccio epigenetico, riconoscendo che la costituzione può essere influenzata positivamente o negativamente a seconda delle scelte di vita e dell'esposizione a fattori ambientali.

In **"The Biology of Belief"** (2005), **Bruce H. Lipton** esplora l'interazione tra genetica e ambiente, suggerendo che l'epigenetica offra possibilità di trasformazione della salute. Lipton dimostra che le nostre esperienze, credenze e ambiente possono influenzare l'espressione genetica, concetto che è strettamente correlato alla visione naturopatica della costituzione come caratteristica adattabile.

## Costituzione e Predisposizione alla Malattia

La costituzione determina anche la predisposizione di un individuo a certi tipi di malattie. Ad esempio, una costituzione linfatica potrebbe predisporre a infezioni frequenti o allergie, mentre una costituzione neurogena può avere maggiore tendenza verso disturbi legati allo stress. Questo non significa che tali malattie siano inevitabili, ma che la consapevolezza della propria costituzione può aiutare a prendere decisioni preventive e a intraprendere pratiche di cura per ridurre i rischi.

**Dr. Hans Selye**, noto per la sua teoria dello stress, ha evidenziato in **"The Stress of Life"** (1956) come la predisposizione alla malattia sia strettamente legata alla capacità individuale di resistere agli stress. Selye mostra che fattori costituzionali influenzano il modo in cui il corpo reagisce agli stimoli esterni, e quindi la capacità di mantenere l'equilibrio. La naturopatia utilizza questi principi per creare piani terapeutici personalizzati che tengano conto della resilienza e delle predisposizioni individuali.

**Implicazioni Pratiche dell'Analisi Costituzionale**

La valutazione della costituzione è uno degli strumenti diagnostici più importanti nella naturopatia. Attraverso un'analisi costituzionale dettagliata, il naturopata può sviluppare un piano terapeutico che rispetti l'unicità del paziente, considerando non solo la sua condizione attuale, ma anche le sue predisposizioni e caratteristiche di base. Questa pratica consente di adottare un approccio proattivo alla salute, prevenendo le malattie e migliorando la qualità della vita.

In **"Holistic Anatomy: An Integrative Guide to the Human Body"** (2010), **Pip Waller** descrive come l'analisi costituzionale fornisca una guida per comprendere la persona nel suo insieme, riconoscendo che ogni individuo ha punti di forza e vulnerabilità unici. Waller sostiene che questa visione integrata sia essenziale per un trattamento naturopatico efficace e completo.

**Conclusione**

La costituzione rappresenta uno dei pilastri fondamentali della naturopatia, fornendo una base per un approccio terapeutico personalizzato e olistico. Comprendere la costituzione di una persona permette di adattare le cure alle sue caratteristiche uniche, migliorando l'efficacia dei trattamenti e prevenendo le malattie in modo proattivo. La naturopatia, attraverso l'analisi costituzionale, abbraccia una visione integrata della salute che considera non solo i sintomi, ma anche la struttura profonda e le predisposizioni dell'individuo.

Questa visione olistica della costituzione consente di considerare ogni paziente come un essere unico, con esigenze e caratteristiche specifiche che richiedono un approccio su misura per promuovere il benessere e la salute duratura.


## 4.2 Costituzioni dominanti e loro caratteristiche

In naturopatia, le **costituzioni dominanti** sono categorie che riflettono le caratteristiche di base e la predisposizione individuale alla salute e alla malattia. Questa classificazione tiene conto delle qualità fisiche, emotive e mentali di ogni persona, permettendo una comprensione approfondita del funzionamento dell'organismo e delle sue specifiche esigenze. Ogni costituzione possiede punti di forza e vulnerabilità, e riconoscerli permette di elaborare piani terapeutici personalizzati che mirano non solo a risolvere i sintomi ma a mantenere un equilibrio complessivo e duraturo.

**Origini e Fondamenti delle Costituzioni Dominanti**

Il concetto di costituzione si ispira alle teorie mediche antiche, come quella dei **quattro umori di Ippocrate** (sanguigno, collerico, flemmatico e melanconico), e si ritrova nelle tradizioni orientali come l'Ayurveda e la Medicina Tradizionale Cinese (MTC). Queste tradizioni considerano la costituzione un aspetto centrale per comprendere l'individuo nella sua interezza, dalla predisposizione fisica agli aspetti comportamentali e spirituali. La **MTC**, ad esempio, suddivide i pazienti in categorie che rispondono al calore, al freddo, all'umidità o alla secchezza, mentre l'**Ayurveda** identifica tre principali dosha (Vata, Pitta, Kapha) che rappresentano le energie vitali di base.

Questi sistemi influenzano la naturopatia moderna, che classifica le costituzioni non solo per facilitare la diagnosi ma per personalizzare ogni aspetto della cura. Attraverso l'analisi costituzionale, il naturopata può comprendere meglio le modalità con cui un paziente può reagire a stimoli e trattamenti, consentendo una cura su misura.

**Le Costituzioni Dominanti nella Naturopatia: Caratteristiche Distintive**

Le principali costituzioni della naturopatia sono suddivise in quattro categorie principali: **Sanguigna, Linfatica, Nervosa (Neurogena)** e **Biliosa (Collerica)**. Ognuna di esse possiede caratteristiche specifiche e suggerisce un approccio terapeutico unico.

**Costituzione Sanguigna**

- **Caratteristiche Fisiche**: Generalmente di corporatura robusta e tonica, con buona muscolatura e carnagione calda.

- **Caratteristiche Mentali e Comportamentali**: Ottimista, socievole, e tendenzialmente espansivo. Questi individui spesso hanno un'elevata energia vitale, sono orientati al raggiungimento degli obiettivi e godono di buona autostima.

- **Predisposizione alle Malattie**: Tendenza a disturbi infiammatori e metabolici, come ipertensione e problemi circolatori. Possono anche essere inclini a malattie che derivano dall'eccesso, come il sovrappeso e il diabete.
- **Approccio Terapeutico**: Un regime dietetico equilibrato e leggero è raccomandato per evitare l'accumulo di calorie e grassi. La pratica di tecniche di rilassamento come la meditazione è utile per canalizzare l'energia.

**Joseph Pizzorno** in **"The Textbook of Natural Medicine"** (2012) sottolinea che i pazienti sanguigni, grazie alla loro energia vitale, rispondono bene ai trattamenti di depurazione e traggono beneficio da un esercizio fisico regolare che ne moderi l'energia.

## Costituzione Linfatica

- **Caratteristiche Fisiche**: Corpo più morbido, spesso con ritenzione di liquidi, pelle pallida e fredda al tatto.
- **Caratteristiche Mentali e Comportamentali**: Tendenzialmente tranquilli, riservati e calmi. Predisposti all'introspezione, possono presentare una certa lentezza nei movimenti e nelle risposte emotive.
- **Predisposizione alle Malattie**: Vulnerabili a infezioni respiratorie, allergie e problemi di ritenzione idrica. L'eccesso di umidità nel corpo li rende inclini a malattie del sistema linfatico e a disturbi digestivi.
- **Approccio Terapeutico**: Trattamenti di drenaggio linfatico e una dieta priva di latticini e zuccheri raffinati sono indicati. Le erbe depurative, come la bardana e il tarassaco, sono spesso utilizzate per sostenere il sistema linfatico.

In **"Clinical Naturopathy: An Evidence-Based Guide to Practice"** (2018), **Wendell Combest** osserva che i soggetti linfatici rispondono bene a trattamenti che favoriscono la purificazione del corpo, come la fitoterapia drenante e le pratiche di idroterapia.

## Costituzione Nervosa o Neurogena

- **Caratteristiche Fisiche**: Struttura delicata e magra, con una sensibilità accentuata alle variazioni di temperatura, specialmente al freddo.
- **Caratteristiche Mentali e Comportamentali**: Introspezione, ansietà e una tendenza a essere facilmente stressati. I soggetti nervosi sono

spesso pensatori profondi, riflessivi e sensibili, ma possono presentare sbalzi d'umore e un umore altalenante.

- **Predisposizione alle Malattie**: Tendono a soffrire di disturbi del sistema nervoso e digestivo, come ansia, insonnia e problemi gastrici.
- **Approccio Terapeutico**: La dieta deve essere nutriente e calda per supportare la debolezza nervosa. Tecniche di rilassamento come la meditazione e l'aromaterapia con oli calmanti (lavanda, camomilla) possono ridurre l'ansia.

**Lissa Rankin**, in **"Mind Over Medicine"** (2013), raccomanda ai soggetti nervosi l'adozione di tecniche di mindfulness e meditazione per aiutarli a gestire lo stress emotivo e ridurre l'impatto della tensione sul corpo.

**Costituzione Biliosa o Collerica**

- **Caratteristiche Fisiche**: Muscolatura solida e corporatura atletica, con una predisposizione a sudorazione abbondante e pelle calda.
- **Caratteristiche Mentali e Comportamentali**: Temperamento forte, determinato e, in alcuni casi, impulsivo. Questi individui sono leader naturali, competitivi e ambiziosi.
- **Predisposizione alle Malattie**: Problemi digestivi, infiammazioni, e disturbi legati all'eccessiva produzione di bile, come calcoli biliari e ipertensione.
- **Approccio Terapeutico**: Una dieta equilibrata e priva di alimenti piccanti o eccessivamente stimolanti è indicata. Attività come il Tai Chi e lo yoga possono aiutare a gestire la forte energia interna.

**Harold Robins**, in **"Foundations of Naturopathic Medicine"** (2008), suggerisce che il trattamento per i soggetti collerici deve includere tecniche che riducano lo stress e canalizzino l'energia, promuovendo la calma e l'equilibrio interiore.

**La Teoria Costituzionale in Ayurveda e Medicina Tradizionale Cinese**

La naturopatia adotta un approccio costituzionale che integra concetti presenti anche in sistemi come l'**Ayurveda** e la **MTC**. Nell'Ayurveda, i dosha Vata, Pitta e Kapha determinano la costituzione di base e influenzano ogni aspetto della vita di un individuo, dalla salute fisica alla personalità. Analogamente, la MTC classifica le persone in base agli squilibri energetici, come quelli di calore e freddo, offrendo un trattamento personalizzato per ristabilire l'equilibrio.

**Ted Kaptchuk**, in **"The Web That Has No Weaver"** (2000), esplora come la teoria costituzionale della MTC miri a bilanciare i flussi di energia tra Yin e Yang. Kaptchuk evidenzia che, similmente alla naturopatia, la MTC considera la costituzione un elemento fondamentale per diagnosticare e trattare le condizioni di salute.

**Implicazioni Pratiche dell'Analisi Costituzionale**

L'analisi della costituzione non solo guida la scelta dei trattamenti, ma offre anche una visione di come il paziente può mantenere l'equilibrio nel tempo. L'approccio costituzionale permette di identificare precocemente i segnali di squilibrio e di adottare misure preventive prima che si manifestino i sintomi di una malattia. Questo aspetto rende la costituzione un elemento chiave nella prevenzione naturopatica.

In **"Holistic Anatomy"** (2010), **Pip Waller** sottolinea che l'analisi costituzionale permette di comprendere i punti di forza e le vulnerabilità di un individuo, favorendo un approccio terapeutico proattivo che considera la persona nella sua interezza.

La comprensione delle costituzioni dominanti rappresenta un pilastro fondamentale nella naturopatia, fornendo la base per un trattamento personalizzato e per il mantenimento del benessere complessivo. Ogni costituzione possiede caratteristiche uniche che influenzano la predisposizione alle malattie e la risposta ai trattamenti. L'approccio naturopatico rispetta queste differenze, promuovendo un equilibrio che favorisce una salute duratura.

Questa visione permette di affrontare la salute in modo olistico, valorizzando la diversità di ogni individuo e promuovendo l'armonia tra corpo, mente e ambiente per il raggiungimento di uno stato di benessere autentico e sostenibile.


## 4.3 Costituzione fisica, mentale e emotive

Nella naturopatia, il concetto di **costituzione fisica, mentale ed emotiva** riveste un ruolo centrale nell'approccio terapeutico personalizzato e olistico. La costituzione di una persona non rappresenta solo il suo aspetto fisico ma include anche le modalità con cui gestisce lo stress, elabora le emozioni e reagisce agli stimoli esterni. Questo triplice approccio è alla base di una cura che si concentra sulla **salute integrata dell'individuo.**

**La Costituzione Fisica: Caratteristiche e Importanza**

La costituzione fisica comprende aspetti tangibili come la struttura corporea, il metabolismo, la pelle e l'energia vitale. Essa rappresenta il fondamento biologico su cui si sviluppano e si manifestano altre caratteristiche mentali ed emotive. Le principali costituzioni fisiche possono essere identificate tramite un'analisi delle caratteristiche corporee e comprendono:

1.  **Costituzione Robusta o Muscolare**: Caratterizzata da una buona struttura ossea, muscolatura forte e carnagione calda. Gli individui con costituzione robusta possiedono spesso un elevato livello di energia e una buona resistenza, che li rende meno suscettibili a malattie comuni. Tuttavia, sono inclini a disturbi legati a ipertensione, infiammazione e sovraccarico metabolico.

2.  **Costituzione Delicata o Ectomorfa**: Questi individui hanno una corporatura magra, un metabolismo veloce e una minore resistenza fisica. Possono essere più sensibili alle infezioni e alle malattie croniche, soprattutto se sottoposti a stress prolungato. Sono tipicamente più vulnerabili a disturbi gastrointestinali e patologie legate all'ansia.

3.  **Costituzione Adiposa o Endomorfa**: Tendono ad accumulare grasso facilmente e sono soggetti a problemi di ritenzione idrica, disturbi linfatici e problemi metabolici. Il trattamento per loro prevede un'attenzione particolare alla dieta e alle tecniche di drenaggio linfatico.

Secondo **Pizzorno e Murray** nel testo **"The Textbook of Natural Medicine"** (2012), la costituzione fisica di una persona non solo determina il tipo di predisposizione alle malattie, ma influenza anche il tipo di trattamento più efficace per il paziente. Pizzorno e Murray sostengono che, per ogni costituzione fisica, siano indicati diversi tipi di supporto, come una dieta specifica e programmi di esercizio personalizzati per mantenere l'equilibrio.

**La Costituzione Mentale: Influenze Cognitive e Psicologiche**

La costituzione mentale si riferisce al modo in cui una persona elabora informazioni, gestisce situazioni complesse e reagisce agli stimoli esterni. Ogni individuo ha un approccio mentale unico, e la comprensione di questa dimensione consente di scegliere tecniche di rilassamento e di sviluppo cognitivo adatte. Le principali tipologie di costituzione mentale includono:

1. **Mentalità Logico-Razionale**: Questi individui tendono a essere analitici e orientati alla risoluzione dei problemi. Il loro approccio metodico li rende efficaci nel prendere decisioni, ma può portarli a uno stress mentale cronico. Necessitano di tecniche che favoriscano il rilassamento, come meditazione e mindfulness.

2. **Mentalità Creativa e Intuitiva**: Caratterizzata da un pensiero flessibile e innovativo, ma anche da una maggiore vulnerabilità agli sbalzi d'umore e alle crisi emotive. Le pratiche ideali includono il journaling, la visualizzazione creativa e attività che incoraggiano la flessibilità emotiva.

3. **Mentalità Introspettiva e Riflessiva**: Tendenzialmente introversi e orientati all'autoriflessione. Questa costituzione può predisporre a stati di ansia e depressione se non gestita in modo equilibrato. Le tecniche più indicate sono il supporto psicologico, la respirazione profonda e le attività sociali moderate.

In **"Mind Over Medicine"** (2013), **Lissa Rankin** evidenzia come il tipo di costituzione mentale influenzi la capacità di un individuo di rispondere positivamente allo stress. Rankin afferma che le persone con una mentalità logico-razionale tendono a somatizzare lo stress attraverso disturbi fisici, mentre coloro che hanno una costituzione creativa rispondono meglio alle tecniche di rilassamento non strutturate, come il disegno e la scrittura libera.

**La Costituzione Emotiva: Aspetti Affettivi e Comportamentali**

La costituzione emotiva riguarda la predisposizione alle emozioni e la modalità di gestione affettiva. Le emozioni sono fondamentali per il benessere globale, e uno squilibrio emotivo può portare a manifestazioni fisiche di disagio. Le principali categorie della costituzione emotiva includono:

1. **Costituzione Emotivamente Resiliente**: Capacità di gestire le emozioni e lo stress in modo equilibrato. Questo tipo di costituzione è meno soggetto a problemi di salute legati allo stress, ma può trarre beneficio da pratiche preventive come il mindfulness per mantenere la stabilità.

2. **Costituzione Sensibile o Empatica**: Questi individui tendono a sentire intensamente le emozioni proprie e altrui, il che li rende vulnerabili a stress e ansia. Le pratiche più indicate per loro includono la meditazione guidata, l'aromaterapia con oli rilassanti (lavanda, camomilla) e il supporto emotivo attraverso la riflessologia.

3. **Costituzione Passionale e Impulsiva**: Vivono le emozioni con intensità e possono avere difficoltà a mantenere la stabilità emotiva. La gestione della costituzione passionale richiede un approccio che includa esercizi di grounding, yoga e tecniche per migliorare la consapevolezza emotiva.

**Daniel J. Siegel**, in **"The Healing Power of Emotion"** (2009), sostiene che l'analisi della costituzione emotiva permette di identificare i meccanismi di coping migliori per ciascun individuo. Siegel spiega che le emozioni, se non gestite, possono accumularsi e influire sulla salute fisica. Attraverso pratiche come la respirazione consapevole e la terapia del movimento, si può mantenere un equilibrio tra corpo ed emozioni.

**L'Interazione delle Tre Costituzioni: Un Approccio Integrato alla Salute**

Le costituzioni fisica, mentale ed emotiva non agiscono in modo isolato, ma sono strettamente interconnesse e influenzano il benessere complessivo. Un equilibrio tra queste dimensioni è essenziale per una salute duratura. Ad esempio:

- **Costituzione fisica e mentale**: Una persona con una costituzione fisica robusta ma un approccio mentale ansioso potrebbe beneficiare di tecniche di rilassamento che agiscano sia sul corpo che sulla mente, come il massaggio rilassante o il Tai Chi.

- **Costituzione fisica ed emotiva**: Un individuo con una costituzione fisica delicata e una costituzione emotiva sensibile può essere

predisposto a somatizzare le emozioni. Per questo tipo di
costituzione, pratiche come l'aromaterapia e la fitoterapia
possono contribuire a mantenere l'equilibrio emotivo senza
sovraccaricare il corpo.

- **Costituzione mentale ed emotiva**: Per le persone con costituzione
  mentale introspettiva e costituzione emotiva passionale, le
  tecniche di mindfulness e le attività artistiche possono favorire
  l'espressione delle emozioni in modo positivo, prevenendo
  l'insorgenza di disturbi psicosomatici.

Nel testo **"Foundations of Naturopathic Medicine"** (2008), **Harold Robins**
afferma che solo un approccio integrato che consideri tutte e tre le
dimensioni della costituzione può realmente promuovere la salute olistica.
Robins descrive come i trattamenti personalizzati, basati su un'analisi
completa delle costituzioni, possano migliorare la resilienza e supportare
l'equilibrio psicofisico.

**Strategie Terapeutiche Personalizzate**

Il naturopata, analizzando le tre costituzioni, può sviluppare trattamenti
che rispettino l'individualità del paziente. Ecco alcune strategie
terapeutiche basate sull'interazione tra le tre costituzioni:

- **Terapie Complementari**: Tecniche come la riflessologia e l'agopuntura,
  che stimolano il flusso energetico del corpo, possono riequilibrare
  mente e corpo, aiutando le persone con costituzioni fisiche e mentali
  deboli.

- **Dieta e Nutrizione Adattata**: La dieta può essere personalizzata per
  sostenere la costituzione fisica e mentale. Ad esempio, una persona
  con costituzione fisica robusta ma emotivamente sensibile può
  beneficiare di una dieta ricca di verdure e povera di alimenti stimolanti,
  per favorire l'equilibrio psicofisico.

- **Tecniche di Rilassamento e Supporto Emotivo**: Le tecniche di gestione
  emotiva, come la mindfulness e la respirazione profonda, sono efficaci
  per le persone con costituzione mentale ansiosa o emotiva sensibile.
  L'aromaterapia può contribuire a rilassare la mente e stabilizzare
  l'umore.

La comprensione delle costituzioni fisica, mentale ed emotiva rappresenta un pilastro fondamentale della naturopatia. Questa visione integrata dell'individuo consente di sviluppare trattamenti che non si limitano ai sintomi, ma mirano a mantenere un equilibrio complessivo tra corpo, mente ed emozioni. Attraverso l'analisi delle tre dimensioni costituzionali, la naturopatia offre un percorso di cura personalizzato che valorizza l'unicità di ogni individuo, migliorando la resilienza e promuovendo un benessere duraturo e sostenibile.

## 4.4 Influenze genetiche e ambientali

La costituzione di una persona è modellata non solo dai geni ereditati, ma anche dalle influenze ambientali che incontrano durante la vita. La naturopatia riconosce questa interazione dinamica, considerando che anche fattori come la dieta, l'inquinamento, lo stile di vita e il contesto sociale influiscono significativamente sul benessere. Comprendere l'interazione tra genetica e ambiente consente di offrire trattamenti mirati e preventivi per migliorare la salute generale.

**La Genetica Come Base Costituzionale**

I geni, trasmessi dai genitori, determinano tratti fondamentali come la **struttura corporea**, il **metabolismo** e la **predisposizione a determinate patologie**. Questi aspetti genetici, però, non rappresentano un destino ineluttabile. In effetti, gli studi in epigenetica – che esaminano come le influenze ambientali possano attivare o disattivare alcuni geni – dimostrano che molti tratti genetici possono essere modulati da fattori esterni.

Secondo **Bruce H. Lipton**, autore di **"The Biology of Belief"** (2005), i geni sono influenzati dall'ambiente e dalle credenze personali. Lipton afferma che anche le percezioni e le emozioni individuali possono cambiare il modo in cui i geni si esprimono. Questo implica che scelte di vita consapevoli, come una dieta equilibrata, l'esercizio fisico e il controllo dello stress, possano compensare alcune predisposizioni genetiche sfavorevoli. Tale visione conferma la filosofia naturopatica, che considera l'individuo nella sua interezza e si concentra sul sostegno della vitalità interna.

**I Fattori Ambientali e la Costituzione**

I **fattori ambientali** sono tutti gli elementi esterni che influenzano la salute, come il clima, le condizioni di vita, l'alimentazione e l'esposizione a tossine. Questi fattori possono agire come catalizzatori che accentuano o attenuano le predisposizioni genetiche. La naturopatia presta particolare attenzione all'influenza dell'ambiente sulla salute e suggerisce cambiamenti nel proprio contesto quotidiano per migliorare l'equilibrio costituzionale.

**Clima e Condizioni di Vita**

Il clima e le stagioni possono influenzare direttamente la costituzione. Ad esempio, i climi freddi possono accentuare squilibri nei soggetti con una costituzione nervosa o introspettiva, mentre i climi caldi possono sovraccaricare le persone con costituzioni sanguigne o biliose, rendendole vulnerabili a infiammazioni o ipertensione.

**Ted Kaptchuk** nel testo **"The Web That Has No Weaver"** (2000), approfondisce come la Medicina Tradizionale Cinese (MTC) consideri l'influenza dei cambiamenti stagionali sul corpo e sulla mente. Anche la naturopatia raccomanda di adattare la dieta e le abitudini alla stagione per mantenere l'equilibrio. Ad esempio, in inverno, consiglia alimenti riscaldanti come zuppe e spezie, mentre in estate si consiglia di consumare più cibi idratanti e leggeri.

**Inquinamento e Tossine Ambientali**

L'esposizione a tossine e inquinanti, presente nell'aria, nel suolo e negli alimenti, può compromettere il sistema immunitario e causare squilibri che si manifestano a livello fisico, mentale ed emotivo. Le tossine influenzano il metabolismo e possono danneggiare l'equilibrio costituzionale, contribuendo all'insorgere di patologie croniche come allergie, malattie autoimmuni e problemi digestivi.

Nel libro **"Clean"** (2009), **Alejandro Junger** sostiene l'importanza della detossificazione per eliminare gli effetti delle tossine ambientali sul corpo. Junger propone programmi di pulizia stagionali e una dieta ricca di nutrienti per ridurre il carico tossico e sostenere la vitalità. In naturopatia, la detossificazione è una pratica comune che si avvale di erbe come la **bardana** e il **cardo mariano** per supportare il fegato e facilitare l'eliminazione delle tossine.

**Epigenetica e Influenze Ambientali**

La ricerca epigenetica ha dimostrato che l'ambiente può influenzare direttamente l'espressione genica senza alterare la sequenza del DNA. Questo significa che scelte di vita come una dieta bilanciata, l'esercizio regolare e la riduzione dello stress possono modificare l'espressione dei geni e ridurre l'effetto di predisposizioni genetiche negative.

Lo studio di **Meaney e Szyf** del 2005 su topi allevati in ambienti diversi ha dimostrato come le cure materne influenzino l'espressione dei geni legati alla risposta allo stress nei topi, rendendoli più resilienti. La naturopatia integra questo principio suggerendo pratiche e abitudini che ottimizzino l'espressione genica, come l'attività fisica regolare e tecniche di gestione dello stress, per mantenere l'equilibrio costituzionale.

**Dieta e Stile di Vita: Fondamenti per il Benessere Costituzionale**

La **dieta** e lo **stile di vita** sono elementi fondamentali per influenzare positivamente la costituzione. Una dieta bilanciata e personalizzata, che rispetti le esigenze uniche dell'individuo, può ridurre il rischio di malattie legate alla genetica e promuovere un metabolismo equilibrato.

1. **Dieta Personalizzata**: Una dieta adeguata alla costituzione fisica, mentale ed emotiva può migliorare significativamente l'equilibrio costituzionale. Ad esempio, chi ha una costituzione nervosa e sensibile può trarre beneficio da una dieta a base di alimenti caldi e nutrienti, mentre chi ha una costituzione biliosa trarrebbe vantaggio da una dieta più leggera e ricca di verdure fresche.

2. **Attività Fisica**: L'esercizio fisico regolare migliora la circolazione, favorisce l'eliminazione delle tossine e rinforza il sistema immunitario. La naturopatia consiglia l'attività fisica non solo come pratica fisica, ma come un mezzo per bilanciare le emozioni e ridurre lo stress.

3. **Detossificazione**: La detossificazione è fondamentale per eliminare le tossine accumulate nel corpo. Programmi di detossificazione stagionale possono includere digiuni leggeri, consumo di erbe depurative e alimenti che supportano il fegato e i reni, come il carciofo e il prezzemolo.

In **"Integrative Medicine"** (2017), **David Rakel** descrive l'importanza di combinare una dieta sana con il supporto emozionale per migliorare la salute e ridurre il rischio di malattie croniche. Rakel suggerisce che un approccio naturopatico integrato, che considera dieta e relazioni sociali, rafforza il benessere e la resilienza.

**Influenza del Contesto Sociale e delle Relazioni**

Anche il **contesto sociale** e le **relazioni personali** hanno un impatto profondo sulla costituzione, in particolare per quanto riguarda la sfera emotiva e mentale. La qualità delle relazioni e il supporto sociale giocano un ruolo chiave nella gestione dello stress e possono migliorare la capacità dell'individuo di affrontare situazioni difficili. Relazioni tossiche o carenze di supporto possono aggravare stati di ansia, depressione e persino influenzare la salute fisica.

**Daniel Goleman**, in **"Emotional Intelligence"** (1995), esplora come la qualità delle relazioni influenzi la salute psicofisica. Goleman sottolinea che, migliorando la propria intelligenza emotiva, si possono costruire relazioni più sane e durature, riducendo così l'impatto negativo dello stress cronico. In naturopatia, il rafforzamento del supporto sociale e delle relazioni sane è incoraggiato come parte integrante della prevenzione.

**Strategie Naturopatiche per Equilibrare Genetica e Ambiente**

Per mantenere un equilibrio costituzionale ottimale, la naturopatia propone strategie che aiutano a bilanciare gli effetti dei geni e dell'ambiente:

- **Pratiche di Rilassamento e Meditazione**: Tecniche come la meditazione e il Tai Chi sono utili per ridurre lo stress e migliorare la resilienza emotiva. L'attenzione alla respirazione e alla consapevolezza aiuta a minimizzare l'impatto negativo di situazioni stressanti.

- **Detossificazione Regolare**: Programmi di detossificazione, come il digiuno leggero o l'utilizzo di erbe depurative, aiutano a eliminare tossine e a ridurre l'infiammazione, favorendo un ambiente interno equilibrato.

- **Dieta Equilibrata e Nutrizione**: La scelta di alimenti sani e naturali, ricchi di vitamine e antiossidanti, supporta il sistema immunitario e riduce il rischio di infiammazioni croniche, proteggendo la costituzione.

o **Supporto Psicologico e Relazioni Positive**: La naturopatia considera importante anche il supporto sociale e il miglioramento delle relazioni interpersonali per un equilibrio mentale e emotivo ottimale.

o **Attività Fisica**: L'esercizio non solo rinforza il corpo ma riduce lo stress e favorisce il benessere mentale. Discipline come lo yoga e il Qi Gong bilanciano corpo e mente.

Le influenze genetiche e ambientali interagiscono profondamente nella costituzione di ciascun individuo, determinando predisposizioni e influenzando il benessere globale. La naturopatia riconosce l'importanza di queste influenze e propone interventi mirati per bilanciare i fattori genetici e ambientali. Con pratiche che spaziano dalla dieta personalizzata al sostegno sociale e alla gestione dello stress, la naturopatia mira a promuovere un equilibrio che favorisca la resilienza e il benessere a lungo termine. Attraverso una comprensione olistica e personalizzata, la naturopatia sostiene l'individuo nella sua interezza, promuovendo una salute sostenibile e integrata.

# 5.Bioenergetica e Forze Vitali

# 5.1 Il concetto di energia vitale nelle culture

**Introduzione: L'energia vitale come fulcro della salute globale**

L'energia vitale è un concetto universale, presente in quasi tutte le tradizioni mediche e spirituali del mondo, che definisce la forza intrinseca che sostiene la vita e permette all'organismo di mantenere equilibrio e salute. Nelle diverse culture, questa energia assume nomi, interpretazioni e applicazioni diverse: **Qi** nella medicina cinese, **Prana** nell'Ayurveda, **Vis Medicatrix Naturae** nella filosofia greca, **Mana** nelle tradizioni polinesiane, **Ashe** nelle culture africane, e altre ancora. Sebbene il linguaggio e i dettagli varino, il principio sottostante è comune: la salute è strettamente legata al flusso e all'equilibrio di questa energia.

In questo approfondimento, esploreremo come le diverse interpretazioni dell'energia vitale abbiano plasmato i fondamenti della naturopatia moderna e come questi concetti continuino a influenzare le pratiche terapeutiche odierne.

**1. Il Qi nella Medicina Tradizionale Cinese (MTC)**

In Cina, il **Qi** è considerato la forza che anima ogni cosa nell'universo, un'energia dinamica che attraversa tutti gli esseri viventi e i fenomeni naturali. Il Qi si divide in **Qi innato** (ereditato alla nascita) e **Qi acquisito** (prodotto attraverso la respirazione e l'alimentazione). Per la MTC, il Qi scorre attraverso i **meridiani**, una rete di canali energetici che connettono organi e tessuti.

- **Malattie e squilibri del Qi**: Quando il Qi è bloccato, insufficiente o stagnante, possono insorgere malattie. Per ripristinare l'armonia, la MTC utilizza tecniche come l'**agopuntura**, il **Qi Gong** (esercizi energetici) e la fitoterapia.

- **Connessione con la naturopatia**: La naturopatia moderna integra l'idea di equilibrio energetico del Qi, sebbene lo esprima attraverso concetti come l'omeostasi o il bilanciamento degli organi. Ad esempio, la dieta naturopatica spesso adotta principi della MTC, come il bilanciamento tra alimenti caldi e freddi, per sostenere l'energia del corpo.

In **"The Web That Has No Weaver"** (1985), **Ted J. Kaptchuk** spiega come il Qi non sia solo una forza fisica, ma anche un elemento psico-spirituale, che collega l'individuo al suo ambiente. Questo principio ha ispirato molte tecniche naturopatiche, come la riflessologia e il massaggio energetico.

### 2. Prana: La forza vitale nell'Ayurveda

In India, il concetto di **Prana** è centrale sia nell'Ayurveda che nello Yoga. Il Prana è l'energia vitale che fluisce attraverso i **Nadi** (canali energetici) e si concentra in centri specifici chiamati **chakra**. L'Ayurveda considera il Prana il motore principale della salute fisica, mentale e spirituale.

- **Prana e Dosha**: L'energia vitale è strettamente collegata ai **Dosha** (Vata, Pitta e Kapha), che regolano i processi fisiologici e psicologici. Squilibri nel Prana si riflettono in disfunzioni fisiche e mentali, che possono essere trattate con erbe, meditazione e tecniche respiratorie.
- **Tecniche di riequilibrio**: Il **Pranayama** (controllo del respiro) è uno degli strumenti principali per regolare il Prana e ripristinare l'equilibrio interno. La naturopatia moderna ha adottato queste tecniche come parte delle strategie per ridurre lo stress e migliorare la salute generale.

In **"Prana and Yoga: Exploring the Vital Energy"** (2001), **Swami Sivananda** approfondisce come il Prana influenzi il corpo sottile e come la sua gestione consapevole possa migliorare il benessere globale. Questo concetto si integra con l'approccio naturopatico, che cerca di armonizzare corpo e mente.

### 3. Vis Medicatrix Naturae: La tradizione greca

La filosofia greca, attraverso pensatori come **Ippocrate** e **Galeno**, ha introdotto il concetto di **Vis Medicatrix Naturae** – la forza intrinseca di guarigione della natura. Ippocrate vedeva la malattia come uno squilibrio interno e credeva che il corpo fosse in grado di ripristinare la salute se sostenuto con le giuste condizioni.

- **Teoria degli umori**: La salute, secondo Ippocrate, dipendeva dall'equilibrio dei quattro umori (sangue, flemma, bile gialla e bile nera). Sebbene questa teoria sia superata, l'idea di bilanciare gli elementi interni rimane centrale nella naturopatia.

- **Influenza sulla naturopatia moderna**: La naturopatia ha ereditato dalla tradizione greca il principio che il ruolo del terapeuta non è quello di "curare" la malattia, ma di creare le condizioni per permettere al corpo di guarire da solo.

In **"Hippocrates in Context"** (2002), **Helen King** analizza come la filosofia ippocratica continui a ispirare la medicina naturale, in particolare nel suo approccio preventivo e nel rispetto per i processi naturali del corpo.


## 4. Mana: L'energia spirituale delle culture polinesiane

Nelle culture polinesiane, l'energia vitale è conosciuta come **Mana**, una forza che collega l'individuo alla natura e alla comunità. Il Mana è visto non solo come una forza personale, ma anche come un'energia collettiva che pervade l'ambiente e gli esseri viventi.

- **Pratiche tradizionali**: I guaritori polinesiani utilizzavano rituali, preghiere e massaggi (come il **Lomi Lomi**) per riequilibrare il Mana. La salute era considerata il risultato di un'armonia tra corpo, mente, spirito e comunità.
- **Connessioni moderne**: Sebbene la naturopatia non adotti esplicitamente il concetto di Mana, ne condivide l'enfasi sull'equilibrio olistico e sull'importanza del legame tra individuo e ambiente.

Il libro **"The Polynesian Way of Healing"** (2014) di **Mahealani Perez-Wendt** esplora come i principi del Mana siano stati integrati in approcci olistici contemporanei, influenzando tecniche come il Reiki e la terapia craniosacrale.


## 5. Ashe: L'energia vitale nelle culture africane

Nelle tradizioni africane, l'energia vitale è conosciuta come **Ashe** (nella cultura Yoruba), una forza spirituale che sostiene la vita e l'armonia. L'Ashe collega l'individuo alla natura, agli antenati e al divino, e la sua perdita o squilibrio è vista come la causa principale di malattie.

- **Guarigione olistica**: I guaritori africani utilizzano erbe, rituali e pratiche spirituali per ripristinare l'Ashe, trattando il paziente non solo fisicamente ma anche spiritualmente.
- **Eredità nella naturopatia**: L'approccio africano alla salute, che enfatizza la connessione tra corpo, spirito e comunità, risuona con i principi olistici della naturopatia.

In **"African Holistic Health"** (2004), **Llaila O. Afrika** analizza come l'Ashe abbia ispirato le pratiche olistiche globali, soprattutto nell'approccio naturopatico alla guarigione.

## 6. Energia Vitale nelle Culture Mesoamericane

Le tradizioni mesoamericane, come quelle dei Maya e degli Aztechi, consideravano l'energia vitale una forza strettamente legata ai cicli naturali e cosmici. La salute era mantenuta attraverso rituali di purificazione, come il **Temazcal** (sauna indigena), e l'uso di erbe sacre.

- **Rigenerazione e natura**: Il legame con la natura era centrale, e molte pratiche naturopatiche moderne, come la detossificazione e l'aromaterapia, trovano radici in queste tradizioni.

Nel libro **"The Healing Practices of the Maya"** (2017), **Gabriela Juarez** esplora come le pratiche di guarigione mesoamericane abbiano influenzato approcci naturopatici contemporanei, soprattutto nel trattamento dello stress e della stanchezza cronica.

## Conclusioni: L'universalità dell'energia vitale

Il concetto di energia vitale, pur espresso in modi diversi, è un principio universale che collega le culture di tutto il mondo. La naturopatia moderna integra questi insegnamenti ancestrali in un sistema terapeutico che valorizza

## 5.2 Forze interne ed esterne che influenzano la salute

### Introduzione: La salute come risultato dell'interazione tra interno ed esterno

La salute umana non è un'entità statica, ma il risultato dinamico di un'interazione continua tra le **forze interne**, come la genetica, il metabolismo e l'energia vitale, e le **forze esterne**, come l'ambiente, la nutrizione e i fattori sociali. La naturopatia moderna parte da questo principio per analizzare e intervenire su questi fattori, al fine di prevenire le malattie e promuovere il benessere globale.

## 1. Le forze interne: Il motore della salute

### 1.1 Energia vitale: Il cuore della naturopatia

La **energia vitale** è un concetto universale che descrive la forza intrinseca che anima ogni essere vivente. In naturopatia, rappresenta la capacità del corpo di mantenere l'equilibrio, adattarsi ai cambiamenti e attivare i processi di autoguarigione. Sebbene immateriale, questa energia si riflette nei processi biologici, come il metabolismo, la rigenerazione cellulare e la risposta immunitaria.

- **Influenza culturale**:
    - In Cina è nota come **Qi**, una forza che attraversa i meridiani del corpo.
    - Nell'Ayurveda è chiamata **Prana**, e si collega ai Nadi e ai chakra.
    - Per Ippocrate, la **Vis Medicatrix Naturae** è l'energia guaritrice della natura.

In **"The Healing Power of Nature"** (1999), **Harold G. Koenig** sottolinea che il concetto di energia vitale, pur variando nelle diverse tradizioni, rappresenta una costante nell'approccio olistico alla salute.

### 1.2 Genetica: Predisposizioni e potenzialità

La genetica fornisce la "mappa" biologica di un individuo, determinando le predisposizioni ereditarie a malattie, il metabolismo e la risposta allo stress. Tuttavia, la naturopatia sottolinea che i geni non sono un destino immutabile, ma possono essere influenzati dall'ambiente attraverso l'**epigenetica**.

- **Epigenetica e naturopatia**:
    - La dieta, l'attività fisica e la gestione dello stress possono influenzare l'espressione genica.

- Ad esempio, una dieta ricca di polifenoli (presenti nel tè verde e nei frutti di bosco) può attivare geni che proteggono contro le infiammazioni croniche.

## 1.3 Omeostasi: L'equilibrio interno

L'omeostasi è la capacità del corpo di mantenere un ambiente interno stabile nonostante le variazioni esterne. È un principio centrale nella naturopatia, che mira a sostenere i meccanismi omeostatici attraverso interventi naturali, come la dieta equilibrata, l'attività fisica e la detossificazione.

## 2. Le forze esterne: L'ambiente e il suo impatto sulla salute

## 2.1 Alimentazione: Una forza trasformativa

L'alimentazione è uno dei principali fattori esterni che influenzano la salute. La naturopatia enfatizza l'importanza di una dieta naturale, ricca di nutrienti e priva di sostanze chimiche. La nutrigenomica, una disciplina emergente, studia come i nutrienti possano influenzare l'espressione genica.

- **Esempi di cibi terapeutici:**
  - **Omega-3**: Presenti nel pesce e nei semi di lino, riducono l'infiammazione e proteggono il sistema cardiovascolare.
  - **Fibre**: Migliorano la salute intestinale, influenzando il microbiota e l'immunità.

## 2.2 Ambiente fisico: L'importanza della qualità ambientale

La qualità dell'ambiente fisico – aria, acqua, suolo – è fondamentale per la salute. L'esposizione a sostanze tossiche, come metalli pesanti e pesticidi, può alterare i processi biologici e compromettere l'energia vitale. La naturopatia promuove strategie di **detossificazione naturale**, come l'idroterapia e l'uso di piante depurative.

**Esempi di interventi naturopatici:**

- **Tarassaco**: Supporta il fegato nella rimozione delle tossine.
- **Idroterapia**: Migliora la circolazione e stimola il sistema linfatico.

## 2.3 Fattori sociali e psicologici

La salute è influenzata anche da fattori sociali, come le relazioni interpersonali, e psicologici, come il livello di stress. Uno stile di vita sedentario, l'isolamento sociale o uno stress cronico possono compromettere l'energia vitale e aumentare il rischio di malattie croniche.

- **Interventi naturopatici:**
  - **Meditazione e mindfulness**: Riduzione dello stress e miglioramento della qualità del sonno.
  - **Attività fisica regolare**: Stimola la produzione di endorfine, migliorando l'umore e l'energia.

## 3. L'interazione tra forze interne ed esterne

Le forze interne ed esterne agiscono in sinergia, determinando il livello di benessere o la predisposizione alla malattia. Questa relazione è dinamica e può essere modulata da interventi naturopatici.

**Esempi di interazione:**

1. **Dieta e genetica**: Una predisposizione genetica al diabete può essere contrastata con una dieta a basso indice glicemico e un'attività fisica regolare.
2. **Stress e immunità**: Lo stress cronico (forza esterna) può compromettere il sistema immunitario (forza interna), ma tecniche di rilassamento possono mitigare questi effetti.

## 4. L'approccio naturopatico: Armonizzare le forze

La naturopatia integra strategie per riequilibrare le forze interne ed esterne, promuovendo l'omeostasi e prevenendo le malattie. Tra le pratiche più comuni troviamo:

- **Bilanciamento energetico**: Tecniche come la riflessologia e l'agopuntura stimolano il flusso dell'energia vitale.
- **Detossificazione**: Programmi alimentari e uso di piante medicinali per eliminare tossine accumulate.
- **Supporto emozionale**: Meditazione, yoga e altre tecniche per ridurre l'impatto dello stress.

L'interazione tra forze interne ed esterne rappresenta il fulcro dell'approccio naturopatico alla salute. La comprensione di questi fattori e il loro riequilibrio permettono di prevenire le malattie e di migliorare il benessere complessivo. La naturopatia, con la sua visione olistica e personalizzata, si pone come un modello terapeutico efficace e in sintonia con la natura.

## 5.3 Risonanza e connessione energetica con la natura

**Introduzione: La natura come fonte di equilibrio energetico**

La connessione tra gli esseri umani e la natura non è solo una relazione fisica, ma anche energetica e vibrazionale. La naturopatia pone una forte enfasi su questo legame, sostenendo che l'interruzione della connessione con il mondo naturale contribuisca a squilibri fisici, mentali ed emotivi. La risonanza con la natura si manifesta attraverso campi elettromagnetici naturali, ritmi circadiani e frequenze bioenergetiche, elementi che, se armonizzati, favoriscono uno stato di salute ottimale. Approfondendo ulteriormente, esploreremo le basi scientifiche, le implicazioni naturopatiche e le applicazioni pratiche di questo principio.

**1. La risonanza energetica: Basi scientifiche e applicazioni**

**1.1 Frequenze naturali e salute umana**

Le frequenze naturali emesse dalla Terra, in particolare la **Risonanza di Schumann**, sono state oggetto di numerosi studi scientifici. Questa frequenza elettromagnetica, generata dall'interazione tra la superficie terrestre e la ionosfera, risuona a circa **7,83 Hz**. È considerata una "frequenza biologica" che influenza i ritmi circadiani, le onde cerebrali e il benessere generale.

- **Benefici documentati della risonanza di Schumann:**
    - Regolazione del ritmo sonno-veglia.
    - Riduzione dello stress e dell'ansia.
    - Miglioramento delle capacità cognitive e della concentrazione.
    - Sostegno all'attività del sistema immunitario.

Uno studio pubblicato nel **Journal of Environmental and Public Health**

(2009) evidenzia come l'esposizione a campi elettromagnetici naturali favorisca l'equilibrio del sistema nervoso autonomo, riducendo l'attività simpatica (stress) e aumentando quella parasimpatica (rilassamento).

**Riferimento bibliografico:**

- Cherry, N. J. (2002). *Schumann Resonances, a plausible biophysical mechanism for the human health effects of solar/geomagnetic activity*. Natural Hazards.

## 1.2 Biofotoni e comunicazione cellulare

I **biofotoni**, particelle di luce emesse da cellule viventi, giocano un ruolo fondamentale nella comunicazione cellulare e nella regolazione energetica. Le ricerche di **Fritz-Albert Popp** hanno dimostrato che i biofotoni agiscono come messaggeri elettromagnetici, coordinando i processi biochimici all'interno del corpo.

- **Applicazioni in naturopatia:**
    - Consumare alimenti freschi, biologici e non trattati per massimizzare l'assorbimento di biofotoni.
    - Esporsi alla luce solare, che stimola la produzione di biofotoni e migliora l'efficienza energetica delle cellule.

## 2. Ritmi circadiani: Armonia con i cicli naturali

I **ritmi circadiani** sono cicli biologici di circa 24 ore regolati dall'alternanza tra luce e oscurità. Essi influenzano una vasta gamma di processi fisiologici, tra cui la produzione di ormoni (es. melatonina), la temperatura corporea e il metabolismo.

## 2.1 Disallineamento circadiano e malattie

Uno squilibrio dei ritmi circadiani, causato da esposizione prolungata alla luce artificiale o da ritmi di vita irregolari, è associato a un aumento del rischio di:

- Insonnia.
- Obesità.
- Depressione.
- Malattie cardiovascolari.

## 2.2 Strategie naturopatiche per regolare i ritmi circadiani

- **Luce naturale**: L'esposizione mattutina alla luce del sole stimola la produzione di serotonina, che regola il sonno e l'umore.
- **Riduzione della luce artificiale**: La sera, limitare l'uso di dispositivi elettronici e utilizzare luci calde per preparare il corpo al riposo.
- **Alimentazione ritmica**: Consumare i pasti in orari regolari per sincronizzare il metabolismo con i cicli circadiani.

## 3. Terapie naturopatiche basate sulla connessione con la natura

### 3.1 Earthing (Grounding)

L'**Earthing** consiste nel ristabilire il contatto diretto tra il corpo umano e la terra, permettendo il flusso di elettroni liberi attraverso la pelle. Questa pratica è particolarmente utile per neutralizzare i radicali liberi, ridurre l'infiammazione e migliorare il benessere generale.

- **Esempi pratici**:
    - Camminare a piedi nudi sull'erba o sulla sabbia.
    - Utilizzare tappetini conduttivi per il grounding durante il sonno o il lavoro.

Uno studio pubblicato su **The Journal of Alternative and Complementary Medicine** (2010) ha rilevato che il grounding riduce significativamente i livelli di cortisolo (ormone dello stress) e migliora la qualità del sonno.

### 3.2 Terapie di immersione nella natura

Il **bagno di foresta (Shinrin-Yoku)** è una pratica giapponese che enfatizza il potere curativo della natura. Trascorrere del tempo nei boschi o in ambienti naturali è stato dimostrato efficace per:

- Ridurre i livelli di cortisolo.
- Aumentare la produzione di cellule NK (Natural Killer) che combattono infezioni e tumori.
- Migliorare l'umore e ridurre i sintomi della depressione.

## 4. Alimentazione e risonanza energetica

### 4.1 Alimenti vitali

La naturopatia sottolinea l'importanza di consumare **alimenti ad alta vitalità**, ovvero freschi, biologici e ricchi di energia naturale. Gli alimenti vivi, come germogli, frutta e verdura appena raccolte, contengono enzimi e nutrienti che supportano il flusso energetico nel corpo.

**4.2 Dinamizzazione dell'acqua**

L'acqua, essendo un potente conduttore di energia, può essere "dinamizzata" attraverso tecniche naturali, come l'esposizione alla luce solare o l'uso di cristalli. Questa pratica è spesso utilizzata per migliorare la qualità dell'idratazione e favorire la detossificazione.

## 5. L'importanza della connessione mentale e spirituale

**5.1 Meditazione e risonanza**

La meditazione, combinata con tecniche di respirazione consapevole, aiuta a sincronizzare il corpo con le frequenze naturali della Terra. Studi mostrano che la meditazione regolare può indurre uno stato di coerenza cardiaca, migliorando la risonanza tra il cuore e il cervello.

**5.2 Riconnettersi ai cicli naturali**

La naturopatia incoraggia pratiche che allineino l'individuo ai cicli stagionali e lunari. Ad esempio:

- **Detossificazione stagionale**: In primavera e autunno, per seguire i ritmi naturali di rigenerazione.
- **Rituali di osservazione della luna**: Per promuovere un senso di connessione con i cicli lunari.

La risonanza e la connessione energetica con la natura sono concetti che integrano saggezza antica e scienza moderna, offrendo una comprensione olistica della salute. Ripristinare questo legame non solo previene malattie, ma favorisce un profondo senso di armonia e benessere. La naturopatia, con le sue pratiche basate su questi principi, rappresenta una guida preziosa per chi cerca un approccio equilibrato e sostenibile alla vita.

## 5.4 Impatto delle tecnologie moderne sull'energia vitale

**Introduzione: Tecnologia e vitalità**

L'espansione delle tecnologie moderne, come i dispositivi elettronici, i sistemi Wi-Fi, e i campi elettromagnetici, ha trasformato profondamente il modo in cui viviamo, lavoriamo e interagiamo. Tuttavia, questi progressi tecnologici hanno introdotto un nuovo tipo di inquinamento: l'esposizione costante a campi elettromagnetici artificiali (EMF) e l'alterazione dei ritmi naturali. Questi fattori possono avere un impatto negativo sull'**energia vitale**, compromettendo il benessere fisico, mentale ed energetico (Cherry, 2002).

Questo approfondimento esplora gli effetti delle tecnologie moderne sull'energia vitale e propone soluzioni naturopatiche per mitigare tali effetti, integrando basi scientifiche e approcci pratici.

## 1. Campi elettromagnetici (EMF): Il ruolo nella disconnessione energetica

### 1.1 Effetti biologici degli EMF

I campi elettromagnetici generati da dispositivi moderni come smartphone, computer, e torri di telecomunicazione interagiscono con i campi bioenergetici naturali del corpo umano. Questa interferenza può causare alterazioni nei processi biologici, influenzando negativamente la capacità del corpo di mantenere l'equilibrio energetico (Becker & Selden, 1998).

- **Conseguenze documentate**:
  - **Stress ossidativo**: L'esposizione prolungata agli EMF aumenta i radicali liberi, causando danni cellulari e invecchiamento precoce (Belpomme et al., 2015).
  - **Interferenza con i ritmi circadiani**: L'interazione degli EMF con il sistema nervoso centrale sopprime la produzione di melatonina, disturbando il sonno e il recupero energetico (Figueiro & Overington, 2016).

### 1.2 EMF e alterazioni del sistema nervoso

Gli EMF possono influenzare l'attività elettrica del cervello, causando affaticamento mentale, difficoltà di concentrazione e ansia. Uno studio pubblicato su *Bioelectromagnetics* ha dimostrato che l'esposizione prolungata agli EMF altera le onde cerebrali alfa, compromettendo la capacità del cervello di entrare in stati di rilassamento profondo (Cherry, 2002).

## 2. Tecnologia e ritmi naturali

## 2.1 Interferenza con la Risonanza di Schumann

La **Risonanza di Schumann** (frequenza naturale della Terra, 7,83 Hz) è essenziale per mantenere i ritmi biologici umani sincronizzati con l'ambiente naturale. Tuttavia, i segnali elettromagnetici artificiali disturbano questa frequenza, disconnettendo l'essere umano dai cicli naturali e causando sintomi come insonnia, stress e stanchezza cronica (Becker & Selden, 1998).

- **Strategie naturopatiche**:
    - Riconnettersi alla natura attraverso l'**Earthing** (contatto diretto con la terra) per ristabilire l'armonia con i campi elettromagnetici naturali.
    - Limitare l'uso di dispositivi elettronici durante le ore serali per ridurre l'impatto sui ritmi circadiani (Ober et al., 2014).

## 2.2 La luce blu e la regolazione ormonale

La luce blu emessa da schermi digitali interrompe la produzione di **melatonina**, l'ormone responsabile della regolazione del sonno. Ciò porta a una riduzione della qualità del riposo, compromettendo i processi rigenerativi necessari per mantenere l'energia vitale (Figueiro & Overington, 2016).

## 3. Elettrosensibilità: Una condizione emergente

## 3.1 Definizione e sintomi

L'**elettrosensibilità** (EHS) è una condizione caratterizzata da sintomi fisici e psicologici in risposta all'esposizione agli EMF. Tra i sintomi più comuni si trovano mal di testa, affaticamento, difficoltà di concentrazione e disturbi del sonno (Belpomme et al., 2015).

## 3.2 Supporto naturopatico per l'EHS

La naturopatia offre diverse soluzioni per ridurre gli effetti negativi degli EMF:

- **Detossificazione naturale**: L'utilizzo di piante medicinali come tarassaco e cardo mariano aiuta a sostenere il fegato nella rimozione delle tossine accumulate.

- **Idroterapia**: Bagni alternati di acqua calda e fredda stimolano il sistema linfatico e il flusso energetico.
- **Protezione fisica**: Schermare gli ambienti domestici con materiali protettivi, come tessuti schermanti e vernici anti-EMF (Ober et al., 2014).

## 4. Soluzioni naturopatiche per mitigare l'impatto tecnologico

### 4.1 Riequilibrio energetico

La naturopatia propone un approccio olistico per riequilibrare l'energia vitale compromessa:

- **Riflessologia**: Stimolazione di punti specifici del piede per migliorare il flusso energetico.
- **Pratiche di grounding**: Camminare a piedi nudi sull'erba o sulla sabbia per scaricare l'energia accumulata dagli EMF e riconnettersi con i campi naturali (Ober et al., 2014).

### 4.2 Alimentazione e antiossidanti

Una dieta ricca di antiossidanti aiuta a combattere lo stress ossidativo causato dagli EMF. Tra gli alimenti consigliati:

- Agrumi e kiwi, ricchi di vitamina C.
- Frutti di bosco e tè verde, ricchi di polifenoli.
- Curcuma e zenzero, noti per le loro proprietà antinfiammatorie (Campbell, 2005).

## 5. Il ruolo della natura come antidoto tecnologico

### 5.1 Forest Bathing (Shinrin-Yoku)

Il **Forest Bathing**, o bagno di foresta, è una pratica giapponese che consiste nel trascorrere del tempo immersi nella natura per assorbire i benefici energetici degli alberi. Studi scientifici hanno dimostrato che questa pratica riduce i livelli di cortisolo, aumenta l'immunità e migliora l'equilibrio mentale (Li, 2018).

### 5.2 Terapie di esposizione naturale

Esporsi regolarmente alla luce solare, al vento e ai suoni della natura stimola i processi rigenerativi e riduce lo stress indotto dalla tecnologia. Tecniche come la meditazione all'aperto o il giardinaggio terapeutico

possono contribuire a migliorare il benessere generale (Becker & Selden,
1998).

Le tecnologie moderne, pur essendo strumenti indispensabili per la vita
quotidiana, possono avere effetti negativi significativi sull'energia vitale.
La naturopatia, con il suo approccio olistico, offre soluzioni pratiche per
mitigare questi effetti, ristabilendo l'equilibrio tra corpo, mente e
ambiente. Attraverso una combinazione di pratiche naturali,
alimentazione mirata e tecniche di protezione dagli EMF, è possibile vivere
in armonia con la tecnologia senza compromettere il benessere
energetico.

# Parte II: Pratiche Naturopatiche e Tecniche

# 6.Fitoterapia e Uso delle Piante Medicinali

# 6.1 Storia e principi della fitoterapia

**Introduzione: La centralità della fitoterapia nella salute umana**

La fitoterapia, intesa come l'utilizzo delle piante medicinali a scopi terapeutici, è radicata in ogni cultura del mondo ed è considerata uno dei pilastri più antichi della medicina naturale. Dal Paleolitico ai giorni nostri, le piante hanno costituito una risorsa primaria per trattare malattie, promuovere il benessere e prevenire disturbi. La naturopatia, che valorizza un approccio olistico alla salute, integra la fitoterapia come pratica essenziale, riconoscendo l'azione sinergica e rigenerativa dei principi attivi delle piante.

**1. Origini storiche della fitoterapia**

**1.1 Le prime tracce: Paleolitico e Neolitico**

Le prime evidenze dell'uso di piante medicinali risalgono a circa **60.000 anni fa**, come dimostrato dal ritrovamento di pollini di piante medicinali nelle tombe dei Neanderthal a Shanidar, in Iraq. Tra le piante identificate figurano l'achillea e l'efedra, utilizzate ancora oggi in fitoterapia per le loro proprietà curative (Solecki, 1975).

**1.2 Antichità: La formalizzazione della conoscenza erboristica**

La fitoterapia si sviluppò come disciplina sistematica nelle grandi civiltà antiche:

- **Mesopotamia**: Le tavolette cuneiformi del III millennio a.C. riportano ricette a base di piante come il mirto e il finocchio per trattare disturbi digestivi.

- **Egitto**: Il *Papiro di Ebers* (1500 a.C.) è uno dei più antichi trattati medici, descrivendo l'uso terapeutico di piante come l'aglio, noto per le sue proprietà antimicrobiche (Bensky et al., 1993).

- **India e Cina**: Nei testi vedici indiani, come l'*Atharvaveda* (1200 a.C.), si trovano riferimenti a erbe ayurvediche come la curcuma, mentre la Medicina Tradizionale Cinese documenta già nel *Shennong Bencao Jing* (100 d.C.) centinaia di piante utilizzate per il trattamento di malattie (Dash & Junius, 2007).

**1.3 Grecia e Roma: Fondamenti della fitoterapia occidentale**

Ippocrate e Galeno gettarono le basi della fitoterapia occidentale, introducendo concetti come la **Vis Medicatrix Naturae** (forza guaritrice della natura) e sviluppando rimedi erboristici galenici, ancora oggi utilizzati. Dioscoride, con il suo *De Materia Medica*, descrisse oltre 600 piante medicinali, influenzando la medicina per oltre un millennio (Scarborough, 1971).

## 2. Principi fondamentali della fitoterapia

La fitoterapia si basa su principi che integrano tradizione e scienza per promuovere un approccio olistico alla guarigione.

### 2.1 Il fitocomplesso: Azione sinergica dei principi attivi

Le piante medicinali contengono migliaia di composti chimici che lavorano in sinergia, amplificando l'efficacia terapeutica e riducendo gli effetti collaterali rispetto ai farmaci sintetici. Ad esempio:

- La camomilla (Matricaria chamomilla) deve le sue proprietà calmanti ai flavonoidi e ai terpeni, che agiscono sinergicamente per ridurre l'infiammazione e favorire il rilassamento (McKay & Blumberg, 2006).
- Il salice (Salix alba) contiene acido salicilico, precursore dell'aspirina, ma l'effetto del fitocomplesso è meno aggressivo per lo stomaco grazie alla presenza di tannini e altri composti che proteggono la mucosa gastrica (Samuelsson, 2004).

### 2.2 Approccio olistico alla salute

La fitoterapia non mira solo a sopprimere i sintomi, ma cerca di ripristinare l'equilibrio naturale del corpo, stimolando i processi di autoguarigione. Questo approccio si allinea con la naturopatia, che enfatizza l'interconnessione tra corpo, mente e spirito.

### 2.3 Personalizzazione e adattamento

Ogni individuo ha esigenze uniche che richiedono un trattamento personalizzato. La fitoterapia adatta i rimedi alle caratteristiche fisiche, mentali e ambientali del paziente, valorizzando il concetto di costituzione individuale (Bone & Mills, 2013).

## 3. Fitoterapia nel Medioevo e Rinascimento

Durante il Medioevo, la fitoterapia venne preservata e trasmessa dai monaci nei monasteri. Figure come Ildegarda di Bingen integrarono la conoscenza erboristica con una visione spirituale della guarigione. Nel Rinascimento, erboristi come Nicholas Culpeper democratizzarono l'uso delle piante medicinali, rendendo il sapere accessibile al popolo attraverso opere come *The Complete Herbal* (Arber, 1938).

## 4. Applicazioni moderne della fitoterapia

### 4.1 Prevenzione e cura

Oggi la fitoterapia è utilizzata per un'ampia gamma di disturbi:

- **Disturbi nervosi**: La valeriana (Valeriana officinalis) e la passiflora (Passiflora incarnata) sono efficaci per ansia e insonnia grazie alla loro azione rilassante sul sistema nervoso (McKay & Blumberg, 2006).
- **Infiammazione**: La curcuma (Curcuma longa) e lo zenzero (Zingiber officinale) sono utilizzati per il trattamento delle infiammazioni croniche grazie alle loro proprietà antiossidanti (Bone & Mills, 2013).
- **Supporto immunitario**: L'echinacea (Echinacea purpurea) è impiegata per rafforzare il sistema immunitario e prevenire infezioni stagionali.

### 4.2 Standardizzazione e sicurezza

La moderna fitoterapia si basa sulla standardizzazione dei principi attivi, garantendo prodotti sicuri ed efficaci. Ad esempio, gli integratori di iperico (Hypericum perforatum) per la depressione lieve sono standardizzati per contenere una quantità precisa di ipericina, il principale composto attivo (Samuelsson, 2004).

## 5. Sfide e prospettive della fitoterapia

### 5.1 Qualità delle materie prime

La qualità delle piante medicinali dipende da fattori come il suolo, il clima e le tecniche di raccolta. Per garantire l'efficacia terapeutica, è fondamentale utilizzare piante coltivate e lavorate secondo standard rigorosi.

### 5.2 Integrazione con la medicina moderna

La fitoterapia è sempre più integrata nella medicina convenzionale, ma è necessario un dialogo tra fitoterapisti e medici per sfruttare appieno il potenziale delle piante medicinali, evitando interazioni farmacologiche negative (Bone & Mills, 2013).

La fitoterapia rappresenta una disciplina complessa e affascinante che unisce tradizione e innovazione. Attraverso l'uso consapevole delle piante medicinali, è possibile promuovere la salute in modo naturale e sostenibile. La sua integrazione con la medicina moderna e la sua valorizzazione all'interno della naturopatia la rendono una risorsa fondamentale per il benessere globale.

## 6.2 Erbe principali e loro applicazioni

**Introduzione: L'importanza delle erbe medicinali nella naturopatia**

La fitoterapia è un sistema terapeutico che utilizza piante medicinali per il trattamento di malattie e il miglioramento della salute generale. Ogni pianta possiede un profilo unico di principi attivi che agiscono in sinergia per fornire benefici terapeutici senza isolare i composti attivi, come avviene nei farmaci sintetici. Approfondendo le erbe principali e le loro applicazioni, esploreremo non solo le evidenze scientifiche che supportano il loro uso, ma anche i meccanismi con cui queste piante interagiscono con il corpo umano.

**1. Erbe calmanti e rilassanti**

**1.1 Valeriana (Valeriana officinalis)**

La valeriana è nota per il suo effetto sedativo sul sistema nervoso centrale, grazie ai suoi principi attivi principali: i **valepotriati** e gli **acidi valerenici**, che modulano l'attività dei recettori GABA, riducendo l'iperattività neuronale.

- **Applicazioni cliniche**:
    - Trattamento dell'insonnia, con effetti documentati sulla riduzione del tempo necessario per addormentarsi.
    - Riduzione dell'ansia e del nervosismo.
- **Meccanismo d'azione**: Gli acidi valerenici aumentano la disponibilità di GABA, un neurotrasmettitore che promuove il rilassamento (Murphy et al., 2010).

- **Evidenze scientifiche**: Una meta-analisi pubblicata su *Sleep Medicine Reviews* ha confermato che la valeriana migliora significativamente la qualità del sonno rispetto al placebo, senza gli effetti collaterali tipici dei farmaci ipnotici (Stevinson & Ernst, 2000).

## 1.2 Passiflora (Passiflora incarnata)

La passiflora contiene flavonoidi, come la vitexina, che esercitano un'azione ansiolitica. Gli alcaloidi presenti nella pianta agiscono sui recettori benzodiazepinici, riducendo l'ansia senza causare dipendenza.

- **Applicazioni cliniche**:
    - Ansia generalizzata.
    - Disturbi del sonno legati a stress psicologico.
- **Evidenze scientifiche**: Uno studio clinico ha mostrato che la passiflora ha un'efficacia comparabile a farmaci come l'oxazepam, con minori effetti collaterali (Akhondzadeh et al., 2001).

## 2. Erbe antinfiammatorie e analgesiche

## 2.1 Curcuma (Curcuma longa)

La curcuma, ampiamente utilizzata nella medicina ayurvedica, deve le sue proprietà antinfiammatorie alla **curcumina**, un polifenolo che inibisce le vie pro-infiammatorie come NF-kB e COX-2.

- **Applicazioni cliniche**:
    - Trattamento di artriti e dolori articolari.
    - Prevenzione di malattie infiammatorie croniche, come la colite ulcerosa.
- **Evidenze scientifiche**: Uno studio pubblicato su *Phytotherapy Research* ha evidenziato che l'assunzione di curcumina riduce significativamente i livelli di proteina C-reattiva (un marker infiammatorio) nei pazienti con sindrome metabolica (Chandran & Goel, 2012).

## 2.2 Zenzero (Zingiber officinale)

Il principio attivo dello zenzero, il **gingerolo**, agisce riducendo le infiammazioni e il dolore attraverso l'inibizione delle prostaglandine e dei leucotrieni.

- **Applicazioni cliniche**:

- Alleviamento dei dolori muscolari post-esercizio.
- Riduzione della nausea e del vomito, inclusi quelli legati alla gravidanza.
- **Evidenze scientifiche**: Uno studio su pazienti con osteoartrite ha dimostrato che l'estratto di zenzero riduce il dolore e migliora la mobilità articolare (Borrelli et al., 2005).

## 3. Erbe immunostimolanti

### 3.1 Echinacea (Echinacea purpurea)

L'echinacea è ampiamente studiata per le sue proprietà immunostimolanti. I suoi principi attivi, come i polisaccaridi e gli alchilammidi, modulano l'attività dei macrofagi e delle cellule T, aumentando la risposta immunitaria.

- **Applicazioni cliniche**:
    - Prevenzione delle infezioni delle vie respiratorie superiori.
    - Riduzione della durata e della gravità dei sintomi influenzali.
- **Evidenze scientifiche**: Una revisione sistematica pubblicata su *The Lancet Infectious Diseases* ha dimostrato che l'uso regolare di echinacea riduce l'incidenza del raffreddore comune del 58% (Shah et al., 2007).

### 3.2 Astragalo (Astragalus membranaceus)

L'astragalo è un tonico immunitario utilizzato nella medicina tradizionale cinese per aumentare la resistenza alle malattie. I polisaccaridi dell'astragalo stimolano la produzione di interferoni e migliorano la funzione delle cellule NK.

- **Applicazioni cliniche**:
    - Rafforzamento del sistema immunitario in soggetti immunodepressi.
    - Supporto durante la convalescenza da infezioni.
- **Evidenze scientifiche**: Studi hanno dimostrato che l'astragalo migliora la produzione di anticorpi e riduce la suscettibilità alle infezioni batteriche (Cho & Leung, 2007).
-

## 4. Erbe adattogene

**4.1 Ginseng (Panax ginseng)**

Il ginseng è noto per il suo effetto adattogeno, migliorando la resistenza del corpo allo stress. I **ginsenosidi**, i principali composti attivi, regolano il sistema endocrino e immunitario, aiutando il corpo a mantenere l'omeostasi.

- **Applicazioni cliniche**:
  - Miglioramento delle prestazioni cognitive e fisiche.
  - Riduzione dell'affaticamento cronico.
- **Evidenze scientifiche**: Una ricerca pubblicata su *Journal of Ginseng Research* ha dimostrato che il ginseng migliora la memoria e riduce la stanchezza mentale in soggetti sani (Reay et al., 2005).

**4.2 Rhodiola (Rhodiola rosea)**

La rodiola è un adattogeno che migliora la capacità del corpo di affrontare lo stress fisico e mentale. I suoi principi attivi, il **rosavin** e il **salidroside**, aumentano i livelli di serotonina e dopamina, migliorando l'umore e riducendo la fatica.

- **Applicazioni cliniche**:
  - Miglioramento delle performance mentali e fisiche durante periodi di stress.
  - Supporto in caso di depressione lieve e moderata.
- **Evidenze scientifiche**: Uno studio su pazienti con affaticamento cronico ha dimostrato che la rodiola riduce i livelli di stress percepito e migliora l'energia fisica (Olsson et al., 2009).

Le erbe medicinali rappresentano una risorsa straordinaria per la naturopatia, grazie alla loro azione naturale e sinergica sul corpo umano. La ricerca scientifica continua a supportare l'uso di molte di queste piante, dimostrando la loro efficacia e sicurezza. L'integrazione di queste erbe nelle pratiche naturopatiche offre un approccio sostenibile e personalizzato per il benessere e la salute.


## 6.3 Preparazioni: Infusi, Decotti e Tinture

**Introduzione: La scienza e l'arte della preparazione fitoterapica**

Le preparazioni erboristiche, come infusi, decotti e tinture, costituiscono la base pratica della fitoterapia e offrono un mezzo essenziale per trasferire i principi attivi delle piante nel corpo umano. La scelta del metodo di preparazione dipende dalla parte della pianta utilizzata, dai composti chimici che si intende estrarre e dall'obiettivo terapeutico. Approfondire le tecniche di preparazione consente di ottimizzare i benefici delle piante medicinali, mantenendo un equilibrio tra tradizione e scienza.

## 1. Infusi: L'estrazione delicata dei principi volatili

### 1.1 Cos'è un infuso

L'infuso si ottiene versando acqua calda sulle piante medicinali e lasciandole riposare per un periodo di tempo definito. È particolarmente indicato per estrarre composti solubili in acqua, come flavonoidi, tannini e oli essenziali, presenti principalmente nelle foglie, fiori e parti delicate.

### 1.2 Piante comunemente utilizzate negli infusi

- **Camomilla (Matricaria chamomilla)**: Fiori noti per le loro proprietà calmanti e antinfiammatorie. La camomilla è ampiamente utilizzata per ansia, disturbi del sonno e infiammazioni gastrointestinali (*McKay & Blumberg, 2006*).
- **Melissa (Melissa officinalis)**: Foglie usate per ridurre lo stress, migliorare il sonno e alleviare i disturbi digestivi grazie al contenuto di composti fenolici e oli essenziali (*Kennedy et al., 2004*).
- **Tiglio (Tilia cordata)**: Fiori che favoriscono il rilassamento, riducono il mal di testa da tensione e migliorano la digestione.

### 1.3 Procedura dettagliata per la preparazione di un infuso

1. **Dosaggio**: 1-2 cucchiaini (2-5 g) di erba secca o 5-10 g di erba fresca per ogni tazza d'acqua (250 ml).
2. **Temperatura dell'acqua**: Non superiore a 90°C per evitare la degradazione dei composti termolabili.
3. **Tempo di infusione**: 5-15 minuti, a seconda della pianta.
4. **Consumo**: Gli infusi si consumano generalmente freschi entro 12-24 ore, per preservare la potenza dei principi attivi.

## 2. Decotti: Un metodo robusto per parti dure delle piante

### 2.1 Cos'è un decotto

Il decotto consiste nel bollire parti più resistenti delle piante, come radici, cortecce, semi o legni, per estrarre principi attivi meno solubili in acqua, come alcaloidi, saponine e minerali.

## 2.2 Piante comunemente utilizzate nei decotti

- **Zenzero (Zingiber officinale)**: Radice utilizzata per alleviare nausea, dolori muscolari e infiammazioni articolari. I gingeroli e shogaoli richiedono un'esposizione prolungata al calore per essere completamente estratti (*Borrelli et al., 2005*).
- **Liquirizia (Glycyrrhiza glabra)**: Radice usata per problemi respiratori e gastrici grazie ai suoi composti attivi come la glicirrizina e i flavonoidi (*Fiore et al., 2005*).
- **Corteccia di cannella (Cinnamomum verum)**: Nota per le sue proprietà antiossidanti, antinfiammatorie e regolatrici della glicemia.

## 2.3 Procedura dettagliata per la preparazione di un decotto

1. **Dosaggio**: 1-2 cucchiai di materiale vegetale secco (10-20 g) o 20-30 g fresco per 500 ml d'acqua.
2. **Bollitura**: Far bollire a fuoco lento per 15-45 minuti, a seconda della durezza della pianta.
3. **Filtrazione e consumo**: Filtrare e bere caldo o a temperatura ambiente. I decotti possono essere conservati fino a 48 ore in frigorifero.

## 2.4 Applicazioni principali

I decotti sono spesso utilizzati per:

- **Detossificazione epatica** (es. tarassaco, bardana).
- **Supporto immunitario** (es. astragalo, echinacea).
- **Regolazione digestiva** (es. corteccia di frangola).

## 3. Tinture: Potenza e durata nel tempo

### 3.1 Cos'è una tintura

Le tinture sono estratti idroalcolici ottenuti macerando le piante in una soluzione di alcol e acqua. Questo metodo è particolarmente utile per preservare composti bioattivi come alcaloidi, oli essenziali e resine.

### 3.2 Piante comunemente utilizzate nelle tinture

- **Echinacea (Echinacea purpurea)**: Tintura ampiamente utilizzata per rafforzare il sistema immunitario e ridurre i sintomi del raffreddore (*Shah et al., 2007*).
- **Valeriana (Valeriana officinalis)**: Usata per insonnia e ansia. Gli acidi valerenici si dissolvono più efficacemente in alcol rispetto all'acqua (*Stevinson & Ernst, 2000*).
- **Ginseng (Panax ginseng)**: Un adattogeno che migliora la resistenza allo stress fisico e mentale.

### 3.3 Procedura dettagliata per la preparazione di una tintura

1. **Dosaggio**: Rapporto 1:5 (1 parte di pianta essiccata per 5 parti di alcol al 40-60%). Per le piante fresche, utilizzare un rapporto 1:2.
2. **Macerazione**: Lasciare la pianta a macerare per 2-6 settimane in un contenitore chiuso, agitando quotidianamente.
3. **Filtrazione e conservazione**: Filtrare con un panno fine e conservare in bottiglie di vetro scuro in un luogo fresco e asciutto.
4. **Durata**: Le tinture possono essere conservate fino a 5 anni.

### 3.4 Applicazioni principali

- **Trattamenti cronici**: Ad esempio, per l'ansia o il supporto immunitario.
- **Somministrazione pratica**: Gocce concentrate da diluire in acqua o tè.

## 4. Comparazione dei metodi

| Metodo | Parti della pianta | Tempo di preparazione | Durata di conservazione | Principali benefici |
|---|---|---|---|---|
| **Infuso** | Foglie, fiori | 5-15 minuti | 12-24 ore | Ansia lieve, digestione |
| **Decotto** | Radici, cortecce | 15-45 minuti | 24-48 ore | Detossificazione, dolori |
| **Tintura** | Tutte le parti | 2-6 settimane | Fino a 5 anni | Trattamenti cronici, praticità |

## 5. Applicazioni pratiche e moderne

### 5.1 Integrazione nella medicina moderna

Le preparazioni fitoterapiche, come le tinture, sono integrate nei protocolli di medicina complementare per condizioni croniche, mentre infusi e decotti trovano applicazione nel trattamento di disturbi acuti.

**5.2 Innovazioni nella standardizzazione**

Le tecniche di estrazione moderna hanno migliorato l'efficacia delle preparazioni, permettendo di standardizzare i livelli di principi attivi per garantire risultati prevedibili e sicuri (*Bone & Mills, 2013*).

La preparazione delle piante medicinali è un'arte che unisce tradizione e scienza. Infusi, decotti e tinture offrono un approccio versatile e personalizzato alla salute, adattandosi alle esigenze individuali. Attraverso una conoscenza approfondita dei metodi e delle applicazioni, è possibile massimizzare i benefici terapeutici delle piante, mantenendo viva l'eredità della fitoterapia nella pratica naturopatica.

## 6.4 Piante adattogene e immunostimolanti

**Introduzione: Una sinergia naturale per lo stress e la salute immunitaria**

Le piante adattogene e immunostimolanti costituiscono due delle categorie più studiate e utilizzate in fitoterapia per il loro contributo alla resistenza allo stress, al rafforzamento delle difese immunitarie e al miglioramento della resilienza generale del corpo. Le loro azioni si sovrappongono in molti casi, e combinare il loro utilizzo permette di ottenere benefici sinergici per affrontare condizioni complesse come la fatica cronica, lo stress ossidativo e le infezioni ricorrenti.

**1. Adattogeni: Regolazione e resistenza allo stress**

Gli adattogeni aiutano l'organismo a rispondere e ad adattarsi a fattori di stress, bilanciando l'asse ipotalamo-ipofisi-surrene (HPA) e migliorando le funzioni cognitive, immunitarie e metaboliche.

**1.1 Ginseng (Panax ginseng e Panax quinquefolius)**

- **Proprietà principali**: I ginsenosidi, i principi attivi del ginseng, agiscono modulando l'asse HPA, migliorando l'omeostasi corporea. Inoltre, aumentano la sintesi di ossido nitrico, che contribuisce a migliorare il flusso sanguigno e l'energia cellulare.

- **Applicazioni cliniche**:
  - Riduzione della fatica fisica e mentale.
  - Aumento della resistenza allo stress.
  - Supporto per la memoria e la concentrazione.
- **Evidenze scientifiche**: Una revisione pubblicata su *The Journal of Ginseng Research* ha dimostrato che il ginseng riduce i livelli di cortisolo e migliora le performance mentali e fisiche, particolarmente in soggetti sotto stress (*Reay et al., 2005*).
- **Modalità d'uso**: 200-400 mg di estratto standardizzato (con il 5-10% di ginsenosidi) al giorno.

## 1.2 Ashwagandha (Withania somnifera)

- **Proprietà principali**: Gli withanolidi presenti nell'ashwagandha agiscono come tonici adattogeni, riducendo i livelli di cortisolo e migliorando la tolleranza allo stress. Inoltre, la pianta stimola il sistema endocrino, migliorando le funzioni tiroidee e sessuali.
- **Applicazioni cliniche**:
  - Miglioramento del sonno e riduzione dell'insonnia legata a stress.
  - Aumento della resistenza fisica negli atleti.
  - Riduzione dell'ansia e dei disturbi depressivi lievi.
- **Evidenze scientifiche**: Uno studio su 60 pazienti con disturbi d'ansia ha dimostrato che l'assunzione di 300 mg di estratto di ashwagandha due volte al giorno riduce del 44% i sintomi di stress (*Chandrasekhar et al., 2012*).
- **Modalità d'uso**: 300-600 mg di estratto standardizzato al giorno.

## 1.3 Rhodiola (Rhodiola rosea)

- **Proprietà principali**: La rodiola è ricca di rosavin e salidroside, che migliorano la risposta del sistema nervoso centrale riducendo la percezione della fatica mentale e fisica.
- **Applicazioni cliniche**:
  - Supporto durante periodi di stress lavorativo intenso.
  - Miglioramento delle prestazioni mentali e della concentrazione.
  - Riduzione della depressione lieve.

- **Evidenze scientifiche**: Uno studio condotto su lavoratori esposti a stress elevato ha dimostrato che 200 mg di rodiola al giorno migliorano l'umore e la produttività (*Olsson et al., 2009*).
- **Modalità d'uso**: 200-600 mg di estratto standardizzato al giorno.

## 2. Immunostimolanti: Rafforzare le difese naturali

Le piante immunostimolanti migliorano la capacità dell'organismo di contrastare agenti patogeni, aumentano la produzione di cellule immunitarie e riducono la suscettibilità alle infezioni.

### 2.1 Echinacea (Echinacea purpurea)

- **Proprietà principali**: I polisaccaridi e gli alchilammidi dell'echinacea stimolano i macrofagi, aumentando l'attività delle cellule NK e delle citochine pro-immunitarie.
- **Applicazioni cliniche**:
    - Prevenzione e trattamento delle infezioni respiratorie.
    - Riduzione della durata e della gravità del raffreddore comune.
- **Evidenze scientifiche**: Uno studio pubblicato su *The Lancet Infectious Diseases* ha evidenziato che l'assunzione di echinacea riduce l'incidenza del raffreddore comune del 58% e la durata dei sintomi di circa 1,4 giorni (*Shah et al., 2007*).
- **Modalità d'uso**: 300-500 mg di estratto secco, 2-3 volte al giorno.

### 2.2 Astragalo (Astragalus membranaceus)

- **Proprietà principali**: I polisaccaridi presenti nell'astragalo stimolano la produzione di interferone, aumentando la resistenza alle infezioni virali e batteriche.
- **Applicazioni cliniche**:
    - Prevenzione di infezioni respiratorie ricorrenti.
    - Miglioramento della funzione immunitaria in soggetti immunocompromessi.
- **Evidenze scientifiche**: Uno studio ha dimostrato che il consumo di 4 g di astragalo al giorno aumenta significativamente i livelli di IgA secretorie e migliora la funzione delle cellule T (*Cho & Leung, 2007*).
- **Modalità d'uso**: 500-1000 mg di estratto secco al giorno.

### 2.3 Sambuco (Sambucus nigra)

- **Proprietà principali**: Le bacche di sambuco sono ricche di antociani e flavonoidi, che aumentano la capacità del sistema immunitario di combattere i virus.
- **Applicazioni cliniche**:
  - Trattamento dei sintomi influenzali.
  - Prevenzione di infezioni virali stagionali.
- **Evidenze scientifiche**: Uno studio ha dimostrato che l'estratto di sambuco riduce la durata dell'influenza A e B di 4 giorni rispetto al placebo (*Zakay-Rones et al., 2004*).
- **Modalità d'uso**: 300-600 mg di estratto standardizzato al giorno.

## 3. Sinergia tra adattogeni e immunostimolanti

L'integrazione combinata di piante adattogene e immunostimolanti può essere particolarmente utile per:

- **Stress cronico**: Combinare rhodiola e echinacea per migliorare la resistenza fisica e ridurre la vulnerabilità alle infezioni.
- **Recupero post-malattia**: Ashwagandha e astragalo favoriscono la rigenerazione dell'energia e il rafforzamento del sistema immunitario.
- **Prevenzione stagionale**: Ginseng e sambuco possono essere utilizzati insieme per migliorare la resistenza alle malattie durante i cambi di stagione.

## 4. Precauzioni e controindicazioni

- **Interazioni farmacologiche**: L'astragalo può interferire con farmaci immunosoppressori; l'echinacea è controindicata in caso di malattie autoimmuni.
- **Durata del trattamento**: Gli adattogeni devono essere usati con cicli di pausa per evitare l'assuefazione.
- **Reazioni allergiche**: Alcuni soggetti possono sviluppare sensibilità a piante come echinacea o sambuco.

Le piante adattogene e immunostimolanti sono strumenti potenti nella pratica naturopatica, capaci di fornire un sostegno integrato al corpo umano. La loro efficacia è ampiamente supportata da studi clinici, rendendole indispensabili per il trattamento di stress cronico, fatica e vulnerabilità immunitaria. La combinazione di queste piante consente di ottenere benefici sinergici, ottimizzando il benessere fisico e mentale.

# 7.Alimentazione e Dietetica Naturopatica

# 7.1 Il concetto di alimentazione come medicina

**Introduzione: Nutrizione come fondamento del benessere**

Il concetto di "alimentazione come medicina" è profondamente radicato sia nella tradizione naturopatica sia nella scienza moderna. Gli alimenti, oltre a fornire energia e nutrienti, possono agire come strumenti terapeutici per prevenire malattie, modulare l'infiammazione e promuovere l'equilibrio psico-fisico. Questo approccio integra le conoscenze tradizionali sull'uso degli alimenti con le recenti evidenze scientifiche che ne confermano l'efficacia terapeutica.

## 1. Fondamenti storici e filosofici

### 1.1 La visione tradizionale

La frase attribuita a Ippocrate, "Fa' che il cibo sia la tua medicina e la medicina il tuo cibo", è alla base del pensiero naturopatico e riflette una comprensione antica del legame tra dieta e salute (*Hippocrates, 400 a.C.*). Nelle tradizioni mediche come l'Ayurveda e la Medicina Tradizionale Cinese (MTC), gli alimenti sono stati utilizzati per bilanciare gli squilibri interni e sostenere il sistema vitale.

### 1.2 Approcci naturopatici moderni

La naturopatia considera l'alimentazione come uno dei principali strumenti per prevenire le malattie e ripristinare l'omeostasi. Gli alimenti vengono scelti in base alle loro proprietà energetiche, ai principi nutritivi e alla loro capacità di influenzare il sistema immunitario, endocrino e metabolico.

## 2. Principi guida nell'alimentazione naturopatica

### 2.1 Personalizzazione della dieta

Ogni individuo ha esigenze nutrizionali uniche basate su:

- **Costituzione fisiologica**: Alcune persone tollerano meglio i grassi rispetto ai carboidrati, o hanno bisogno di un apporto maggiore di proteine.
- **Condizioni di salute**: Ad esempio, una dieta ricca di fibre può essere utile per un paziente con diabete, mentre una dieta antinfiammatoria è indicata per chi soffre di artrite.

## 2.2 Equilibrio tra nutrienti

La naturopatia promuove un equilibrio tra macronutrienti (carboidrati, proteine, grassi) e micronutrienti (vitamine, minerali, antiossidanti) per sostenere tutte le funzioni corporee.

- **Proteine di alta qualità**: Legumi, quinoa, noci e pesce.
- **Grassi sani**: Oli vegetali spremuti a freddo, semi oleosi e avocado.
- **Carboidrati complessi**: Cereali integrali come avena, farro e orzo, ricchi di fibre.

## 2.3 Riduzione degli alimenti processati

Gli alimenti raffinati e ultra-processati sono associati a un aumento dell'infiammazione cronica, dello stress ossidativo e di patologie come obesità e diabete (*Monteiro et al., 2013*). La naturopatia raccomanda:

- **Alimenti non raffinati**: Cereali integrali, zuccheri naturali (miele, sciroppo d'acero).
- **Evitare additivi chimici**: Conservanti, coloranti e dolcificanti artificiali.


## 3. Alimenti funzionali e loro applicazioni terapeutiche

## 3.1 Superalimenti

Gli alimenti funzionali sono caratterizzati da un'elevata concentrazione di composti bioattivi che forniscono benefici specifici per la salute:

- **Curcuma (Curcuma longa)**: Grazie alla curcumina, riduce l'infiammazione e supporta la funzione immunitaria (*Gupta et al., 2013*).
- **Zenzero (Zingiber officinale)**: Potente antinfiammatorio e digestivo, utile per nausea e artrite (*Borrelli et al., 2005*).
- **Aloe vera**: Ricca di polisaccaridi, favorisce la rigenerazione intestinale e riduce l'infiammazione.

## 3.2 Alimenti fermentati

Gli alimenti fermentati, come kefir, yogurt, kimchi e miso, sono fonti naturali di probiotici che migliorano la salute intestinale e il sistema immunitario:

- **Proprietà benefiche**: Regolano il microbiota intestinale, riducendo disturbi come il colon irritabile (*Marco et al., 2017*).

- **Esempi pratici**: Kefir per problemi digestivi, kimchi per rafforzare l'immunità.

## 3.3 Cereali integrali

I cereali integrali, come avena, farro, quinoa e orzo, sono fondamentali in un regime naturopatico:

- **Benefici**: Ricchi di fibre, regolano i livelli di glucosio nel sangue e riducono il rischio di malattie cardiovascolari (*Slavin, 2004*).
- **Consigli pratici**: Consumare cereali integrali come base per pasti bilanciati.

## 4. Diete naturopatiche specifiche

## 4.1 Dieta antinfiammatoria

Questa dieta si concentra su alimenti che riducono l'infiammazione sistemica:

- **Cibi inclusi**: Omega-3 (pesce grasso, semi di lino), verdure a foglia verde, curcuma, zenzero.
- **Benefici clinici**: Riduzione dei sintomi di artrite, malattie autoimmuni e sindrome metabolica (*Calder, 2006*).

## 4.2 Dieta alcalinizzante

Basata sul principio dell'equilibrio acido-base, questa dieta promuove il consumo di alimenti alcalinizzanti:

- **Cibi alcalinizzanti**: Verdure verdi, frutta fresca, mandorle.
- **Effetti positivi**: Miglioramento del metabolismo osseo, riduzione della fatica cronica.

## 4.3 Dieta preventiva

Utilizzata per prevenire malattie croniche:

- **Focus**: Ricchezza di antiossidanti (frutti di bosco, tè verde), fibre (legumi, cereali integrali) e grassi sani (olio d'oliva, avocado).
- **Evidenze**: Uno studio ha dimostrato che una dieta ricca di antiossidanti riduce del 20% il rischio di malattie cardiovascolari (*Aune et al., 2017*).

## 5. Evidenze scientifiche sull'efficacia dell'alimentazione terapeutica

## 5.1 Nutrizione e infiammazione

La riduzione dell'infiammazione sistemica è uno dei benefici più studiati dell'alimentazione terapeutica:

- **Curcumina**: Riduce i marcatori infiammatori come TNF-α e IL-6 (*Gupta et al., 2013*).
- **Omega-3**: Migliora l'equilibrio tra eicosanoidi pro-infiammatori e anti-infiammatori (*Simopoulos, 2002*).

## 5.2 Nutrizione e salute intestinale

Gli alimenti ricchi di fibre e probiotici supportano il microbiota intestinale, influenzando positivamente il sistema immunitario:

- **Prebiotici**: La fibra alimentare favorisce la crescita di batteri benefici (*Slavin, 2004*).
- **Probiotici**: Riduzione dei sintomi di disturbi gastrointestinali come il colon irritabile.

L'alimentazione naturopatica si basa sull'idea che il cibo, oltre a nutrire, possa curare e prevenire. Scegliendo alimenti di alta qualità, freschi, biologici e ricchi di nutrienti funzionali, è possibile sostenere il corpo nel mantenimento della salute e nel recupero da malattie. La sinergia tra tradizione e scienza consente di personalizzare le raccomandazioni dietetiche per ottimizzare il benessere fisico e mentale.

## 7.2 Principi di base della dieta naturopatica

**Introduzione: La dieta come medicina preventiva e curativa**

La naturopatia considera l'alimentazione come uno degli strumenti più potenti per preservare la salute, prevenire malattie e favorire il recupero. Oltre alla qualità degli alimenti, l'approccio naturopatico enfatizza il rispetto dei ritmi biologici individuali e ambientali, la varietà nutrizionale e la sostenibilità delle scelte alimentari. Attraverso un'alimentazione mirata, è possibile riequilibrare i processi metabolici, supportare il sistema immunitario e promuovere il benessere psico-fisico.

**1. Alimentazione olistica: cibo come energia e nutrimento**

**1.1 Valore nutrizionale ed energetico degli alimenti**

In naturopatia, il cibo non è solo una fonte di calorie e nutrienti, ma anche di energia vitale, un concetto presente in molte tradizioni mediche:

- **Ayurveda**: Si parla di "prana", l'energia vitale contenuta nei cibi freschi e naturali.
- **Medicina Tradizionale Cinese (MTC)**: Gli alimenti sono classificati in base alla loro natura energetica (calda, fredda, neutra) e alla capacità di bilanciare lo yin e lo yang (*Chopra et al., 2015*).

Gli alimenti freschi, integrali e biologici sono considerati più "vivi" e capaci di fornire energia vitale rispetto agli alimenti processati.

## 1.2 Relazione tra cibo ed emozioni

Il cibo influenza direttamente il benessere psicologico:

- **Cibi che migliorano l'umore**: Alimenti ricchi di triptofano (banane, semi di zucca, mandorle) supportano la produzione di serotonina, l'ormone della felicità (*Sarris et al., 2015*).
- **Effetto calmante degli alimenti alcalinizzanti**: Verdure a foglia verde e tisane come la camomilla riducono lo stress e favoriscono il rilassamento.

## 2. Principi fondamentali della dieta naturopatica

## 2.1 Il ritorno alla semplicità

La naturopatia incoraggia il consumo di cibi nella loro forma più naturale e semplice, evitando lavorazioni che distruggano nutrienti essenziali:

- **Cibi integrali**: Riso integrale, quinoa, farro, ricchi di fibre e nutrienti essenziali.
- **Evita gli alimenti ultra-processati**: Gli zuccheri raffinati e i grassi trans sono sostituiti da alternative naturali come miele e olio d'oliva extravergine (*Monteiro et al., 2013*).

## 2.2 Priorità agli alimenti locali e stagionali

Gli alimenti di stagione non solo garantiscono il massimo apporto nutrizionale, ma riducono anche l'impatto ambientale della produzione e del trasporto:

- **Verdure invernali**: Cavolo nero, zucca, broccoli, ricchi di vitamine A e C, rafforzano il sistema immunitario durante i mesi freddi.
- **Frutta estiva**: Anguria, melone, frutti di bosco, ideali per reidratare il corpo e fornire antiossidanti.

## 3. Il bilanciamento tra acidità e alcalinità

### 3.1 Equilibrio acido-base e salute

La naturopatia promuove una dieta che mantenga un equilibrio acido-base nel corpo. Un ambiente troppo acido può favorire l'infiammazione cronica e lo sviluppo di malattie degenerative (*Remer & Manz, 1995*).

- **Alimenti alcalinizzanti**: Verdure verdi, limoni, mandorle, radici.
- **Alimenti acidificanti moderati**: Proteine animali, latticini, caffè.

### 3.2 Effetti positivi dell'equilibrio acido-base

Studi hanno dimostrato che un'alimentazione ricca di cibi alcalinizzanti:

- Riduce il rischio di osteoporosi, migliorando l'assorbimento del calcio nelle ossa.
- Migliora la funzione muscolare e riduce la fatica cronica.

## 4. Nutrienti chiave e loro funzioni

### 4.1 Antiossidanti

Gli antiossidanti neutralizzano i radicali liberi, prevenendo danni cellulari:

- **Vitamina C**: Presente in agrumi, kiwi, peperoni. Rafforza il sistema immunitario (*Carr & Maggini, 2017*).
- **Polifenoli**: Tè verde, cacao, mirtilli, utili per ridurre lo stress ossidativo.

### 4.2 Grassi sani

I grassi insaturi e gli omega-3 riducono l'infiammazione e migliorano la salute cardiovascolare:

- **Fonti vegetali**: Olio d'oliva, semi di lino, noci.
- **Fonti animali**: Pesce grasso come salmone e sgombro.

### 4.3 Fibre

Le fibre migliorano la salute intestinale, riducono il rischio di diabete e promuovono la sazietà:

- **Fibre solubili**: Avena, semi di chia, legumi.
- **Fibre insolubili**: Cereali integrali, verdure a foglia verde.

## 5. Approcci dietetici mirati

### 5.1 Dieta antinfiammatoria

Ideale per ridurre l'infiammazione cronica e le malattie autoimmuni:

- **Alimenti consigliati**: Omega-3 (semi di lino, pesce), curcuma, verdure a foglia verde.
- **Effetti documentati**: Riduzione dei livelli di proteina C-reattiva (un marker di infiammazione) (*Calder, 2006*).

## 5.2 Dieta preventiva

Un'alimentazione mirata alla prevenzione di malattie croniche come diabete, obesità e ipertensione:

- **Alimenti chiave**: Frutti di bosco, tè verde, cereali integrali, legumi.
- **Prove scientifiche**: La dieta mediterranea riduce del 30% il rischio di malattie cardiovascolari (*Estruch et al., 2013*).

## 5.3 Supporto nutrizionale personalizzato

In naturopatia, le raccomandazioni alimentari sono personalizzate in base alle condizioni del paziente:

- **Diabete**: Dieta a basso indice glicemico con cereali integrali e legumi.
- **Sindrome metabolica**: Dieta ricca di antiossidanti e povera di grassi saturi.

# 6. Evidenze scientifiche e approccio naturopatico

## 6.1 Studi sull'efficacia della dieta naturopatica

Numerosi studi dimostrano i benefici di una dieta naturopatica:

- Una maggiore assunzione di frutta e verdura è associata a una riduzione del rischio di ictus e malattie cardiovascolari (*Aune et al., 2017*).
- Il consumo di cereali integrali riduce l'incidenza del diabete di tipo 2 e delle malattie metaboliche (*Slavin, 2004*).

## 6.2 Limiti della ricerca

Sebbene ci siano molte evidenze a supporto della dieta naturopatica, alcuni aspetti, come l'equilibrio acido-base, richiedono ulteriori studi per confermare la loro efficacia clinica.

La dieta naturopatica rappresenta un approccio integrativo alla salute che combina tradizione e scienza. Basata su principi come la semplicità, la stagionalità e l'equilibrio nutrizionale, offre un modello alimentare sostenibile e personalizzato per migliorare il benessere complessivo. L'integrazione di alimenti funzionali e pratiche consapevoli consente di prevenire malattie e sostenere il corpo nei processi di guarigione.

## 7.3 Superalimenti e nutrienti essenziali

**Introduzione: Superalimenti come alleati della salute**
I superalimenti sono alimenti ricchi di nutrienti che offrono benefici straordinari per la salute, grazie alla loro capacità di supportare il corpo nel mantenimento dell'equilibrio e nella prevenzione delle malattie croniche. La naturopatia li considera strumenti essenziali per promuovere la vitalità, rinforzare il sistema immunitario e favorire i processi di detossificazione. La loro efficacia non deriva solo dal contenuto di vitamine e minerali, ma anche dalla presenza di fitonutrienti e composti bioattivi che influenzano positivamente il metabolismo e i processi cellulari (*Carr & Maggini, 2017*).

**1. Le proprietà uniche dei superalimenti**
**1.1 Concentrazione di nutrienti**
I superalimenti si distinguono per la loro densità nutrizionale:
- Forniscono una quantità significativa di vitamine (A, C, D, E), minerali (calcio, ferro, zinco) e antiossidanti per porzione ridotta.
- Supportano funzioni fisiologiche critiche come il metabolismo energetico, l'equilibrio ormonale e la salute immunitaria (*Aune et al., 2017*).

**1.2 Presenza di fitonutrienti**
I fitonutrienti, presenti nei superalimenti, agiscono come antiossidanti, antinfiammatori e agenti di modulazione del sistema immunitario:
- **Polifenoli**: Tè verde, cacao, frutti di bosco, noti per proteggere il cuore e il sistema nervoso.
- **Carotenoidi**: Zucca, carote, spinaci, che migliorano la salute degli occhi e della pelle.

**1.3 Sostenibilità e accessibilità**
Molti superalimenti sono locali, stagionali e a basso impatto ambientale,

come i semi di lino, le mandorle e le verdure a foglia verde.

## 2. Classificazione e benefici principali

### 2.1 Superalimenti di origine vegetale

- **Frutti di bosco**: Ricchi di antociani e vitamina C, migliorano la memoria e la salute cardiovascolare (*Krikorian et al., 2010*).
- **Alghe**: Spirulina, chlorella e wakame sono una fonte proteica completa e favoriscono la detossificazione.
- **Cacao crudo**: Contiene flavonoidi che riducono il rischio di ipertensione e migliorano l'umore.

### 2.2 Superalimenti di origine animale

- **Miele grezzo**: Ricco di enzimi e composti antimicrobici, supporta la salute intestinale e il sistema immunitario.
- **Pesce grasso**: Salmone, sgombro e aringa contengono acidi grassi omega-3 essenziali per la funzione cerebrale e cardiovascolare (*Simopoulos, 2002*).

### 2.3 Semi e frutta secca

- **Semi di chia e lino**: Ricchi di fibre, acidi grassi omega-3 e lignani, riducono l'infiammazione e migliorano la salute intestinale.
- **Mandorle e noci**: Fonti di vitamina E e grassi monoinsaturi, supportano il cervello e il sistema cardiovascolare.

## 3. Benefici per la salute: Una visione integrata

### 3.1 Prevenzione delle malattie croniche

Studi dimostrano che una dieta ricca di superalimenti riduce il rischio di malattie cardiovascolari, diabete di tipo 2 e cancro (*Estruch et al., 2013*). Ad esempio:

- I polifenoli nei frutti di bosco riducono l'infiammazione sistemica.
- Gli omega-3 nel pesce grasso migliorano la salute arteriosa.

### 3.2 Supporto immunitario

I nutrienti presenti nei superalimenti, come la vitamina C, lo zinco e i carotenoidi, rafforzano il sistema immunitario, migliorando la capacità del corpo di combattere infezioni e virus (*Carr & Maggini, 2017*).

### 3.3 Detossificazione naturale

Le alghe, la chlorella e il coriandolo aiutano a eliminare i metalli pesanti dal corpo, favorendo una funzione epatica ottimale (*Brown et al., 2014*).

## 4. Applicazioni pratiche nella dieta naturopatica

### 4.1 Come integrare i superalimenti

- **Colazione**: Frullati con frutti di bosco, semi di chia e latte vegetale per un apporto energetico equilibrato.
- **Spuntini**: Frutta secca e cioccolato fondente (minimo 85% di cacao).
- **Pranzi e cene**: Insalate arricchite con alghe, semi e olio d'oliva extravergine.

### 4.2 Personalizzazione

La naturopatia valorizza l'individualità, adattando i superalimenti alle esigenze specifiche del paziente:

- **Per l'infiammazione cronica**: Curcuma, zenzero e omega-3.
- **Per il supporto digestivo**: Kefir, semi di lino e verdure fermentate.

## 5. Evidenze scientifiche e limiti

### 5.1 Studi scientifici sui superalimenti

- **Cacao crudo**: Migliora la funzione endoteliale e riduce la pressione arteriosa (*Katz et al., 2011*).
- **Alghe**: Studi clinici hanno dimostrato il loro ruolo nella riduzione del colesterolo LDL e nella prevenzione dell'aterosclerosi (*Brown et al., 2014*).

### 5.2 Critiche e limitazioni

Nonostante i benefici dimostrati, è importante considerare:

- **Bilancio alimentare**: I superalimenti devono essere parte di una dieta equilibrata e non un sostituto completo.
- **Sovradosaggio**: L'eccesso di alcuni composti, come i polifenoli, può avere effetti negativi.

I superalimenti rappresentano un'opportunità straordinaria per migliorare la qualità della dieta e supportare la salute in modo naturale.

L'integrazione consapevole di questi alimenti nella dieta naturopatica può contribuire significativamente alla prevenzione delle malattie e al mantenimento del benessere psico-fisico. Tuttavia, è fondamentale un approccio equilibrato e personalizzato, che tenga conto delle specificità di ogni individuo.

## 7.4 Diete per condizioni specifiche (es. infiammazioni)

**Introduzione**

Le diete specifiche, nell'ambito della naturopatia, rappresentano una delle strategie più efficaci per affrontare condizioni croniche e migliorare la qualità della vita. L'approccio naturopatico non si limita alla mera eliminazione di alimenti dannosi, ma si concentra sull'uso mirato di nutrienti funzionali che lavorano in sinergia con i processi fisiologici del corpo per supportare la guarigione. Tra le condizioni più comuni che beneficiano di una dieta personalizzata vi sono l'infiammazione cronica, i disturbi metabolici e le problematiche autoimmuni (*Calder, 2017*).

**1. La dieta anti-infiammatoria: Un approccio fondamentale**

**1.1 Comprendere l'infiammazione cronica**

L'infiammazione cronica è alla base di molte malattie degenerative, come artrite, diabete, malattie cardiovascolari e cancro. La dieta anti-infiammatoria mira a ridurre i livelli di citochine pro-infiammatorie e a migliorare la funzione del sistema immunitario (*Libby, 2002*).

**1.2 Alimenti consigliati**

- **Omega-3**: Pesce grasso (salmone, sgombro) e semi di lino, per ridurre la produzione di eicosanoidi pro-infiammatori.
- **Curcuma**: La curcumina agisce come un potente modulatore dell'infiammazione (*Hewlings & Kalman, 2017*).
- **Frutti di bosco**: Contengono antociani, che neutralizzano i radicali liberi.
- **Olio extravergine di oliva**: Fonte di polifenoli, noti per le loro proprietà cardioprotettive (*Estruch et al., 2013*).

**1.3 Alimenti da evitare**

- **Grassi trans**: Presenti negli alimenti ultraprocessati.

- **Zuccheri raffinati**: Favoriscono la resistenza insulinica e aumentano i livelli di infiammazione.
- **Carni lavorate**: Contengono nitriti e sostanze che promuovono lo stress ossidativo.

## 2. Diete per condizioni metaboliche

### 2.1 Sindrome metabolica e diabete

Per condizioni come il diabete di tipo 2, una dieta a basso indice glicemico è essenziale per migliorare la sensibilità all'insulina e ridurre la glicemia (*Brand-Miller et al., 2003*).

**Alimenti raccomandati:**

- **Cereali integrali**: Come quinoa e farro, per fornire energia sostenuta senza picchi glicemici.
- **Legumi**: Ricchi di fibre, riducono l'assorbimento di zuccheri.
- **Cannella**: Studi dimostrano che migliora la sensibilità all'insulina (*Anderson et al., 2001*).

**Esempio di menu giornaliero:**

- Colazione: Porridge di avena con frutti di bosco e semi di lino.
- Pranzo: Insalata di farro, avocado e pollo grigliato.
- Cena: Zuppa di lenticchie con contorno di broccoli al vapore.

## 3. Diete per la salute intestinale

### 3.1 Il ruolo del microbiota

Un microbiota sano è fondamentale per il benessere generale. Una dieta ricca di probiotici e prebiotici sostiene la diversità microbiotica e riduce l'infiammazione intestinale (*Cummings & Macfarlane, 2002*).

### 3.2 Alimenti chiave

- **Probiotici**: Kefir, yogurt naturale, miso e crauti, per ripopolare il microbiota intestinale.
- **Prebiotici**: Fibra solubile presente in alimenti come topinambur, porri e banane verdi.
- **Alimenti fermentati**: Favoriscono la produzione di acidi grassi a catena corta, che migliorano la barriera intestinale.

**Evitare:**

- **Glutine e latticini**: In caso di intolleranze o sensibilità, poiché possono infiammare la mucosa intestinale.

## 4. Diete per il sistema immunitario

### 4.1 Rinforzare le difese naturali

Una dieta ricca di antiossidanti e minerali essenziali, come zinco e selenio, può ottimizzare la risposta immunitaria (*Ankri & Mirelman, 1999*).

### 4.2 Alimenti immunostimolanti

- **Agrumi**: Ricchi di vitamina C, che supporta la produzione di globuli bianchi.
- **Aglio e cipolla**: Contengono allicina, un composto con effetti antimicrobici e antivirali.
- **Semi di zucca**: Fonte eccellente di zinco, necessario per la funzione dei linfociti T.

**Esempio di piano alimentare:**

- Colazione: Tè verde con limone e pane integrale con hummus.
- Pranzo: Insalata di cavolo riccio, semi di girasole e tonno.
- Cena: Zuppa di verdure con curcuma e zenzero fresco.

## 5. Evidenze scientifiche

### 5.1 Studi clinici

- La dieta mediterranea, ricca di olio d'oliva e noci, ha dimostrato di ridurre i marker infiammatori e il rischio di malattie cardiovascolari (*Estruch et al., 2013*).
- Probiotici come il *Lactobacillus acidophilus* hanno mostrato benefici nel migliorare i sintomi della sindrome dell'intestino irritabile (*Ford et al., 2014*).

### 5.2 Personalizzazione

La naturopatia sottolinea l'importanza di adattare ogni dieta alle specificità individuali, considerando:

- **Costituzione naturopatica**: Fisica, mentale ed emotiva.
- **Fattori ambientali**: Stile di vita, stress e attività fisica.

Le diete specifiche sono un pilastro della naturopatia, offrendo soluzioni alimentari personalizzate per affrontare condizioni croniche e migliorare la salute generale. Attraverso un approccio integrato, che combina cibi funzionali, conoscenze scientifiche e adattamenti individuali, è possibile ottenere risultati significativi e duraturi per il benessere psicofisico.

# 8. Omeopatia

## 8.1 Origini e principi dell'omeopatia

**Introduzione**

L'omeopatia rappresenta una delle pratiche terapeutiche più dibattute e affascinanti all'interno della medicina naturale. Ideata da Samuel Hahnemann alla fine del XVIII secolo, questa disciplina si basa sul principio del "simile cura il simile" (*similia similibus curantur*) e sull'uso di rimedi estremamente diluiti e dinamizzati. Attraverso un approccio personalizzato e olistico, l'omeopatia mira a stimolare la capacità innata del corpo di guarirsi, rappresentando una risposta alternativa alle pratiche mediche tradizionali invasive dell'epoca (*Hahnemann, 1810*).

**1. Contesto storico e sviluppo dell'omeopatia**

**1.1 La medicina del XVIII secolo e la nascita dell'omeopatia**

Nel XVIII secolo, la medicina convenzionale si caratterizzava per interventi drastici, come salassi, purganti e l'uso di sostanze tossiche, spesso causa di effetti collaterali gravi. Hahnemann, insoddisfatto di questi approcci, iniziò a sviluppare una teoria terapeutica basata su osservazioni cliniche e sperimentazioni su se stesso e su volontari. Durante una prova con il chinino, usato per trattare la malaria, notò che la sostanza provocava sintomi simili a quelli della malattia in una persona sana, un'intuizione che portò alla formulazione del principio del "simile cura il simile" (*Hahnemann, 1810*).

**1.2 L'"Organon della medicina"**

Nel 1810 Hahnemann pubblicò l'"Organon der Heilkunst" (L'Organon della Medicina), un testo fondamentale in cui definiva i principi dell'omeopatia. L'opera esponeva concetti rivoluzionari, come l'individualizzazione del trattamento, l'importanza delle diluizioni e la dinamizzazione dei rimedi, che avrebbero successivamente influenzato molte pratiche mediche alternative (*Bellavite & Signorini, 2005*).

**2. I principi fondamentali dell'omeopatia**

**2.1 Il principio del "simile cura il simile"**

Il cardine dell'omeopatia è il principio secondo cui una sostanza capace di indurre sintomi in un organismo sano può curare gli stessi sintomi in un organismo malato. Questo principio trova paralleli nella medicina convenzionale, come nella vaccinazione, dove piccole dosi di agenti patogeni vengono utilizzate per stimolare il sistema immunitario (*Shang et al., 2005*).

## 2.2 Diluizione e dinamizzazione

Una caratteristica distintiva dell'omeopatia è l'uso di rimedi diluiti. Attraverso diluizioni seriali, spesso oltre il limite di Avogadro ($10^{-23}$ molecole), la sostanza originale diventa chimicamente irrintracciabile. Tuttavia, secondo Hahnemann, la dinamizzazione – ovvero l'agitazione vigorosa della soluzione tra ogni diluizione – attiva una memoria energetica capace di interagire con la forza vitale del paziente (*Bellavite et al., 2005*).

## 2.3 Personalizzazione della cura

Un elemento fondamentale dell'omeopatia è la centralità del paziente. Ogni trattamento è altamente personalizzato e tiene conto non solo dei sintomi fisici, ma anche delle condizioni emotive, mentali e costituzionali del paziente. Ad esempio, rimedi come *Nux vomica* sono spesso prescritti a individui con sintomi digestivi legati a stress e abitudini alimentari scorrette, mentre *Ignatia amara* è utilizzata per disturbi psicosomatici legati al lutto o allo stress (*Saine, 2003*).

## 3. Preparazione e classificazione dei rimedi omeopatici

## 3.1 Le materie prime

I rimedi omeopatici derivano da una vasta gamma di fonti:

- **Vegetali:** *Arnica montana* (per traumi e contusioni), *Chamomilla* (per irritabilità e dolori nei bambini).
- **Minerali:** *Sulphur* (per problemi cutanei), *Calcarea carbonica* (per disturbi metabolici).
- **Animali:** *Apis mellifica* (estratta dalle api, per reazioni allergiche).
- **Sintetiche:** Alcuni rimedi moderni includono sostanze chimiche opportunamente diluite (*Bellavite & Signorini, 2005*).

## 3.2 Modalità di preparazione

La preparazione dei rimedi segue regole rigorose:

1. **Diluizione:** La sostanza originale viene diluita in proporzioni decimali (D), centesimali (C) o in altre scale.

2. **Dinamizzazione:** Ogni diluizione viene energicamente agitata per potenziarne le proprietà terapeutiche.

3. **Forme di somministrazione:** I rimedi sono disponibili sotto forma di globuli, gocce, compresse o polveri.

### 3.3 Dosaggio e potenze

La scelta della potenza (grado di diluizione) dipende dalla natura del disturbo e dalla sensibilità del paziente. Le basse diluizioni (es. 6C) sono usate per sintomi acuti, mentre le alte diluizioni (es. 200C) sono indicate per disturbi cronici o di natura psicosomatica (*Saine, 2003*).

## 4. Applicazioni pratiche dell'omeopatia

### 4.1 Disturbi comuni

L'omeopatia è frequentemente utilizzata per trattare:

- **Disturbi respiratori:** *Allium cepa* per il raffreddore comune, *Pulsatilla* per sinusite.
- **Problemi digestivi:** *Nux vomica* per nausea e indigestione.
- **Problemi cutanei:** *Sulphur* per eczema e dermatiti.

### 4.2 Supporto nella medicina complementare

In alcuni casi, l'omeopatia è impiegata come supporto per il trattamento di malattie croniche, migliorando il benessere generale del paziente senza interferire con le terapie convenzionali (*Bellavite & Signorini, 2005*).

## 5. Critiche e controversie

### 5.1 Controversie scientifiche

L'omeopatia è spesso oggetto di dibattito a causa dell'apparente mancanza di evidenze scientifiche che ne supportino l'efficacia. Le diluizioni elevate rendono difficile spiegare il funzionamento dei rimedi secondo i principi della chimica convenzionale (*Shang et al., 2005*).

### 5.2 Studi clinici

Alcuni studi hanno suggerito un'efficacia superiore al placebo in specifiche condizioni, ma sono stati criticati per metodologie non sempre rigorose. Una revisione sistematica pubblicata su *Lancet* (2005) ha concluso che gli effetti dell'omeopatia non possono essere distinti dal placebo, sottolineando la necessità di ulteriori ricerche (*Shang et al., 2005*).

L'omeopatia, nonostante le controversie, continua a essere una delle terapie naturali più popolari al mondo. Il suo approccio personalizzato e il rispetto per la capacità intrinseca del corpo di guarire la rendono una scelta terapeutica attraente per molti pazienti. Tuttavia, il futuro dell'omeopatia dipenderà dalla capacità della comunità scientifica di condurre studi più rigorosi e di esplorarne i potenziali meccanismi d'azione.

## 8.2 Preparazione e Diluizione dei Rimedi Omeopatici

### 1. Introduzione: Il cuore del metodo omeopatico

La preparazione e la diluizione dei rimedi omeopatici costituiscono il fulcro dell'approccio terapeutico omeopatico, basato sull'idea che l'efficacia non risieda nella quantità della sostanza originale, ma nella sua energia dinamizzata. Samuel Hahnemann, fondatore dell'omeopatia, ha formulato la tecnica di diluizione e succussione, che si prefigge di "liberare" il potenziale energetico della sostanza iniziale e trasferirlo al solvente utilizzato. Questo processo è definito "dinamizzazione" o "potentizzazione" (*Hahnemann, 1810, Organon of Medicine*).

### 2. Tintura madre: La base di ogni rimedio

La tintura madre è il punto di partenza per ogni rimedio omeopatico. Essa si ottiene attraverso l'estrazione dei principi attivi del materiale di base (di origine vegetale, minerale o animale) in una soluzione di acqua e alcol. Le proporzioni standard variano a seconda della farmacopea di riferimento:

- **Farmacopea Omeopatica Europea (EHP)**: generalmente, un rapporto di 1:10 (una parte di sostanza attiva in dieci parti di solvente) viene utilizzato per piante fresche, mentre per sostanze secche si preferisce un rapporto di 1:20 (*European Pharmacopoeia, 2021*).

### 3. Processi di diluizione e dinamizzazione

### 3.1 Le scale di diluizione

Esistono due principali scale di diluizione utilizzate in omeopatia:

- **Scala decimale (D o X):** ogni passaggio diluisce la sostanza di base in rapporto 1:10. Ad esempio, una diluizione D6 implica sei passaggi consecutivi, ognuno con una diluizione al decimo.

- **Scala centesimale (C):** diluizione in rapporto 1:100. La diluizione 30C, ad esempio, implica trenta passaggi di diluizione e succussione.

## 3.2 Tecniche di dinamizzazione

La dinamizzazione consiste nell'agitazione vigorosa del rimedio diluito, detta succussione, che si esegue manualmente o mediante dispositivi meccanici. Questo processo, secondo Hahnemann, permette al solvente di "imprimere" le proprietà energetiche della sostanza iniziale. La succussione manuale prevedeva 10-12 colpi secchi del contenitore contro una superficie elastica (*Hahnemann, 1810*).

## 4. Superamento del limite di Avogadro

La maggior parte dei rimedi omeopatici utilizzati clinicamente supera il limite teorico del numero di Avogadro, secondo cui una diluizione oltre 12C o 24D non contiene più molecole della sostanza iniziale. La teoria omeopatica sostiene che il solvente trattiene una "memoria" o un imprinting della sostanza, sebbene tale meccanismo non sia stato ancora verificato scientificamente (*Montagnier et al., 2009*).

## 5. Standardizzazione e regolamentazione

## 5.1 Normative internazionali

I rimedi omeopatici devono rispettare criteri rigorosi di qualità e sicurezza stabiliti dalle principali farmacopee:

- **Farmacopea Omeopatica Europea (EHP):** definisce le metodologie di preparazione e diluizione, oltre ai criteri di purezza e concentrazione del solvente.
- **Farmacopea Omeopatica Statunitense (HPUS):** regolamenta i rimedi omeopatici negli Stati Uniti secondo standard equivalenti a quelli della Food and Drug Administration (FDA).

## 5.2 Controllo della qualità

La qualità del prodotto finale è garantita mediante:

- Analisi spettroscopiche per confermare l'assenza di contaminanti.
- Controlli microbiologici per garantire la sterilità.
- Certificazione della materia prima, che deve essere tracciabile e coltivata secondo criteri biologici o biodinamici (*European Pharmacopoeia, 2021*).

## 6. Forme farmaceutiche dei rimedi omeopatici

### 6.1 Granuli e globuli

Questi rappresentano le forme più comuni, composte da lattosio o zucchero impregnato con la soluzione dinamizzata. Sono pratici per dosaggi personalizzati e di lunga conservazione.

### 6.2 Gocce

Le soluzioni liquide, spesso in una base idroalcolica, sono preferite per pazienti che necessitano di dosaggi flessibili.

### 6.3 Compresse

Ideali per trattamenti cronici, le compresse combinano diversi principi attivi omeopatici per affrontare patologie complesse.

### 6.4 Pomate e creme

Impiegate per trattamenti topici, queste forme vengono preparate combinando i rimedi dinamizzati con basi dermocosmetiche.

## 7. Critiche e controversie

La diluizione omeopatica è spesso oggetto di critiche, in particolare da parte della comunità scientifica, che mette in discussione la plausibilità dei meccanismi proposti. Nonostante ciò, numerosi studi clinici documentano miglioramenti soggettivi nei pazienti, suggerendo un possibile ruolo del placebo (*Bellavite et al., 2006*). Altri ricercatori, come Luc Montagnier, hanno esplorato fenomeni fisici, come la memoria dell'acqua, ipotizzando che il solvente possa conservare informazioni strutturali della sostanza diluita (*Montagnier et al., 2009*).

La preparazione e diluizione dei rimedi omeopatici riflette un metodo unico nel panorama delle medicine complementari, fondato su principi filosofici ed energetici distinti. Sebbene i meccanismi scientifici alla base rimangano controversi, la standardizzazione e la regolamentazione garantiscono sicurezza e uniformità nella pratica clinica. Ricerche future sono necessarie per chiarire i processi molecolari ed energetici che potrebbero supportare l'efficacia di questa pratica millenaria.

## 8.3 Uso pratico: rimedi comuni per disturbi lievi

## 1. Introduzione ai rimedi omeopatici comuni: principi fondamentali

L'omeopatia, ideata da Samuel Hahnemann, si basa su tre principi cardine: il principio di similitudine, l'individualizzazione del trattamento e l'uso di dosi infinitesimali (*Hahnemann, S., 1810, Organon of Medicine*). Questo approccio permette di trattare disturbi lievi in modo personalizzato, mirando a stimolare la capacità del corpo di guarire da solo, attraverso il ripristino dell'equilibrio vitale. I rimedi comuni rappresentano una parte essenziale della pratica omeopatica, utilizzati sia in ambito domestico sia sotto la supervisione di esperti.

## 2. Rimedi dettagliati per specifici disturbi

### 2.1 Raffreddore, influenza e affezioni respiratorie

- **Aconitum napellus (aconito):** altamente efficace se somministrato all'inizio di un raffreddore improvviso, accompagnato da febbre alta, sete intensa e agitazione. È particolarmente indicato dopo un'esposizione al freddo secco (*Boericke, W., 1927, Materia Medica*).
- **Eupatorium perfoliatum:** utile per sintomi influenzali con dolori muscolari generalizzati, sensazione di ossa rotte e sete marcata.
- **Bryonia alba:** raccomandato per tosse secca e dolorosa, aggravata dal movimento e accompagnata da sete di grandi quantità d'acqua.
- **Allium cepa:** indicato per raffreddori con secrezioni nasali acquose e abbondanti, che irritano la pelle, accompagnati da lacrimazione non irritante (*Kent, J.T., 1905, Lectures on Materia Medica*).

### 2.2 Disturbi digestivi e gastrointestinali

- **Nux vomica:** ampiamente utilizzato per problemi digestivi derivanti da eccessi alimentari o abuso di alcol. Il paziente tipico è irritabile e desidera stare da solo.
- **Ipecacuanha:** indicato per nausea persistente, senza sollievo dal vomito, spesso accompagnata da salivazione abbondante.
- **Arsenicum album:** rimedio primario per diarrea accompagnata da bruciore, debolezza estrema e sete di piccole quantità d'acqua. Efficace nelle intossicazioni alimentari (*Hering, C., 1879, Guiding Symptoms of Our Materia Medica*).

## 2.3 Disturbi del sonno, ansia e stress

- **Coffea cruda:** utilizzato per insonnia causata da eccitazione mentale o stimoli emozionali intensi. È adatto a persone iperattive e sensibili agli stimoli esterni.
- **Ignatia amara:** rimedio elettivo per insonnia associata a tristezza, lutto o tensione emotiva. È particolarmente efficace per coloro che soffrono in silenzio (*Clarke, J.H., 1902, Practical Materia Medica*).
- **Passiflora incarnata:** utilizzata per disturbi del sonno cronici, specialmente in persone stressate.

## 2.4 Dolori muscolari, articolari e traumi

- **Arnica montana:** il rimedio più conosciuto per traumi, contusioni e dolori muscolari. Riduce l'infiammazione e accelera il recupero. Ideale anche per dolori post-operatori (*Bellavite et al., 2006*).
- **Ruta graveolens:** utile per dolori tendinei e legamentosi, spesso derivanti da lesioni o stiramenti.
- **Rhus toxicodendron:** indicato per rigidità muscolare e dolori che migliorano con il movimento, tipici delle condizioni reumatiche.

## 3. Modalità di somministrazione e diluizioni

## 3.1 Diluizioni omeopatiche

Le diluizioni utilizzate in omeopatia variano dalla 6C alla 30C per i disturbi lievi. Per i sintomi acuti, le diluizioni più basse (6C o 12C) vengono somministrate frequentemente, mentre per i disturbi cronici si preferiscono diluizioni più alte (30C o superiori). L'efficacia della diluizione si basa sul principio che il processo di succussione amplifica l'energia terapeutica del rimedio (*European Pharmacopoeia, 2021*).

## 3.2 Posologia pratica

- **Acuto:** somministrazione ogni 1-2 ore fino al miglioramento.
- **Cronico:** somministrazione 1-2 volte al giorno, oppure settimanalmente per diluizioni alte.
- I rimedi devono essere sciolti sotto la lingua, evitando cibo, bevande e sostanze aromatiche almeno 15 minuti prima e dopo l'assunzione (*Boiron, 2010*).

## 4. Evidenze scientifiche sull'omeopatia

Gli studi scientifici sull'omeopatia riportano risultati variabili. Alcune meta-analisi suggeriscono che l'omeopatia può essere efficace per condizioni lievi come l'influenza o i disturbi digestivi (*Shang et al., 2005, The Lancet*). Tuttavia, una parte della comunità scientifica critica la mancanza di evidenze solide su base molecolare. Ciononostante, l'efficacia osservata nella pratica clinica continua a renderla popolare tra i pazienti.

## 5. Vantaggi e limiti

### 5.1 Vantaggi

- **Sicurezza:** i rimedi omeopatici non hanno effetti collaterali noti, rendendoli adatti a tutte le fasce di età, inclusi neonati e anziani.
- **Personalizzazione:** l'approccio omeopatico considera l'intero spettro dei sintomi fisici, emotivi e mentali, adattandosi alle specificità di ogni paziente.

### 5.2 Limiti

- Mancanza di accettazione universale nella comunità scientifica.
- La scelta del rimedio richiede esperienza e competenza, limitando l'autogestione in alcuni casi.

L'uso di rimedi omeopatici per disturbi lievi rappresenta un'opzione terapeutica complementare sicura ed efficace. La combinazione di una selezione accurata dei rimedi, basata su una profonda conoscenza della materia medica, e una corretta modalità di somministrazione può portare a risultati positivi nella gestione della salute. Tuttavia, è essenziale continuare a esplorare scientificamente l'omeopatia per garantirne una maggiore comprensione e accettazione globale.

## 8.4 Critiche e validazione scientifica dell'omeopatia

### 1. Introduzione al dibattito sull'omeopatia

L'omeopatia, fondata da Samuel Hahnemann nel XVIII secolo, si basa su due principi cardine: **il simile cura il simile** e **la potenza delle alte diluizioni**. Mentre ha guadagnato popolarità come medicina alternativa, essa è rimasta controversa all'interno della comunità scientifica. Le critiche principali derivano da una mancanza di evidenze robuste e dal conflitto con i principi fondamentali della chimica e della fisica. Tuttavia, nonostante queste critiche, milioni di persone nel mondo continuano a utilizzare i rimedi omeopatici, sia come trattamento primario che complementare (*Bellavite et al., 2006; Shang et al., 2005*).

## 2. Critiche principali all'omeopatia

### 2.1 Mancanza di molecole attive nelle diluizioni elevate

Uno dei punti centrali della critica scientifica è rappresentato dalle alte diluizioni, spesso superiori a 12C (che equivale a una diluizione di 1 parte in $10^{24}$). Secondo le leggi chimiche, a questo livello non rimane alcuna molecola della sostanza originaria nel preparato finale. Questo solleva dubbi sull'efficacia terapeutica, che i detrattori attribuiscono esclusivamente all'effetto placebo (*Shang et al., 2005, The Lancet*).

### 2.2 Conflitto con le leggi della chimica e della fisica

Il concetto di "memoria dell'acqua", secondo cui il solvente conserverebbe una traccia energetica della sostanza diluita, è stato proposto da Jacques Benveniste nel 1988 (*Nature*). Tuttavia, gli esperimenti non sono stati replicabili con successo, e ciò ha alimentato lo scetticismo. Gli scienziati considerano questa idea incompatibile con i principi fisici e chimici attualmente conosciuti (*Maddox et al., 1988*).

### 2.3 Studi clinici ambigui

Le meta-analisi condotte su studi clinici randomizzati hanno prodotto risultati contraddittori. Una delle analisi più citate, pubblicata su *The Lancet* nel 2005, ha concluso che l'efficacia dell'omeopatia non supera quella del placebo (*Shang et al., 2005*). Altri studi hanno mostrato benefici marginali, ma spesso con limitazioni metodologiche.

### 2.4 Mancanza di un meccanismo scientifico chiaro

I critici sottolineano l'assenza di un modello biologico coerente per spiegare come le alte diluizioni omeopatiche possano esercitare effetti terapeutici. Senza un meccanismo plausibile, l'omeopatia rimane priva di una base scientifica accettabile (*Ernst, 2010*).

## 3. Difese e controargomentazioni

### 3.1 Evidenze cliniche a favore

Nonostante le critiche, diversi studi hanno riportato benefici clinici. Per esempio, un'indagine condotta da Frass et al. (2005) su pazienti oncologici ha evidenziato miglioramenti significativi nello stato di salute generale quando i rimedi omeopatici venivano utilizzati come trattamento complementare (*Frass et al., 2005, Chest Journal*).

## 3.2 Omeopatia veterinaria

Uno dei campi in cui l'omeopatia è spesso citata a favore della sua efficacia è quello veterinario. Studi su animali, dove l'effetto placebo è meno rilevante, hanno mostrato risultati promettenti. Ad esempio, trattamenti omeopatici per la mastite bovina hanno ridotto i sintomi in modo comparabile ad antibiotici standard (*Klocke et al., 2010, Homeopathy*).

## 3.3 Il concetto di medicina personalizzata

L'omeopatia enfatizza un approccio individualizzato, trattando il paziente nella sua totalità piuttosto che concentrarsi solo sui sintomi. Questa filosofia, che include aspetti fisici, emotivi e ambientali, è vista come un punto di forza dai suoi sostenitori (*Bellavite et al., 2015*).

## 3.4 Necessità di nuovi paradigmi di ricerca

I sostenitori suggeriscono che i modelli tradizionali di ricerca clinica, come gli studi randomizzati controllati, potrebbero non essere ideali per valutare pratiche mediche olistiche come l'omeopatia. Proposte alternative includono metodologie di ricerca che integrano misurazioni qualitative e quantitative (*Bellavite et al., 2015*).

## 4. Prove indirette di efficacia

## 4.1 Studi in ambito pediatrico

In pediatria, dove l'effetto placebo è meno influente, alcuni studi hanno evidenziato benefici nell'uso di rimedi omeopatici per condizioni come le coliche infantili e le infezioni respiratorie (*Frei et al., 2001, European Journal of Pediatrics*).

## 4.2 Riduzione dell'uso di farmaci convenzionali

Un altro beneficio segnalato è la riduzione dell'uso di farmaci convenzionali, soprattutto antibiotici, grazie all'impiego di trattamenti omeopatici, il che contribuisce a ridurre l'antibiotico-resistenza (*Mathie et al., 2013, BMC Complementary Medicine*).

## 5. Impatti culturali e sociali

## 5.1 Diffusione globale

L'omeopatia è riconosciuta e regolamentata in molti paesi europei, come Germania, Francia e Svizzera, dove è integrata nei sistemi sanitari nazionali. In India, è praticata da oltre 300.000 medici e rappresenta una delle principali forme di medicina tradizionale (*WHO, 2019*).

## 5.2 Accettazione sociale

Il crescente interesse per trattamenti naturali e non invasivi ha contribuito alla popolarità dell'omeopatia, specialmente tra le persone che cercano alternative alle terapie convenzionali o che soffrono di patologie croniche. L'omeopatia rimane un tema polarizzante. Sebbene le critiche scientifiche abbiano messo in discussione le sue basi teoriche e pratiche, l'esperienza clinica e la soddisfazione dei pazienti continuano a sostenerne la rilevanza. Il futuro dell'omeopatia potrebbe risiedere in un approccio integrativo, combinando i suoi benefici con quelli della medicina convenzionale per migliorare il benessere generale dei pazienti.

# 9. Idroterapia e Terapie Naturali con l'Acqua

# 9.1 Principi dell'idroterapia

## 1. Introduzione storica e concettuale

L'idroterapia è una pratica antica che affonda le sue radici in culture millenarie, da quelle egizie a quelle greco-romane, che utilizzavano l'acqua per scopi curativi e ritualistici. I romani, ad esempio, costruirono complessi termali come le Terme di Caracalla, dove il caldo e il freddo dell'acqua venivano impiegati per il recupero fisico e il relax mentale (*Bauer, 2010*). Hippocrate, il padre della medicina occidentale, sosteneva l'uso terapeutico dell'acqua per ristabilire l'equilibrio naturale del corpo (*Lehmann et al., 2002*).

L'idroterapia moderna, sviluppatasi nel XIX secolo grazie a figure come Vincent Priessnitz e Sebastian Kneipp, si basa sull'applicazione sistematica di acqua in diverse temperature e forme per stimolare i processi di autoguarigione del corpo (*Kneipp, 1891*).

## 2. Fisiologia dell'idroterapia

L'efficacia dell'idroterapia si fonda sulle proprietà fisiche e chimiche dell'acqua, che agiscono direttamente sul sistema nervoso, cardiovascolare e muscoloscheletrico.

### 2.1 Effetti termici

- **Acqua calda (38-42°C):** Favorisce la vasodilatazione periferica, aumenta il flusso sanguigno e rilassa i muscoli. È utile per dolori cronici, contratture e stress.
- **Acqua fredda (15-18°C):** Provoca vasocostrizione, riduce l'infiammazione e migliora la tonicità muscolare. Utilizzata in casi di traumi acuti e recupero post-esercizio (*Becker, 2009*).
- **Terapie contrastanti (caldo-freddo):** Stimolano il sistema linfatico e migliorano il drenaggio dei liquidi corporei, utile per ridurre edemi e favorire la disintossicazione (*Wilcock et al., 2006*).

### 2.2 Effetti meccanici

L'immersione nell'acqua esercita una pressione idrostatica sul corpo, che migliora la circolazione venosa e linfatica, riduce il carico gravitazionale sulle articolazioni e allevia il dolore. La resistenza dell'acqua, inoltre, consente esercizi riabilitativi delicati ma efficaci (*Fioravanti et al., 2011*).

## 2.3 Stimolazione sensoriale

L'idroterapia agisce sui recettori cutanei, influenzando il sistema nervoso autonomo. L'acqua calda rilassa il sistema parasimpatico, mentre il freddo stimola il sistema simpatico, equilibrando lo stato di tensione psicofisica (*McGill et al., 2013*).

## 3. Tecniche principali di idroterapia

L'idroterapia si presenta sotto molte forme, adattabili a specifiche necessità terapeutiche.

### 3.1 Bagni totali e parziali

- **Bagni totali:** Immersione completa del corpo in acqua calda o fredda. Utilizzati per rilassamento generale o stimolazione della circolazione.
- **Bagni parziali:** Concentrati su una parte specifica del corpo (es. pediluvi o maniluvi), ideali per trattamenti locali come piedi gonfi o dolori articolari (*Goodwin et al., 2014*).

### 3.2 Impacchi e compressi

- **Caldi:** Favoriscono il rilassamento muscolare e riducono i dolori cronici.
- **Freddi:** Utilizzati per traumi acuti, febbre e infiammazioni (*Lehmann et al., 2002*).

### 3.3 Docce terapeutiche

Le docce scozzesi alternano getti di acqua calda e fredda per stimolare la circolazione e tonificare il corpo. Le docce ad alta pressione sono utilizzate per trattamenti localizzati su aree doloranti.

### 3.4 Bagni di vapore e saune

Favoriscono la sudorazione e la disintossicazione, utili per problemi respiratori e stress. Il calore aumenta la circolazione cutanea, mentre l'umidità mantiene la pelle idratata (*Hannuksela & Ellahham, 2001*).

## 4. Benefici specifici dell'idroterapia

L'idroterapia agisce su molteplici sistemi corporei, offrendo benefici significativi:

## 4.1 Sistema muscoloscheletrico

L'acqua riduce il peso corporeo percepito, alleviando la pressione su articolazioni e colonna vertebrale. È particolarmente utile in pazienti con artrite, lombalgia e recupero post-trauma (*Becker, 2009*).

## 4.2 Sistema cardiovascolare

L'alternanza caldo-freddo migliora la circolazione sanguigna e linfatica, riducendo edemi e migliorando il ritorno venoso. Favorisce anche l'elasticità vascolare, prevenendo patologie come l'insufficienza venosa cronica (*Wilcock et al., 2006*).

## 4.3 Sistema nervoso

I bagni caldi inducono rilassamento e riducono lo stress, abbassando i livelli di cortisolo. L'acqua fredda, al contrario, aumenta la vigilanza e stimola il rilascio di endorfine, migliorando l'umore (*McGill et al., 2013*).

## 4.4 Sistema immunitario

L'esposizione alternata a temperature contrastanti stimola il sistema linfatico e aumenta la produzione di globuli bianchi, rafforzando le difese naturali dell'organismo (*Kinnaird et al., 2015*).


## 5. Applicazioni terapeutiche e riabilitative

L'idroterapia è integrata in molte discipline mediche e riabilitative.

## 5.1 Riabilitazione neurologica

In pazienti con ictus o lesioni spinali, l'immersione in acqua consente movimenti altrimenti impossibili a terra, migliorando la forza e la coordinazione (*Becker, 2009*).

## 5.2 Gestione del dolore cronico

L'idroterapia è una componente essenziale nel trattamento della fibromialgia e dell'artrite reumatoide. Bagni caldi e terapie di galleggiamento alleviano il dolore e migliorano la qualità del sonno (*Fioravanti et al., 2011*).

## 5.3 Trattamenti respiratori

I bagni di vapore e le inalazioni idroterapiche sono efficaci per migliorare la funzione respiratoria in condizioni come bronchiti croniche e sinusiti (*Hannuksela & Ellahham, 2001*).

## 6. Controindicazioni e precauzioni

L'idroterapia deve essere utilizzata con cautela nei seguenti casi:

- Problemi cardiaci gravi (rischio di ipotensione o aritmie).
- Insufficienza renale o epatica (per il rischio di squilibri elettrolitici durante la sudorazione intensa).
- Infezioni cutanee o ferite aperte (per evitare la diffusione dell'infezione) (*Lehmann et al., 2002*).
- 

## 7. Prospettive future

L'idroterapia sta guadagnando sempre più attenzione nell'ambito della medicina preventiva e riabilitativa. Le ricerche attuali mirano a quantificare con maggiore precisione i suoi effetti biologici e a integrarla in protocolli standardizzati per la gestione di patologie croniche e acute (*Goodwin et al., 2014*).

## 9.2 Terapie Calde e Fredde: Benefici e Tecniche

Le terapie calde e fredde sono strumenti fondamentali nell'idroterapia e nella medicina naturopatica. Il loro utilizzo si basa sull'azione termica dell'acqua, che interagisce con il corpo modulando la circolazione, il metabolismo e il sistema nervoso, offrendo benefici in numerosi contesti clinici e di benessere.

## 1. La scienza alla base delle terapie termiche

Le risposte fisiologiche alle terapie calde e fredde derivano dalla capacità dell'acqua di trasferire calore o sottrarlo ai tessuti corporei. Questo processo si traduce in variazioni locali o sistemiche della temperatura corporea, influenzando:

- **Circolazione sanguigna:** Il calore stimola la vasodilatazione, mentre il freddo causa vasocostrizione. Questo effetto è sfruttato per regolare il flusso sanguigno nei tessuti, ridurre l'infiammazione o accelerare la guarigione.

- **Contrazione muscolare:** Il freddo riduce l'attività elettrica muscolare, alleviando spasmi e tensioni, mentre il calore aumenta l'elasticità dei tessuti.
- **Sistema nervoso:** Le terapie termiche modulano le risposte nervose, contribuendo a ridurre il dolore acuto o cronico attraverso la stimolazione di specifici recettori cutanei (*Becker, 2009*).

## 2. Tecniche specifiche

Le applicazioni calde e fredde si possono suddividere in metodi tradizionali e innovativi.

### 2.1 Terapie calde

1. **Impacchi e compresse riscaldate:**
   - **Descrizione:** Tessuti caldi applicati direttamente sulla pelle per riscaldare localmente i muscoli e migliorare la circolazione.
   - **Benefici:** Alleviano dolori muscolari e articolari, particolarmente utili per condizioni come lombalgia e rigidità cervicale.
   - **Esempi:** Impacchi con sabbia calda o fango terapeutico arricchito di minerali (*Fioravanti et al., 2011*).

2. **Bagni termali e vasche calde:**
   - **Descrizione:** Immersione in acqua calda, spesso arricchita con minerali naturali come zolfo, calcio e magnesio.
   - **Benefici:** Migliorano la detossificazione attraverso la sudorazione e rilassano il sistema nervoso.
   - **Usi clinici:** Trattamento di malattie croniche, come l'artrite reumatoide e le malattie dermatologiche.

3. **Saune e bagni di vapore:**
   - **Descrizione:** Camere riscaldate in cui la temperatura varia tra 60-90°C, con umidità controllata.
   - **Benefici:** Favoriscono la sudorazione, eliminano tossine e migliorano la funzione cardiovascolare.

- **Evidenze scientifiche:** Migliorano la vascolarizzazione periferica e riducono i livelli di stress ossidativo (*Hannuksela & Ellahham, 2001*).

## 2.2 Terapie fredde

- **Crioterapia localizzata:**
    - **Descrizione:** Applicazione di pacchi di ghiaccio o spray refrigeranti direttamente su aree infiammate.
    - **Benefici:** Riduce l'infiammazione e il dolore acuto, utile per lesioni sportive e distorsioni.
    - **Evidenze:** Studi dimostrano una rapida riduzione dell'edema nei primi 48 ore da un trauma (*Lehmann et al., 2002*).
- **Bagni freddi:**
    - **Descrizione:** Immersione in acqua fredda a temperature tra 10-15°C.
    - **Benefici:** Promuovono il recupero muscolare e riducono la stanchezza post-esercizio fisico intenso.
    - **Ambito sportivo:** Utilizzati regolarmente da atleti per prevenire dolori muscolari.
- **Crioterapia a corpo intero:**
    - **Descrizione:** Esposizione del corpo a temperature estremamente basse (-110°C) in camere specializzate.
    - **Benefici:** Allevia il dolore cronico e migliora le condizioni autoimmuni come la fibromialgia.
    - **Innovazioni:** Tecnica moderna supportata da ricerche per l'ottimizzazione del recupero fisico (*Wilcock et al., 2006*).

## 2.3 Terapie contrastanti

- **Descrizione:** Alternanza tra immersione in acqua calda e fredda, o applicazioni localizzate di calore e freddo.
- **Benefici:** Stimolano la circolazione sanguigna, promuovono il drenaggio linfatico e migliorano l'ossigenazione dei tessuti.
- **Applicazioni:** Molto usate nella fisioterapia per trattare lesioni croniche e migliorare la mobilità articolare.
- 

## 3. Indicazioni terapeutiche

Le terapie calde e fredde trovano applicazione in numerose condizioni
cliniche e patologiche.

### 3.1 Dolore muscolo-scheletrico

- Il calore rilassa i muscoli tesi, mentre il freddo riduce
  l'infiammazione e l'edema.
- Particolarmente indicato per lombalgia, cervicalgia e dolori
  articolari cronici (*McGill et al., 2013*).

### 3.2 Recupero sportivo

- Il freddo accelera la riparazione dei microtraumi muscolari,
  mentre il calore previene rigidità e crampi.
- L'alternanza caldo-freddo migliora l'elasticità muscolare e
  favorisce la rigenerazione dei tessuti.

### 3.3 Problemi dermatologici

- I bagni termali caldi arricchiti con minerali sono usati per trattare
  psoriasi, eczema e dermatiti.
- Il freddo riduce il prurito e le infiammazioni acute.
- 

## 4. Controindicazioni e precauzioni

Nonostante i loro benefici, le terapie termiche devono essere utilizzate
con attenzione:

- **Calore:**
    - Evitare in caso di febbre, infezioni attive, ferite aperte o
      problemi cardiovascolari.
    - Prestare attenzione nei pazienti con neuropatia diabetica,
      che possono non percepire adeguatamente il calore
      (*Becker, 2009*).
- **Freddo:**
    - Non applicare su aree con ridotta circolazione periferica o
      in presenza di malattie vascolari come la sindrome di
      Raynaud.
    - Monitorare i pazienti per evitare ipotermia.

## 5. Benefici psico-emotivi

Le terapie calde e fredde non solo alleviano disturbi fisici, ma migliorano anche il benessere mentale. Le saune e i bagni termali favoriscono il rilassamento, riducendo ansia e stress, mentre la crioterapia può stimolare l'umore positivo attraverso il rilascio di endorfine.

## 6. Prospettive future

La ricerca continua a esplorare nuove applicazioni delle terapie termiche, integrandole con tecnologie avanzate e approcci multidisciplinari. La combinazione di idroterapia con interventi farmacologici o naturopatici potrebbe rappresentare il futuro della medicina integrata (*Wilcock et al., 2006*).

## 9.3 Applicazioni Specifiche per la Detossificazione

La detossificazione tramite idroterapia è una pratica centrale nella naturopatia, finalizzata a sostenere il corpo nell'eliminazione delle tossine che si accumulano a causa di una combinazione di fattori ambientali, alimentari e metabolici. Questo approccio si basa sulla comprensione che il corpo umano è un sistema interconnesso, progettato per auto-purificarsi attraverso specifici organi emuntori: fegato, reni, pelle, polmoni e intestino. L'idroterapia, grazie alle proprietà uniche dell'acqua e alle sue applicazioni versatili, amplifica e supporta questi processi naturali.

### 1. La base scientifica della detossificazione idroterapica

Il principio cardine della detossificazione è migliorare l'efficienza degli organi emuntori, stimolando il corpo a eliminare tossine sia idrosolubili che liposolubili. A livello scientifico, la detossificazione coinvolge due fasi principali:

- **Fase 1:** Conversione delle tossine liposolubili in composti intermedi attraverso il fegato.
- **Fase 2:** Eliminazione delle tossine idrosolubili attraverso urine, sudore e respirazione (*Wilcock et al., 2006*).

L'idroterapia agisce principalmente sulla **fase di eliminazione**, migliorando la circolazione linfatica, riducendo il ristagno di liquidi e stimolando la sudorazione. Inoltre, grazie al potenziale termico e meccanico dell'acqua, si ottiene un riequilibrio dei fluidi corporei, essenziale per ridurre l'accumulo di sostanze nocive.

## 2. Tecniche specifiche e modalità di applicazione

### 2.1 Bagni termali e terapie minerali

I bagni termali sono tra le tecniche più antiche e apprezzate per la detossificazione. Le loro proprietà terapeutiche derivano dall'azione combinata del calore e dei minerali disciolti nell'acqua.

- **Effetti principali:**
    - Il calore dilata i vasi sanguigni, aumentando il flusso sanguigno verso la pelle e stimolando la sudorazione.
    - I minerali, come zolfo e magnesio, favoriscono il rilassamento muscolare e il metabolismo epatico (*Fioravanti et al., 2011*).
- **Esempi di bagni minerali:**
    - Bagni di solfato di magnesio (sali di Epsom): noti per il loro effetto rilassante e detossificante.
    - Bagni di acque sulfuree: indicati per eliminare tossine accumulate nei tessuti cutanei.

### 2.2 Impacchi e fasciature calde

Gli impacchi caldi applicati localmente, spesso combinati con erbe medicinali, rappresentano un altro strumento potente per stimolare la circolazione linfatica e migliorare il drenaggio dei liquidi.

- **Tecniche comuni:**
    - **Impacchi al fango:** Utilizzati per il loro effetto assorbente e antinfiammatorio.
    - **Fasciature calde:** Impacchi di lino o cotone imbevuti in acqua calda, spesso arricchita con estratti di erbe come camomilla e zenzero.
- **Effetti benefici:**
    - Favoriscono il rilassamento dei muscoli e migliorano la circolazione.
    - Supportano il drenaggio linfatico nei tessuti congestionati.

## 2.3 Terapia con docce alternanti caldo-freddo

La stimolazione termica alternata è una pratica efficace per "allenare" il sistema circolatorio e migliorare il metabolismo cellulare. Questa tecnica prevede alternanza tra getti d'acqua calda e fredda, applicati in successione.

- **Benefici fisiologici:**
    - La vasodilatazione indotta dal calore aumenta l'afflusso di sangue ai tessuti.
    - La vasocostrizione causata dal freddo favorisce il ritorno venoso, migliorando il drenaggio linfatico.
- **Indicazioni principali:**
    - Stanchezza cronica.
    - Problemi di ritenzione idrica.
    - Disturbi circolatori come gambe pesanti.

## 2.4 Saune e bagni di vapore

Le saune, in particolare quelle a infrarossi, rappresentano un metodo avanzato per stimolare la sudorazione profonda e favorire l'eliminazione delle tossine liposolubili.

- **Meccanismi d'azione:**
    - L'esposizione a temperature elevate favorisce l'espulsione di tossine attraverso i pori della pelle.
    - L'uso di infrarossi penetra nei tessuti più profondi, stimolando il metabolismo cellulare (*Hannuksela & Ellahham, 2001*).
- **Effetti clinici documentati:**
    - Eliminazione di metalli pesanti come mercurio e cadmio.
    - Miglioramento della funzionalità epatica.
    -

## 3. Ruolo della detossificazione nel trattamento di specifiche condizioni

## 3.1 Malattie croniche e infiammatorie

L'accumulo di tossine può aggravare condizioni croniche come artrite, sindrome dell'intestino irritabile e malattie autoimmuni. L'idroterapia, attraverso il miglioramento del drenaggio linfatico e l'aumento della sudorazione, aiuta a ridurre i marker infiammatori.

## 3.2 Affaticamento cronico

L'affaticamento cronico spesso deriva da sovraccarico tossico e scarsa funzionalità epatica. Le applicazioni idroterapiche stimolano il metabolismo cellulare, riducendo la sensazione di stanchezza.

## 3.3 Detossificazione post-terapia farmacologica

Dopo terapie prolungate con farmaci o chemioterapia, l'idroterapia è utile per eliminare residui chimici dal corpo, proteggendo gli organi emuntori da ulteriore stress.


## 4. Integrazione con altre pratiche naturopatiche

La detossificazione idroterapica si integra perfettamente con altre tecniche naturopatiche:

- **Dietetica:** Un'alimentazione ricca di fibre e acqua potenzia l'eliminazione delle tossine intestinali.
- **Fitoterapia:** Erbe come tarassaco, cardo mariano e ortica migliorano la funzionalità epatica e renale.
- **Esercizio fisico:** Favorisce la sudorazione e stimola il metabolismo linfatico.
- 

## 5. Controindicazioni e precauzioni

Sebbene generalmente sicura, l'idroterapia richiede attenzione in determinati casi:

- **Controindicazioni:**
    - Malattie cardiache gravi (per trattamenti termali intensi).
    - Ipertensione o ipotensione non controllate.
- **Precauzioni:**
    - Consultare un professionista qualificato per determinare il protocollo più adatto.


La detossificazione tramite idroterapia non è solo una pratica di benessere, ma un approccio terapeutico supportato da basi scientifiche solide. Le sue applicazioni vanno dal miglioramento della salute generale alla gestione di patologie specifiche, rendendola una componente indispensabile nella medicina naturopatica moderna. Integrata con altre tecniche, offre una soluzione olistica per migliorare la qualità della vita.

## 9.4 Terapie Balneari e Fanghi Curativi

Le terapie balneari e l'uso dei fanghi curativi rappresentano una pratica antica che continua a trovare applicazione sia nella medicina tradizionale che nella naturopatia moderna. Esse combinano i benefici terapeutici dell'acqua, delle proprietà minerali naturali e dei composti organici per promuovere il benessere e il recupero della salute. La loro efficacia si basa su meccanismi naturali che favoriscono la detossificazione, migliorano la circolazione e alleviano il dolore, mantenendo un approccio non invasivo e sostenibile.

**1. Terapie Balneari: La forza terapeutica delle acque**

Le terapie balneari si basano sull'immersione in acque termali o minerali naturali che possiedono proprietà specifiche grazie alla loro composizione chimica e temperatura. Queste acque, spesso erogate direttamente da sorgenti naturali, vengono utilizzate per il trattamento di numerosi disturbi cronici e per il mantenimento della salute generale.

**1.1 Tipologie di acque minerali**

Ogni tipo di acqua termale o minerale ha effetti terapeutici specifici:

- **Acque sulfuree:** Ricche di idrogeno solforato, favoriscono la rigenerazione cutanea, la detossificazione e la salute respiratoria. Utili per psoriasi, acne e bronchiti croniche (*Nasermoaddeli & Kagamimori, 2005*).
- **Acque salso-bromoiodiche:** Contengono cloruro di sodio, bromo e iodio, ideali per disturbi reumatici, ginecologici e problemi legati alla tiroide.
- **Acque bicarbonate:** Migliorano le condizioni gastriche e aiutano a regolare il metabolismo.
- **Acque ferruginose:** Utilizzate per trattare anemie e carenze di ferro, promuovendo la produzione di emoglobina.

- **Acque radioattive naturali (raramente usate):** Contengono radon a basse dosi e vengono applicate per dolori muscolari e reumatici.

## 1.2 Modalità di applicazione

Le modalità principali di utilizzo delle acque termali includono:

1. **Immersioni totali o parziali:** Il corpo viene immerso nell'acqua a temperature controllate per stimolare la circolazione sanguigna e favorire l'assorbimento dei minerali.
2. **Idromassaggi:** Utilizzano getti d'acqua a pressione per combinare i benefici dell'immersione con un massaggio meccanico. Questi trattamenti sono particolarmente indicati per il rilassamento muscolare e la stimolazione linfatica.
3. **Docce termali:** Getti d'acqua minerale applicati su specifiche aree del corpo per alleviare dolori muscolari o migliorare problemi circolatori locali.
4. **Inalazioni e aerosol:** Usati per le acque sulfuree o saline, questi metodi sono efficaci per trattare disturbi respiratori cronici, come sinusiti, riniti e bronchiti (*Fioravanti et al., 2017*).

## 1.3 Benefici terapeutici

Le terapie balneari offrono benefici significativi per molte patologie, tra cui:

- **Disturbi muscolo-scheletrici:** L'effetto termico e chimico migliora l'elasticità muscolare, allevia dolori articolari e favorisce la mobilità.
- **Problemi dermatologici:** Le proprietà antibatteriche e rigenerative delle acque sulfuree aiutano nel trattamento di psoriasi, dermatiti e altre malattie cutanee.
- **Disordini metabolici:** Alcuni tipi di acque termali, come quelle bicarbonate, supportano la regolazione del metabolismo lipidico e glucidico.
- **Stress e ansia:** Le acque termali, combinate con il relax dell'ambiente termale, aiutano a ridurre i livelli di cortisolo, favorendo un senso generale di benessere.

## 2. Fanghi Curativi: Un approccio naturale alla rigenerazione

I fanghi curativi derivano dalla combinazione di argille naturali e acque minerali, arricchiti attraverso processi di maturazione che migliorano le loro proprietà terapeutiche. Sono particolarmente apprezzati per le loro qualità anti-infiammatorie, analgesiche e detossificanti.

## 2.1 Composizione dei fanghi

I fanghi terapeutici sono costituiti da:

- **Argille minerali:** Ricche di silice, alluminio, ferro e altri minerali, che conferiscono proprietà assorbenti e antinfiammatorie.
- **Acque termali:** Impregnano i fanghi durante il processo di maturazione, arricchendoli di oligoelementi e migliorandone l'efficacia.
- **Microrganismi naturali:** Durante la maturazione, batteri e alghe termofile producono sostanze bioattive che potenziano l'effetto terapeutico (*Ferreira et al., 2020*).

## 2.2 Modalità di applicazione

1. **Impacchi localizzati:** I fanghi vengono applicati su specifiche aree del corpo per trattare dolori muscolari e articolari.
2. **Trattamenti totali:** Il corpo viene avvolto in fanghi caldi, seguiti da immersioni in acqua termale per massimizzare i benefici.
3. **Maschere per il viso:** Utilizzate per migliorare la salute della pelle, riducendo infiammazioni e impurità.

## 2.3 Effetti benefici

- **Proprietà antinfiammatorie:** I fanghi caldi alleviano dolori cronici legati a condizioni come artrite, reumatismi e tendiniti.
- **Rigenerazione cutanea:** Favoriscono la detossificazione della pelle, migliorandone l'aspetto e la salute generale.
- **Effetto linfodrenante:** Migliorano la circolazione linfatica, riducendo il ristagno di liquidi e le infiammazioni locali.
- **Rilassamento muscolare:** Grazie al calore e ai minerali, i fanghi sciolgono tensioni muscolari e alleviano la stanchezza.

## 3. Approccio integrato: Fanghi e balneoterapia nella naturopatia

La combinazione di fanghi e terapie balneari amplifica gli effetti terapeutici, offrendo un trattamento olistico per molte condizioni. Nella

naturopatia, queste pratiche sono spesso integrate con tecniche di
rilassamento, dieta e fitoterapia per migliorare il benessere generale del
paziente.

## 3.1 Indicazioni terapeutiche comuni

1. **Patologie reumatologiche:** L'applicazione combinata di fanghi e
   bagni termali riduce significativamente dolore e infiammazione
   (*Bellometti et al., 2009*).
2. **Disturbi dermatologici:** Psoriasi, eczemi e acne possono trarre
   beneficio dall'effetto rigenerativo dei minerali presenti in fanghi e
   acque termali.
3. **Stress e insonnia:** Le proprietà rilassanti delle terapie balneari,
   unite all'azione detossificante dei fanghi, favoriscono un
   miglioramento dello stato psicofisico generale.

## 3.2 Controindicazioni

Nonostante i benefici, queste pratiche non sono adatte a tutti. Sono
controindicate in caso di:

- Gravi patologie cardiovascolari.
- Infezioni acute o malattie dermatologiche infettive.
- Donne in gravidanza (solo sotto controllo medico).
- Soggetti con allergie ai minerali contenuti nei fanghi o nelle acque
  termali.

## 4. Evidenze scientifiche e prospettive future

Numerosi studi supportano l'efficacia delle terapie balneari e fanghi
curativi. Ad esempio, ricerche condotte su pazienti con osteoartrite hanno
dimostrato una riduzione del dolore del 30-50% dopo cicli regolari di
trattamenti (*Fioravanti et al., 2011*). Tuttavia, è necessario sviluppare
ulteriori studi per comprendere meglio i meccanismi d'azione e integrare
queste pratiche nei protocolli medici moderni.

La crescente domanda di terapie naturali e non invasive suggerisce che
balneoterapia e fangoterapia continueranno a giocare un ruolo cruciale
nel panorama della medicina complementare e della naturopatia.

# 10. Terapie Manuali: Massaggio, Chiropratica e Osteopatia

## 10.1 Ruolo delle Terapie Manuali nella Naturopatia

**Introduzione**

Le terapie manuali sono una componente chiave della naturopatia, in quanto utilizzano il contatto fisico per stimolare il processo naturale di guarigione del corpo. Attraverso tecniche come il massaggio terapeutico, la chiropratica e l'osteopatia, si mira a ristabilire l'equilibrio fisico, energetico e psicologico del paziente. Questo approccio si basa sul principio che il corpo umano è un sistema integrato, in cui ogni parte influenza il tutto, e che il contatto manuale può favorire il flusso di energia vitale, migliorando sia il benessere fisico che mentale.

**1. Le basi naturopatiche delle terapie manuali**

La naturopatia considera il corpo come un'entità autoregolante e autoguarente, capace di rispondere agli stimoli esterni per ristabilire l'equilibrio interno. Le terapie manuali sono particolarmente utili per:

- **Rimuovere le tensioni muscolari e articolari:** Queste possono causare disfunzioni che compromettono la salute globale.
- **Stimolare il sistema nervoso:** Le manipolazioni fisiche influenzano positivamente il sistema nervoso centrale e periferico, migliorando la comunicazione tra i vari sistemi corporei (*Fritz, 2013*).
- **Migliorare il flusso energetico:** Nel contesto naturopatico, si ritiene che il corpo sia percorso da linee di energia (simili ai meridiani della medicina tradizionale cinese), che possono essere bloccate da tensioni fisiche o emotive.

**2. Massaggio terapeutico: una tecnica universale**

Il massaggio è una delle forme più antiche e versatili di terapia manuale, utilizzata in molte culture per favorire la salute e il rilassamento. In naturopatia, il massaggio viene considerato uno strumento non solo fisico ma anche energetico.

**2.1 Benefici fisiologici e psicologici del massaggio**

- **Aumento della circolazione sanguigna:** Il massaggio migliora l'apporto di ossigeno e nutrienti ai tessuti.
- **Riduzione dello stress:** Attraverso la stimolazione del sistema nervoso parasimpatico, si riducono i livelli di cortisolo e si favorisce il rilassamento.
- **Detossificazione:** Il drenaggio linfatico stimola l'eliminazione delle tossine accumulate nel corpo.
- **Miglioramento del sistema immunitario:** Studi dimostrano che il massaggio può aumentare il numero di globuli bianchi nel sangue, rafforzando le difese immunitarie (*Field et al., 2010*).

## 2.2 Tecniche di massaggio naturopatico

- **Massaggio rilassante:** Movimenti lenti e profondi per ridurre lo stress e l'ansia.
- **Massaggio linfodrenante:** Ideale per la detossificazione e il trattamento di edemi.
- **Massaggio sportivo:** Focalizzato sul recupero muscolare e sulla prevenzione di lesioni.
- **Massaggio miofasciale:** Specifico per il rilascio della fascia, migliorando la mobilità e riducendo il dolore cronico.

## 3. Chiropratica: l'allineamento vertebrale per la salute sistemica

La chiropratica si concentra sulla relazione tra la colonna vertebrale e il sistema nervoso. Secondo la filosofia chiropratica, molte malattie e dolori derivano da sublussazioni, ovvero disallineamenti delle vertebre che ostacolano il normale funzionamento nervoso.

## 3.1 Principi della chiropratica naturopatica

- **La salute dipende dal sistema nervoso:** Un sistema nervoso funzionante è essenziale per il benessere generale.
- **Il corpo ha un potenziale di autoguarigione:** Rimuovendo le interferenze strutturali, si permette al corpo di ripristinare la salute.
- **Gli aggiustamenti vertebrali sono fondamentali:** Tecniche manuali specifiche ripristinano l'allineamento spinale, migliorando la postura e alleviando il dolore.

## 3.2 Indicazioni principali

- Mal di schiena e dolori cervicali.
- Emicranie e mal di testa cronici.
- Problemi posturali e disfunzioni muscolo-scheletriche.

## 4. Osteopatia: l'arte della manipolazione globale

L'osteopatia è una disciplina che abbraccia l'intero sistema corporeo, considerando la struttura e la funzione come elementi inseparabili. Le tecniche osteopatiche mirano a migliorare la mobilità delle articolazioni, la circolazione e la funzione degli organi interni.

### 4.1 Tecniche principali dell'osteopatia

- **Manipolazioni strutturali:** Per migliorare la mobilità articolare.
- **Tecniche cranio-sacrali:** Per riequilibrare il sistema nervoso centrale attraverso il lavoro sul cranio e il sacro.
- **Trattamenti viscerali:** Per migliorare la funzione degli organi interni e ridurre tensioni viscerali.

### 4.2 Benefici dell'osteopatia

- Riduzione del dolore muscolo-scheletrico.
- Miglioramento della digestione e della respirazione.
- Supporto nella gestione di condizioni croniche come l'artrite.

## 5. Terapie manuali e connessione mente-corpo

Un aspetto fondamentale delle terapie manuali in naturopatia è la loro capacità di influenzare non solo il corpo fisico, ma anche lo stato emotivo e mentale del paziente. Attraverso il contatto fisico e il rilascio delle tensioni, si può:

- Ridurre lo stress e l'ansia.
- Favorire un senso di benessere e relax profondo.
- Aiutare il paziente a ristabilire una connessione positiva con il proprio corpo.

## 6. Evidenze scientifiche e approcci integrati

Numerosi studi confermano l'efficacia delle terapie manuali nel trattamento di diverse condizioni. Ad esempio:

- Un'analisi del *Journal of Alternative and Complementary Medicine* ha dimostrato che il massaggio terapeutico riduce significativamente il dolore cronico rispetto ai trattamenti convenzionali (*Sherman et al., 2014*).
- Ricerche sulla chiropratica mostrano un miglioramento significativo dei sintomi nei pazienti con lombalgia cronica (*Goertz et al., 2013*).

Le terapie manuali rappresentano un pilastro essenziale della naturopatia, integrando il trattamento fisico con una visione olistica della salute. L'approccio naturopatico si distingue per la sua attenzione al paziente come individuo unico, con l'obiettivo di stimolare il naturale potenziale di autoguarigione del corpo. Queste tecniche, combinate con altri approcci naturopatici, offrono un percorso completo e personalizzato verso il benessere.

## 10.2 Tecniche di Massaggio e Loro Benefici

**Origini e sviluppo storico**

Le tecniche di massaggio hanno radici millenarie, con testimonianze scritte risalenti all'antica Cina (2700 a.C.), Egitto e India. Nel contesto europeo, Ippocrate, noto come "padre della medicina", sottolineava l'importanza del massaggio, descrivendolo come una tecnica fondamentale per alleviare tensioni e favorire la guarigione naturale (*Ippocrate, Corpus Hippocraticum*). Nel XIX secolo, il massaggio ha assunto un ruolo scientifico grazie all'opera di medici come Per Henrik Ling, che sistematizzò il massaggio svedese.

**Classificazione dettagliata delle tecniche**

Esistono numerose tecniche di massaggio, ciascuna progettata per affrontare specifici problemi fisici o energetici:

**1. Massaggio svedese**

- **Origine**: Introdotto da Per Henrik Ling nel XIX secolo.
- **Tecniche principali**: Effleurage, petrissage, frizioni, tapotement e vibrazioni.

- **Benefici**: Migliora la circolazione, allevia il dolore muscolare e favorisce il rilassamento.

## 2. Massaggio profondo

- **Descrizione**: Si concentra sui tessuti profondi e sul rilascio delle tensioni croniche.
- **Benefici**: Utile per chi soffre di dolori muscolo-scheletrici persistenti o rigidità cronica.

## 3. Massaggio linfodrenante

- **Principio**: Ideato da Emil e Estrid Vodder negli anni '30, utilizza movimenti leggeri e ritmici per stimolare il sistema linfatico.
- **Applicazioni cliniche**: Edema linfatico, post-mastectomia, ritenzione idrica.

## 4. Massaggio sportivo

- **Obiettivo**: Preparare i muscoli per l'attività fisica, prevenire lesioni e accelerare il recupero.
- **Tecniche specifiche**: Frizioni profonde e stretching passivo.

## 5. Massaggio miofasciale

- **Principio**: Mira a rilasciare le aderenze fasciali e migliorare la mobilità.
- **Tecniche**: Pressioni lente e costanti su aree di tensione.

## 6. Massaggio shiatsu

- **Origine**: Tradizione giapponese, basata sui meridiani energetici.
- **Benefici**: Riequilibrio energetico, alleviamento dello stress e miglioramento del sonno.

**Tecniche manuali e dettagli operativi**

Ogni tecnica si basa su specifici movimenti e manipolazioni:

## 1. Effleurage

- **Movimento**: Scivolamento delicato delle mani sul corpo.
- **Obiettivo**: Riscaldare i tessuti, rilassare il paziente e migliorare la circolazione superficiale.

## 2. Petrissage

- **Movimento**: Impastamento dei muscoli con le mani.
- **Benefici**: Rilassa le contratture muscolari, migliora l'elasticità dei tessuti.

## 3. Frizioni

- **Movimento**: Pressioni circolari profonde con i polpastrelli.
- **Indicazioni**: Rottura delle aderenze muscolari, trattamento di aree con infiammazione cronica.

## 4. Tapotement

- **Movimento**: Percussioni rapide e ritmiche con il taglio della mano o le dita.
- **Benefici**: Stimola la contrazione muscolare e favorisce il drenaggio polmonare.

## 5. Vibrazioni

- **Movimento**: Oscillazioni rapide con le mani.
- **Effetti**: Rilassa i muscoli profondi, allevia il dolore.

## Benefici terapeutici del massaggio

Il massaggio, nell'ambito naturopatico, offre benefici che si estendono al corpo, alla mente e allo spirito:

### 1. Benefici fisici

- **Miglioramento circolatorio**: Favorisce il ritorno venoso e linfatico, riducendo gonfiori e accumuli di tossine.
- **Rilassamento muscolare**: Allevia dolori muscolari e articolari, migliorando la mobilità.
- **Rigenerazione tessutale**: Stimola la produzione di collagene e accelera la guarigione delle ferite (*Weerapong et al., 2005*).

### 2. Benefici psicologici

- **Riduzione dello stress**: Stimola il rilascio di endorfine e riduce i livelli di cortisolo.
- **Miglioramento del sonno**: Le tecniche rilassanti favoriscono un sonno profondo e rigenerante.
- **Equilibrio emotivo**: Tecniche come il massaggio shiatsu lavorano sui meridiani energetici, favorendo la stabilità emotiva.

## Indicazioni cliniche specifiche

Le tecniche di massaggio possono essere integrate nel trattamento di diverse condizioni, come:

- **Disturbi muscolo-scheletrici**: Lombalgia, cervicalgia, artrite.
- **Disturbi circolatori**: Edema linfatico, varici, ritenzione idrica.
- **Condizioni neurologiche**: Emicrania, stress cronico, neuropatie lievi.
- **Disturbi psicosomatici**: Ansia, depressione, insonnia.

**Integrazione con altre pratiche naturopatiche**

Il massaggio è spesso combinato con altre tecniche per potenziarne gli effetti:

- **Aromaterapia**: L'uso di oli essenziali, come la lavanda o l'eucalipto, durante il massaggio amplifica i benefici rilassanti e anti-infiammatori (*Price & Price, 2012*).
- **Fitoterapia topica**: Applicazione di pomate o oli a base di erbe per trattare dolori muscolari o infiammazioni.
- **Terapie energetiche**: Il Reiki o la digitopressione si integrano perfettamente con le tecniche di massaggio, migliorando il flusso energetico.

**Evidenze scientifiche**

Numerose ricerche sostengono l'efficacia delle tecniche di massaggio:

- **Rilievi clinici sul massaggio linfodrenante**: Studi pubblicati su *Lymphology* dimostrano una riduzione significativa dei sintomi di linfedema post-operatorio grazie al massaggio linfodrenante.
- **Benefici del massaggio profondo**: Secondo il *Journal of Pain*, il massaggio profondo allevia il dolore cronico muscolo-scheletrico meglio di terapie convenzionali (*Furlan et al., 2015*).

Il massaggio rappresenta un pilastro fondamentale della naturopatia, con un impatto significativo sulla salute fisica e mentale. Ogni tecnica, da quella rilassante a quella terapeutica, si integra armoniosamente con altre pratiche naturopatiche, fornendo un approccio olistico alla cura e al benessere.

## 10.3 Chiropratica e Allineamento Spinale

L'approfondimento della chiropratica e del suo ruolo nell'allineamento spinale non si limita solo agli aspetti tecnici e terapeutici, ma include anche le basi teoriche, i benefici sistemici e l'evoluzione della pratica nel contesto della salute olistica.

## Le Radici Storiche della Chiropratica

La chiropratica ha origini relativamente recenti rispetto ad altre discipline olistiche, ma le sue basi concettuali possono essere fatte risalire a tradizioni antiche. Già nella medicina greca, Ippocrate, considerato il padre della medicina, sottolineava l'importanza della colonna vertebrale nella salute generale, affermando: "Guarda bene alla spina dorsale, perché là risiede la causa di molte malattie" (*Ippocrate, circa 400 a.C.*). Questo principio è stato ripreso da Daniel David Palmer, che nel 1895 fondò ufficialmente la chiropratica, formulando l'ipotesi secondo cui i disallineamenti vertebrali interferiscono con il flusso energetico e nervoso del corpo (*Palmer, 1895*).

## Approccio Filosofico e Funzionale

La chiropratica non si limita alla manipolazione della colonna vertebrale, ma adotta una visione sistemica del corpo umano, allineandosi ai principi fondamentali della naturopatia. Tra questi, si evidenziano:

1. **Innate Intelligence**: Il corpo possiede una capacità innata di autoregolazione e guarigione, governata dal sistema nervoso centrale.
2. **Sublussazione come Interferenza**: La sublussazione vertebrale, ossia il disallineamento delle vertebre, è vista come un ostacolo al flusso dell'energia vitale e al funzionamento ottimale degli organi.
3. **Centralità della Prevenzione**: La chiropratica mira non solo a risolvere i sintomi, ma a prevenire le malattie attraverso il mantenimento dell'equilibrio spinale.

## Tecniche Avanzate e Specializzazioni

La chiropratica si avvale di una serie di tecniche e approcci, ciascuno mirato a specifiche esigenze del paziente. Tra le principali:

**1. Tecnica Cox Flexion-Distraction**

- **Metodo**: Utilizza un tavolo apposito che consente di allungare e mobilizzare delicatamente la colonna vertebrale.
- **Indicazioni**: Trattamento di ernie del disco, stenosi spinale e dolori radicolari.
- **Benefici**: Riduzione della compressione nervosa e miglioramento della flessibilità.

## 2. Tecnica Upper Cervical

- **Metodo**: Si concentra esclusivamente sull'allineamento delle prime due vertebre cervicali (atlante e epistrofeo).
- **Indicazioni**: Emicranie, vertigini e problemi di equilibrio.
- **Evidenza**: Studi hanno mostrato una correlazione tra disallineamenti cervicali superiori e alterazioni della pressione sanguigna (*Bakris et al., 2007*).

## 3. Tecnica Webster

- **Metodo**: Focalizzata sull'equilibrio del bacino, viene spesso utilizzata su donne in gravidanza per migliorare la posizione fetale.
- **Benefici**: Riduzione del dolore lombare e miglioramento del benessere durante la gestazione.

**Benefici Sistemici della Chiropratica**

L'allineamento spinale, attraverso le tecniche chiropratiche, ha un impatto che va oltre la riduzione del dolore localizzato, influenzando positivamente diversi sistemi corporei:

1. **Sistema Nervoso**: Migliora la comunicazione nervosa tra cervello e organi periferici, favorendo una risposta ottimale del corpo a stimoli interni ed esterni.
2. **Sistema Immunitario**: La chiropratica stimola la risposta immunitaria attraverso il miglioramento della funzione nervosa. Studi hanno dimostrato che le manipolazioni spinali possono aumentare la produzione di globuli bianchi (*Teodorczyk-Injeyan et al., 2006*).
3. **Sistema Cardiovascolare**: Allineamenti corretti riducono la tensione muscolare e migliorano la circolazione sanguigna, favorendo una pressione arteriosa equilibrata.

4. **Sistema Digestivo**: Alcuni disallineamenti, in particolare nella regione toracica, possono compromettere il funzionamento gastrointestinale. La correzione vertebrale favorisce un miglioramento nella digestione e nell'assorbimento dei nutrienti.

## Ruolo della Chiropratica nella Prevenzione

La chiropratica gioca un ruolo cruciale nella prevenzione di disturbi cronici attraverso:

- **Educazione Posturale**: Correggere abitudini posturali scorrette previene l'insorgenza di dolori muscoloscheletrici.
- **Rinforzo Muscolare**: L'integrazione di esercizi specifici per il core stabilizza la colonna e riduce il rischio di lesioni.
- **Riduzione dello Stress**: La manipolazione spinale può abbassare i livelli di cortisolo, migliorando la gestione dello stress.

## Critiche e Sfide della Chiropratica

Nonostante i numerosi benefici riportati, la chiropratica è stata soggetta a critiche, soprattutto da parte della medicina convenzionale. Alcuni punti di dibattito includono:

- **Evidenze Scientifiche**: Sebbene esistano studi che supportano l'efficacia della chiropratica, molti lamentano una mancanza di prove su larga scala.
- **Rischi Potenziali**: In rari casi, manipolazioni cervicali possono essere associate a complicazioni come dissezioni arteriose (*Cassidy et al., 2008*).
- **Integrazione Limitata**: La chiropratica non è universalmente accettata come parte integrante del sistema sanitario.

## Integrazione con Altre Pratiche Naturopatiche

La chiropratica, se combinata con altre terapie naturali, può amplificare i benefici per il paziente:

- **Nutrizione Funzionale**: Un regime alimentare ricco di antiossidanti e omega-3 supporta la rigenerazione muscolare e la salute delle articolazioni.

- **Aromaterapia**: L'utilizzo di oli essenziali come menta piperita e rosmarino aiuta a rilassare i muscoli prima delle manipolazioni.
- **Meditazione e Mindfulness**: Tecniche di rilassamento complementano la chiropratica, riducendo la tensione muscolare derivante dallo stress.

La chiropratica rappresenta un approccio integrativo e non invasivo per il trattamento e la prevenzione dei disturbi muscoloscheletrici. L'enfasi sull'allineamento spinale e sulla connessione tra sistema nervoso e salute generale ne fa una disciplina chiave nel contesto della naturopatia. Tuttavia, è essenziale proseguire con studi approfonditi per consolidare il suo ruolo all'interno della medicina integrata.

## 10.4 Osteopatia e Correzione Posturale

L'osteopatia è una disciplina terapeutica che si fonda su una visione olistica della salute, con un'enfasi particolare sulla relazione tra struttura corporea e funzione fisiologica. Nata come metodo innovativo alla fine del XIX secolo, l'osteopatia ha dimostrato nel tempo di essere un valido supporto per la gestione di numerose problematiche, grazie al suo approccio personalizzato e non invasivo.

**L'Essenza dell'Osteopatia**

L'osteopatia parte dal presupposto che il corpo possieda un'innata capacità di autoguarigione, ma questa funzione può essere compromessa da disallineamenti strutturali e squilibri posturali. Secondo Andrew Taylor Still, il fondatore dell'osteopatia, la malattia nasce quando la struttura del corpo è alterata e non può più funzionare in armonia (*Still, 1874*). Questa filosofia si traduce in un approccio diagnostico e terapeutico basato su una valutazione minuziosa della postura e della mobilità corporea.

**La Correzione Posturale Osteopatica**

La correzione posturale è una componente chiave della pratica osteopatica. Essa si basa sull'analisi approfondita dell'allineamento corporeo e mira a ristabilire la simmetria tra i vari segmenti corporei, migliorando la biomeccanica complessiva.

## 1. Valutazione Posturale

- **Metodo**: L'osteopata analizza la postura del paziente in piedi, seduto e durante il movimento. Si osservano squilibri muscolari, disallineamenti vertebrali e alterazioni dell'andatura.
- **Strumenti**: L'utilizzo di tecnologie avanzate come scanner posturali 3D e analisi biomeccaniche computerizzate sta diventando sempre più comune per garantire una diagnosi precisa (*Gnat, R. et al., 2015*).

## 2. Interventi Osteopatici

Gli interventi per la correzione posturale includono:

- **Manipolazioni Articolari**: Tecniche per ripristinare la mobilità delle articolazioni rigide.
- **Rilasci Fasciali**: Manipolazioni mirate a ridurre le tensioni accumulate nei tessuti connettivi.
- **Rieducazione Neuromuscolare**: Esercizi volti a correggere i modelli motori disfunzionali.

## Esercizi di Supporto per la Correzione Posturale

Oltre alle manipolazioni manuali, l'osteopata spesso prescrive esercizi specifici per mantenere e potenziare i risultati della terapia.

## 1. Esercizi di Allungamento

- **Benefici**: Migliorano la flessibilità dei muscoli retratti e riducono lo stress articolare.
- **Esempio**: Allungamento dei muscoli posteriori della coscia per alleviare la tensione lombare.

## 2. Esercizi di Rafforzamento

- **Benefici**: Rinforzano i muscoli stabilizzatori, migliorando il supporto posturale.
- **Esempio**: Plank e bird-dog per il rinforzo del core.

## 3. Esercizi di Propriocezione

- **Benefici**: Incrementano la consapevolezza corporea e migliorano l'equilibrio.

- **Esempio**: Esercizi con pedane instabili per stimolare l'attivazione neuromuscolare.

**Patologie Trattate con la Correzione Posturale**

La correzione posturale osteopatica è indicata in una vasta gamma di condizioni, incluse:

- **Dolori Muscolo-Scheletrici**
  - Dolore cervicale e lombare causati da cattive posture prolungate (es. lavorare al computer).
  - Disfunzioni articolari come sindrome dell'articolazione sacroiliaca.
- **Alterazioni dell'Andatura**
  - Piedi piatti o cavismo che influenzano negativamente la postura globale.
- **Condizioni Croniche**
  - Fibromialgia: la correzione posturale può ridurre il dolore sistemico attraverso il rilascio delle tensioni muscolari.
- **Prevenzione del Declino Posturale negli Anziani**
  - La postura eretta è cruciale per mantenere l'equilibrio e ridurre il rischio di cadute.

**Effetti Sistemici della Correzione Posturale**

La correzione posturale ha benefici che si estendono oltre il sistema muscolo-scheletrico:

- **Sistema Respiratorio**: Una postura corretta migliora la capacità polmonare, riducendo il rischio di ipoventilazione e patologie respiratorie (*Lando, C. et al., 2012*).
- **Sistema Digestivo**: Il miglioramento dell'allineamento vertebrale riduce la compressione degli organi addominali, favorendo la digestione.
- **Sistema Nervoso**: Un allineamento ottimale riduce la compressione dei nervi periferici, migliorando la trasmissione nervosa.

**L'Integrazione con la Naturopatia**

La correzione posturale osteopatica si integra perfettamente con altri approcci naturopatici:

1. **Nutrizione Anti-Infiammazione**
   - L'adozione di una dieta ricca di antiossidanti e omega-3 riduce l'infiammazione associata a tensioni muscolari croniche.
2. **Fitoterapia**
   - L'arnica e il salice bianco possono essere utilizzati come supporto naturale per ridurre il dolore e l'infiammazione.
3. **Tecniche di Mindfulness**
   - La consapevolezza corporea migliorata attraverso la meditazione rafforza gli effetti della correzione posturale, aiutando i pazienti a mantenere un allineamento ottimale.

**Sfide e Futuro dell'Osteopatia nella Correzione Posturale**

Nonostante l'efficacia della correzione posturale, persistono alcune sfide:

- **Accessibilità**: In molti paesi, l'osteopatia non è regolamentata, limitando l'accesso a terapie qualificate.
- **Educazione Posturale**: È fondamentale che i pazienti siano istruiti su come mantenere i risultati a lungo termine, evitando cattive abitudini.
- **Ricerca**: Sono necessarie ulteriori ricerche per standardizzare le tecniche di valutazione posturale e monitorarne gli effetti nel lungo termine.

La correzione posturale osteopatica rappresenta un approccio olistico che non solo allevia il dolore e migliora la funzione motoria, ma promuove un benessere globale. Integrata con altre pratiche naturopatiche, questa tecnica può offrire risultati duraturi, migliorando significativamente la qualità della vita dei pazienti.

# 11. Riflessologia e Digitopressione

## 11.1 Principi di Riflessologia

La riflessologia rappresenta una delle pratiche più utilizzate nel campo della naturopatia, basata sul concetto che punti specifici del corpo, detti *zone riflesse*, corrispondono a organi, sistemi e funzioni corporee. Sebbene le sue radici affondino in antiche tradizioni, il suo approccio moderno integra filosofia, pratica manuale e scienza emergente.

**Fondamenti Filosofici della Riflessologia**

La riflessologia si basa su tre pilastri teorici principali:

1. **Microcosmo del Corpo Umano:**

   Ogni parte del corpo umano è riflessa in una mappa specifica sui piedi, mani o orecchie. Questo concetto si ritrova anche nella medicina tradizionale cinese, dove l'equilibrio energetico del corpo può essere regolato tramite stimolazioni mirate (*Becker, 2000*).

2. **Energia Vitale e Blocchi Energetici:**

   Analogamente a pratiche come l'agopuntura, la riflessologia ritiene che l'energia vitale (Qi) debba scorrere liberamente nel corpo. Blocchi energetici si manifestano come tensioni o malattie. La stimolazione delle zone riflesse aiuta a dissolvere questi blocchi, migliorando la salute globale (*Liang, 2015*).

3. **Innato Potere di Autoguarigione:**

   Secondo la riflessologia, il corpo possiede la capacità di autoguarirsi se posto nelle condizioni ideali. Le tecniche riflessologiche non curano direttamente la malattia, ma stimolano la risposta naturale del corpo, rafforzando il sistema immunitario e promuovendo l'equilibrio omeostatico.


**Mappatura delle Zone Riflesse**

La precisione delle mappe riflessologiche è fondamentale per ottenere risultati ottimali. Le mappe sono divise principalmente in:

- **Piedi:**

- **Piede destro:** Corrisponde al lato destro del corpo. Ad esempio, il fegato si riflette nella parte mediale del piede destro.
- **Piede sinistro:** Corrisponde al lato sinistro. Il cuore, ad esempio, si trova nella parte mediale del piede sinistro.
- L'arco plantare rappresenta la colonna vertebrale, mentre la punta delle dita dei piedi è associata alla testa e ai seni paranasali (*Kunz & Kunz, 1996*).

- **Mani:**
  La riflessologia della mano è considerata una pratica complementare, particolarmente utile quando i piedi non possono essere trattati. Ad esempio, la zona riflessa per i polmoni si trova alla base del pollice.

- **Orecchie:**
  Le mappe auricolari derivano dalla medicina tradizionale cinese e identificano l'orecchio come un microcosmo del corpo umano. Questo approccio è spesso utilizzato per alleviare dolori acuti o ridurre ansia e stress.


**Tecniche Avanzate di Riflessologia**

Oltre alle tecniche di base, i riflessologi professionisti utilizzano approcci più complessi per ottenere risultati specifici:

- **Compressione Profonda:**
  Questa tecnica applica una pressione decisa e mirata sulle zone riflesse, particolarmente utile per il trattamento di dolori cronici o tensioni muscolari profonde.

- **Movimento Rotatorio:**
  La pressione viene applicata con movimenti circolari, utili per stimolare organi interni come stomaco e intestino.

- **Tecniche di Risonanza Energetica:**
  Alcuni riflessologi combinano tecniche manuali con campane tibetane o diapason per amplificare l'effetto del trattamento tramite vibrazioni sonore.

- **Stimolazione con Oli Essenziali:**
  L'uso di oli essenziali come lavanda o menta piperita viene integrato nella riflessologia per migliorare il rilassamento e il drenaggio linfatico.

**Benefici della Riflessologia: Evidenze Cliniche**

La ricerca scientifica ha esplorato gli effetti della riflessologia su diverse condizioni. Alcuni risultati significativi includono:

- **Dolore Cronico:**
  Studi clinici hanno dimostrato che la riflessologia può ridurre significativamente il dolore associato a patologie croniche come artrite e fibromialgia (*Ernst, 2009*).

- **Riduzione dello Stress e dell'Ansia:**
  Una revisione sistematica ha rilevato che la riflessologia riduce significativamente i livelli di ansia nei pazienti oncologici e nelle donne durante il travaglio (*Cooke et al., 2010*).

- **Miglioramento della Qualità del Sonno:**
  Il trattamento delle zone riflesse associate al sistema nervoso centrale favorisce il rilassamento profondo, migliorando la qualità del sonno in individui con insonnia.

- **Regolazione Ormonale:**
  La stimolazione delle zone riflesse per le ghiandole endocrine, come l'ipofisi e le ghiandole surrenali, può migliorare il bilanciamento ormonale, soprattutto nelle donne in menopausa.

**Integrazione della Riflessologia nella Pratica Naturopatica**

La riflessologia si combina facilmente con altre tecniche naturopatiche:

- **Aromaterapia:**
  L'applicazione di oli essenziali durante le sedute amplifica gli effetti rilassanti e terapeutici. Ad esempio, l'olio di camomilla è utilizzato per ridurre l'ansia.

- **Fitoterapia:**
  Il trattamento riflessologico può essere affiancato da rimedi

fitoterapici specifici, come tisane depurative, per migliorare
l'eliminazione delle tossine.

- **Tecniche di Respirazione Consapevole:**
  La respirazione profonda durante il trattamento migliora la
  connessione mente-corpo, aumentando i benefici del
  rilassamento.

**Sfide e Prospettive Future**

Nonostante la crescente popolarità, la riflessologia affronta alcune
critiche, principalmente legate alla mancanza di una base scientifica
robusta per alcuni dei suoi effetti. Tuttavia, con un aumento degli studi
randomizzati controllati, le sue applicazioni stanno guadagnando sempre
più validità clinica.

In futuro, l'integrazione con tecnologie avanzate, come la scansione
bioenergetica per individuare squilibri specifici, potrebbe migliorare
ulteriormente la precisione e l'efficacia della riflessologia.

La riflessologia è una pratica versatile e potente che si inserisce
perfettamente nel paradigma naturopatico olistico. I suoi benefici per la
salute fisica ed emotiva, uniti alla sua natura non invasiva, la rendono una
scelta ideale per chi cerca trattamenti naturali e personalizzati. Grazie al
suo approccio centrato sull'individuo, la riflessologia continuerà a essere
un pilastro della medicina naturale e integrativa.

## 11.2 Mappatura del Corpo e Punti Energetici

La mappatura del corpo è un aspetto cruciale della riflessologia e della
digitopressione, in quanto permette di identificare e trattare specifiche
zone riflesse o punti energetici collegati a organi, sistemi corporei e
funzioni vitali. Queste mappe sono basate su tradizioni millenarie,
supportate da osservazioni cliniche e integrate da approcci moderni.

**Origini e Concetto della Mappatura Riflessologica**

Il principio fondamentale della mappatura è che il corpo umano è
rappresentato in aree più piccole, come piedi, mani e orecchie, che
fungono da "microcosmi". Queste zone riflesse sono interconnesse

tramite reti di nervi, canali energetici e percorsi bioelettrici (*Kunz & Kunz, 1996*).

1. **Radici Tradizionali:**

   La mappatura ha origine in antiche pratiche mediche come la Medicina Tradizionale Cinese (MTC) e l'Ayurveda. La MTC, ad esempio, identifica i meridiani energetici, mentre l'Ayurveda considera i punti *Marma* come centri di energia vitale.

2. **Modello Riflessologico Moderno:**

   Le mappe moderne utilizzano diagrammi dettagliati dei piedi, mani e orecchie, in cui ogni punto rappresenta un'area o funzione specifica del corpo. Ad esempio, la zona del tallone è correlata alla parte bassa della schiena e al sistema riproduttivo, mentre la punta delle dita rappresenta la testa.

**Mappatura dei Piedi**

La riflessologia plantare è la forma più studiata e applicata, grazie alla sua capacità di stimolare una vasta gamma di funzioni corporee.

1. **Zone Riflesse nei Piedi:**
   - **Punta delle dita:** Rappresenta la testa, inclusi cervello, seni paranasali e occhi.
   - **Arco plantare:** Riflette la colonna vertebrale, con segmentazioni che corrispondono alle vertebre cervicali, toraciche, lombari e sacrali.
   - **Zona centrale:** Associa gli organi addominali come fegato, stomaco e intestino.
   - **Tallone:** Collega le gambe, i piedi stessi e gli organi pelvici.

2. **Simmetria Corporea:**

   Il piede destro corrisponde alla parte destra del corpo, mentre il piede sinistro riflette la parte sinistra. Alcuni organi, come cuore e milza, si trovano solo sulla mappa del piede sinistro.

**Mappatura delle Mani**

La riflessologia delle mani è meno diffusa ma particolarmente utile quando il trattamento dei piedi è impossibile.

1.  **Distribuzione dei Punti Riflessi:**
    o   La base del pollice è correlata ai polmoni.
    o   La zona centrale del palmo riflette il sistema digestivo.
    o   Le punte delle dita rappresentano la testa, simile ai piedi.
2.  **Accessibilità e Praticità:**
    La riflessologia delle mani è facilmente autopraticabile,
    rendendola ideale per situazioni di emergenza o quando non si
    dispone di un terapeuta.

## Mappatura delle Orecchie

L'auricoloterapia, derivata dalla medicina cinese e sviluppata
ulteriormente dalla ricerca occidentale, considera l'orecchio un
microcosmo del corpo umano.

1.  **Modello Embrionale:**
    La mappa auricolare segue la forma di un feto rovesciato. La testa
    è rappresentata nel lobo dell'orecchio, mentre il corpo e gli arti si
    estendono verso la parte superiore e inferiore del padiglione
    auricolare.
2.  **Applicazioni Cliniche:**
    La stimolazione delle zone auricolari è particolarmente efficace
    per il trattamento del dolore, delle dipendenze e dello stress
    (*Nogier, 1957*).

## Meridiani Energetici e Punti di Pressione

La mappatura riflessologica si intreccia strettamente con il concetto di
meridiani energetici nella Medicina Tradizionale Cinese. Questi canali
invisibili attraversano il corpo, trasportando energia vitale (Qi).

1.  **Punti Chiave dei Meridiani:**
    o   Il meridiano del fegato passa attraverso il piede destro,
        con punti importanti nell'arco plantare.
    o   Il meridiano del cuore è rappresentato sul palmo della
        mano sinistra, vicino alla base del pollice.
2.  **Connessioni Multisistemiche:**
    I punti lungo i meridiani non solo corrispondono a specifici organi,

ma influenzano anche lo stato emotivo e mentale. Ad esempio, il meridiano del rene è collegato alla paura e alla forza vitale

## Tecniche di Applicazione sulla Mappa Corporea

Per massimizzare i benefici terapeutici, la mappatura riflessologica deve essere combinata con tecniche precise.

- **Pressione Graduale:**
  Applicare una pressione delicata e aumentarla gradualmente aiuta a "risvegliare" le zone riflesse senza causare disagio.
- **Movimenti Rotatori:**
  Sono ideali per rilassare tensioni profonde e stimolare il sistema nervoso.
- **Strumenti Complementari:**
  Bastoncini di legno, sfere di gomma o dispositivi elettronici sono spesso utilizzati per migliorare la stimolazione.

## Benefici della Mappatura Corporea

La mappatura consente un approccio olistico, permettendo ai terapeuti di trattare non solo il sintomo, ma anche la causa sottostante.

- **Rilassamento Profondo:**
  Agendo su punti specifici, il sistema nervoso autonomo viene riequilibrato, favorendo uno stato di calma.
- **Miglioramento della Circolazione:**
  La stimolazione delle zone riflesse incrementa il flusso sanguigno, supportando la rigenerazione cellulare.
- **Bilanciamento Energetico:**
  Ripristinando il flusso del Qi nei meridiani, si promuove l'equilibrio tra corpo, mente e spirito.

## Sfide e Limiti della Mappatura Riflessologica

Nonostante la sua popolarità, la mappatura riflessologica non è universalmente standardizzata, con variazioni tra scuole e tradizioni. Inoltre, la mancanza di consenso scientifico su alcune aree rappresenta una sfida per la validazione clinica.

La mappatura del corpo rappresenta il cuore della riflessologia e della digitopressione, offrendo un potente strumento per promuovere il benessere. Grazie alla sua natura non invasiva e personalizzabile, questa pratica continua a evolversi, combinando antica saggezza e ricerca moderna per offrire benefici terapeutici significativi.

## 11.3 Digitopressione per Alleviare il Dolore

La digitopressione è una pratica terapeutica antica che utilizza la pressione manuale su punti specifici del corpo per alleviare il dolore, ridurre lo stress e promuovere il benessere generale. Derivata dalla Medicina Tradizionale Cinese (MTC), la digitopressione si basa sul principio che il corpo è attraversato da canali energetici, detti meridiani, in cui scorre il *Qi* (energia vitale). La stimolazione dei punti chiave lungo questi meridiani permette di correggere squilibri energetici responsabili di disturbi e dolori.

**Origini e Fondamenti Teorici**

La digitopressione trova le sue radici nella MTC, dove è strettamente legata all'agopuntura, ma senza l'uso di aghi. I punti energetici, detti anche punti di pressione o punti di agopuntura, sono localizzati lungo i meridiani e rappresentano porte di accesso per regolare il flusso di energia.

1. **Teoria del Qi e dei Meridiani:**
   Secondo la MTC, il dolore è spesso causato da un ristagno o da un eccesso di energia in determinate aree del corpo. La digitopressione agisce stimolando il movimento del *Qi*, riequilibrando i flussi energetici.

2. **Influenza Nervosa e Biochimica:**
   Studi moderni suggeriscono che la digitopressione agisca anche stimolando il rilascio di endorfine e serotonina, neurotrasmettitori che regolano il dolore e il benessere emotivo (*Chen et al., 2018*).

**Punti Principali Utilizzati per Alleviare il Dolore**

La digitopressione si applica a una vasta gamma di disturbi, utilizzando punti specifici per trattare il dolore acuto o cronico.

1. **Punto LI4 (He Gu):**
   Localizzato tra il pollice e l'indice, è uno dei punti più utilizzati per alleviare dolori generali, mal di testa e tensione muscolare.

2. **Punto ST36 (Zu San Li):**
   Situato sotto il ginocchio, è noto per migliorare la vitalità e ridurre dolori associati a disturbi gastrointestinali e stanchezza cronica.

3. **Punto GB20 (Feng Chi):**
   Posizionato alla base del cranio, viene utilizzato per trattare dolori cervicali, emicranie e stress accumulato.

4. **Punto LV3 (Tai Chong):**
   Si trova sul dorso del piede ed è efficace per il dolore mestruale, dolori addominali e disturbi emotivi.

5. **Punto SP6 (San Yin Jiao):**
   Situato sull'interno della gamba, tre dita sopra la caviglia, è utilizzato per alleviare dolori pelvici, disturbi del sonno e tensione muscolare.

## Tecniche di Applicazione

La digitopressione richiede una conoscenza precisa dei punti da trattare e una tecnica di applicazione adeguata per ottenere risultati ottimali.

1. **Pressione Graduale:**
   Utilizzare il polpastrello del pollice o dell'indice, applicando una pressione crescente per 30-60 secondi. Questo aiuta a stimolare il punto senza causare dolore.

2. **Movimenti Rotatori:**
   Per intensificare l'effetto, eseguire piccoli movimenti circolari mantenendo una pressione costante sul punto.

3. **Durata e Ripetizioni:**
   Ogni punto può essere stimolato per 1-3 minuti, ripetendo il trattamento 2-3 volte al giorno in caso di dolore cronico.

4. **Respirazione e Rilassamento:**
   Durante il trattamento, il paziente dovrebbe concentrarsi sulla

respirazione profonda per massimizzare il rilassamento e favorire
il flusso del *Qi*.

**Applicazioni Pratiche della Digitopressione per il Dolore**

La digitopressione si è dimostrata efficace in diversi contesti clinici e
quotidiani:

1. **Cefalee e Emicranie:**

   La pressione sul punto LI4, in combinazione con il punto GB20,
   può ridurre significativamente la frequenza e l'intensità delle
   emicranie.

2. **Dolori Muscolari:**

   Per tensioni e dolori muscolari, la digitopressione sui punti lungo i
   meridiani di Fegato e Vescica biliare (come LV3 e GB20) aiuta a
   rilassare le contratture.

3. **Dolori Mestruali:**

   SP6 è un punto chiave per alleviare i crampi mestruali, in quanto
   stimola il rilassamento dell'area pelvica.

4. **Dolore Lombare:**

   La combinazione di ST36 e punti lungo il meridiano della Vescica
   Urinaria è efficace nel ridurre il dolore lombare cronico.

**Benefici e Limiti**

**Vantaggi:**

- Non invasiva: La digitopressione è una tecnica sicura e priva di
  effetti collaterali se eseguita correttamente.
- Versatilità: Può essere utilizzata per trattare dolori localizzati,
  sistemici ed emotivi.
- Autotrattamento: Molti punti sono facilmente accessibili,
  permettendo al paziente di applicare la digitopressione
  autonomamente.

**Limiti:**

- **Efficacia Variabile:** In alcuni casi, la digitopressione non è
  sufficiente per trattare dolori gravi o patologie complesse.

- **Necessità di Conoscenze Approfondite:** Applicazioni errate possono ridurre l'efficacia o causare disagio.

### Prospettive Cliniche e Ricerca

Ricerche recenti confermano l'efficacia della digitopressione per il dolore, ma servono ulteriori studi per standardizzare le tecniche e migliorare l'accettazione nel campo medico. Ad esempio, uno studio del 2020 ha dimostrato una riduzione significativa del dolore lombare cronico in pazienti sottoposti a digitopressione regolare (*Hsieh et al., 2020*).

La digitopressione rappresenta una pratica potente e accessibile per alleviare il dolore, combinando tradizione e scienza. Con una conoscenza accurata dei punti energetici e delle tecniche di applicazione, questa terapia olistica può migliorare significativamente la qualità della vita di chi la utilizza.

## 11.4 Applicazioni Pratiche per Stress e Ansia

La digitopressione, come tecnica complementare alla riflessologia, si è dimostrata particolarmente utile nella gestione dello stress e dell'ansia, problematiche sempre più diffuse nella società moderna. Agendo su specifici punti energetici del corpo, la digitopressione promuove il rilassamento, allevia la tensione nervosa e favorisce uno stato di equilibrio psico-fisico.

### Stress e Ansia: Una Panoramica Naturopatica

Secondo i principi della naturopatia, lo stress e l'ansia derivano spesso da uno squilibrio energetico causato da stimoli esterni o interni eccessivi. Questi stati si manifestano attraverso sintomi fisici (tachicardia, tensione muscolare, insonnia) e psicologici (irritabilità, difficoltà di concentrazione). La digitopressione interviene riequilibrando il flusso energetico lungo i meridiani e favorendo la capacità del corpo di autoregolarsi.

### Punti Chiave per Ridurre Stress e Ansia

Ecco alcuni dei principali punti utilizzati nella digitopressione per gestire stress e ansia:

1. **Punto Yin Tang (Terzo Occhio):**
   Situato tra le sopracciglia, questo punto è noto per alleviare il mal
   di testa da tensione e favorire un profondo rilassamento mentale.
   La pressione esercitata con movimenti circolari delicati per 1-2
   minuti aiuta a calmare la mente e ridurre l'ansia (*Li et al., 2019*).

2. **Punto PC6 (Nei Guan):**
   Localizzato sul lato interno del braccio, a circa tre dita dalla base
   del polso. Questo punto è efficace per alleviare il nervosismo e la
   nausea causata dall'ansia. La sua stimolazione è ampiamente
   utilizzata anche per i disturbi del sonno correlati allo stress (*Chen
   et al., 2020*).

3. **Punto HT7 (Shen Men):**
   Si trova sul polso, all'estremità della piega carpale. È considerato
   un punto essenziale per calmare il cuore e riequilibrare le
   emozioni, alleviando palpitazioni e sensazioni di oppressione.

4. **Punto KD1 (Yong Quan):**
   Situato sulla pianta del piede, nella depressione tra le ossa del
   secondo e terzo metatarso, il KD1 radica l'energia del corpo,
   favorendo una sensazione di stabilità e sicurezza.

5. **Punto LV3 (Tai Chong):**
   Posizionato sul dorso del piede, tra il primo e il secondo
   metatarso. Questo punto allevia la tensione accumulata e migliora
   la circolazione energetica, promuovendo il rilassamento profondo.

**Tecniche di Applicazione**

Per massimizzare l'efficacia della digitopressione contro stress e ansia, è
fondamentale adottare una tecnica adeguata. Ecco alcune linee guida:

1. **Pressione e Ritmo:**
   Utilizzare la punta del pollice o dell'indice per applicare una
   pressione moderata e costante sui punti indicati, mantenendola
   per almeno 30 secondi fino a 2 minuti. In alternativa, eseguire
   leggeri movimenti circolari per stimolare ulteriormente il punto.

2. **Respirazione Consapevole:**
   Durante il trattamento, il paziente deve concentrarsi sulla

respirazione profonda e lenta, sincronizzandola con i movimenti della digitopressione. Questo migliora il rilassamento e l'effetto terapeutico.

3. **Ambiente Rilassante:**
   Creare un ambiente tranquillo e confortevole, con luci soffuse e una musica rilassante, può potenziare i benefici della digitopressione.

4. **Autotrattamento:**
   Molti punti, come il PC6 e lo Yin Tang, sono facilmente accessibili per l'autotrattamento, rendendo la digitopressione una tecnica pratica e versatile per gestire lo stress quotidiano.

## Benefici Documentati

Numerosi studi hanno evidenziato l'efficacia della digitopressione nella gestione dello stress e dell'ansia. Ad esempio:

- **Studio del 2020 su studenti universitari:** La stimolazione del punto HT7 ha ridotto significativamente i livelli di ansia pre-esame, migliorando la capacità di concentrazione e la qualità del sonno (*Zhang et al., 2020*).
- **Applicazione clinica per disturbi post-traumatici:** La digitopressione sui punti PC6 e KD1 è stata utilizzata con successo per alleviare il distress psicologico in pazienti con traumi emotivi cronici (*Hsieh et al., 2021*).

## Applicazioni Combinatorie

La digitopressione può essere combinata con altre tecniche naturopatiche per un approccio più completo alla gestione dello stress e dell'ansia:

1. **Aromaterapia:**
   Utilizzare oli essenziali calmanti, come la lavanda o la camomilla, durante la digitopressione può amplificarne gli effetti rilassanti.

2. **Tisane Rilassanti:**
   Bere una tisana a base di melissa, valeriana o passiflora prima del trattamento aiuta a predisporre il corpo al rilassamento.

3. **Meditazione Guidata:**
   La combinazione di digitopressione e meditazione promuove uno

stato mentale di calma e chiarezza, riducendo ulteriormente
l'ansia.

**Limitazioni e Precauzioni**

Sebbene la digitopressione sia generalmente sicura, è importante
considerare alcune precauzioni:

1. **Condizioni Gravi:**

   In caso di ansia clinica o stress grave, la digitopressione dovrebbe
   essere utilizzata come complemento a trattamenti medici
   appropriati.

2. **Gravidanza:**

   Alcuni punti, come il SP6, non sono raccomandati durante la
   gravidanza, poiché potrebbero stimolare contrazioni uterine.

3. **Formazione Adeguata:**

   Per ottenere risultati ottimali, è essenziale che il praticante abbia
   una formazione adeguata nella localizzazione dei punti e nelle
   tecniche di applicazione.

La digitopressione rappresenta una pratica olistica efficace e accessibile
per alleviare lo stress e l'ansia. Grazie alla sua natura non invasiva e ai
benefici documentati, è una risorsa preziosa per chi cerca metodi naturali
per migliorare il proprio benessere psico-fisico.

# 12. Aromaterapia

## 12.1 Introduzione agli Oli Essenziali

Gli oli essenziali rappresentano una delle forme più concentrate ed efficaci di estrazione vegetale, utilizzate da millenni per scopi terapeutici, cosmetici, rituali e, più recentemente, scientifici. La loro versatilità è il risultato della complessa composizione chimica, che include molecole volatili altamente biodisponibili. Questi composti aromatici, estratti da varie parti delle piante, sono il risultato di secoli di evoluzione, durante i quali le piante hanno sviluppato oli essenziali come meccanismi di difesa, attrazione per impollinatori e comunicazione con l'ambiente (*Lis-Balchin, 2019*).

### Definizione di Oli Essenziali

Gli oli essenziali sono sostanze aromatiche volatili, lipofile e altamente concentrate. Vengono definiti "essenziali" non per la loro indispensabilità, ma per il fatto che contengono "l'essenza" della pianta, ovvero i suoi composti aromatici caratteristici. Sono prodotti principalmente da angiosperme e alcune conifere, e la loro composizione varia a seconda della specie, dell'ambiente, della stagione e delle condizioni di raccolta. Per esempio, il rosmarino (Rosmarinus officinalis) produce oli con concentrazioni di cineolo che variano significativamente tra le piante cresciute in climi umidi rispetto a quelle di aree aride (*Chemat et al., 2020*).

### Composizione Chimica

Gli oli essenziali contengono centinaia di composti chimici, suddivisi in categorie principali come:

- **Monoterpeni:** Molecole leggere con proprietà antibatteriche e antinfiammatorie (es. limonene, presente nell'olio di limone).
- **Sesquiterpeni:** Composti più complessi, noti per le proprietà sedative e antispasmodiche (es. il bisabololo della camomilla).
- **Fenoli:** Composti altamente antimicrobici (es. timolo nell'olio di timo).

- **Esteri:** Molecole che contribuiscono alle proprietà calmanti e rilassanti (es. linalil acetato nella lavanda).

La composizione chimica di un olio determina il suo profilo aromatico e le sue proprietà terapeutiche, e può variare anche tra esemplari della stessa specie. Questo fenomeno è noto come "chemotipo." Ad esempio, il chemotipo del timo può contenere timolo (antibatterico) o geraniolo (antifungino) a seconda delle condizioni ambientali (*Cox & Balick, 1994*).

## Metodi di Estrazione

Gli oli essenziali vengono estratti con tecniche che preservano l'integrità delle loro molecole volatili:

1. **Distillazione a Vapore:**

   La distillazione è il metodo più antico e comune. Consiste nel far passare vapore acqueo attraverso la materia vegetale, catturando i composti volatili che vengono poi separati dall'acqua condensata. Questo metodo è particolarmente adatto per piante come lavanda, menta e rosmarino (*Chemat et al., 2020*).

2. **Spremitura a Freddo:**

   Utilizzata principalmente per gli agrumi, consiste nel pressare la buccia per liberare gli oli. Questa tecnica è preferita per oli come arancia dolce, limone e bergamotto, poiché preserva i composti sensibili al calore.

3. **Estrazione con Solventi:**

   Utilizzata per materiali delicati come i fiori di gelsomino e rosa. Produce "assoluti," che sono concentrati altamente aromatici, ma spesso contenenti tracce di solventi.

4. **$CO_2$ Supercritica:**

   Una tecnica moderna che utilizza anidride carbonica liquida per estrarre oli puri e privi di residui. È ideale per piante sensibili come la vaniglia o il luppolo.

5.

## Utilizzo Storico

Gli oli essenziali sono stati parte integrante della storia umana. Le antiche civiltà egizia, greca, romana e indiana li utilizzavano per scopi medici, cosmetici e spirituali. Gli Egizi furono tra i primi a documentare l'uso di oli aromatici, che venivano impiegati per l'imbalsamazione, la cura del corpo e i rituali religiosi. La medicina ayurvedica indiana li incorporava come strumenti per bilanciare i "dosha," o energie corporee, mentre Ippocrate, il padre della medicina occidentale, li prescriveva per trattare infezioni e migliorare l'umore (*Gattefossé, 1937*).

Nel Medioevo, gli oli essenziali furono usati come rimedio contro la peste nera grazie alle loro proprietà antimicrobiche. Nel Rinascimento, la distillazione migliorò e si diffusero studi scientifici sulle loro applicazioni mediche, ponendo le basi per la moderna aromaterapia.

### Applicazioni Terapeutiche

Gli oli essenziali trovano applicazione in numerosi ambiti naturopatici:

1. **Gestione dello Stress e dell'Ansia:**
   Oli come lavanda, bergamotto e ylang-ylang sono noti per i loro effetti calmanti, agendo sul sistema limbico attraverso l'olfatto. Studi dimostrano che l'inalazione di lavanda riduce i livelli di cortisolo, ormone dello stress (*Hwang et al., 2018*).

2. **Supporto Immunitario:**
   Oli come tea tree ed eucalipto hanno proprietà antimicrobiche e antivirali, utili per prevenire infezioni respiratorie.

3. **Sollievo dal Dolore:**
   Gli oli di menta piperita e zenzero, applicati localmente, alleviano dolori muscolari e artritici grazie alle loro proprietà antinfiammatorie.

4. **Miglioramento del Sonno:**
   Oli essenziali di camomilla e incenso favoriscono un sonno profondo, riducendo l'insonnia e i disturbi del sonno.

5. **Cura della Pelle:**
   Oli come il geranio e la rosa sono utilizzati per rigenerare la pelle, trattare acne e ridurre i segni dell'invecchiamento.

### Sicurezza nell'Uso

Nonostante i benefici, l'uso degli oli essenziali richiede attenzione per evitare effetti collaterali:

- **Diluzione:** Gli oli devono essere sempre diluiti in un olio vettore (es. olio di jojoba o mandorle dolci) per evitare irritazioni cutanee. La diluizione standard varia dall'1% al 5%.
- **Test Cutaneo:** È consigliabile testare una piccola quantità di olio diluito su una zona della pelle per verificare eventuali reazioni allergiche.
- **Gravidanza e Allattamento:** Alcuni oli, come la salvia sclarea e il rosmarino, possono essere controindicati in queste condizioni.
- **Photosensibilità:** Oli di agrumi come limone e bergamotto possono causare ustioni se applicati sulla pelle prima dell'esposizione al sole.

**Prospettive Scientifiche**

Recenti studi scientifici hanno confermato molte delle proprietà tradizionalmente attribuite agli oli essenziali. La ricerca sugli effetti antimicrobici del tea tree, ad esempio, ha dimostrato la sua efficacia contro batteri resistenti agli antibiotici come lo Staphylococcus aureus (*Carson et al., 2006*). Allo stesso modo, la lavanda è stata oggetto di studi per il trattamento di disturbi d'ansia generalizzata, mostrando risultati comparabili ai farmaci ansiolitici, ma senza effetti collaterali significativi (*Koulivand et al., 2013*).

Gli oli essenziali rappresentano uno strumento straordinario nella pratica naturopatica, offrendo una vasta gamma di benefici per il corpo e la mente. Tuttavia, il loro uso richiede consapevolezza e competenza, per garantire sicurezza ed efficacia. Con il supporto della ricerca scientifica, l'aromaterapia continua a evolversi, integrandosi con altre discipline naturopatiche e conquistando un ruolo sempre più centrale nella promozione del benessere olistico.

## 12.2 Principi e Metodi di Utilizzo degli Oli Essenziali

Gli oli essenziali sono sostanze volatili estratte da piante aromatiche attraverso metodi come la distillazione o la spremitura a freddo. Sono considerati essenze concentrate in grado di racchiudere il "cuore" della pianta, ovvero il complesso di principi attivi che conferiscono proprietà terapeutiche specifiche. Il loro utilizzo nella naturopatia si fonda su millenni di tradizione e oggi trova sempre più conferme in ambito scientifico.

## Origini e Filosofia d'Utilizzo

L'uso degli oli essenziali risale a civiltà antiche come gli Egizi, i Cinesi e gli Indiani, che li impiegavano per scopi terapeutici, rituali e cosmetici. Secondo la filosofia naturopatica, essi agiscono non solo sul piano fisico, ma anche sul piano emotivo ed energetico, aiutando a ristabilire l'equilibrio globale dell'individuo (*Buckle, 2015*). L'aromaterapia moderna, sviluppata nel XX secolo, ha integrato queste conoscenze con approcci scientifici, rendendo l'uso degli oli essenziali uno strumento clinico affidabile.

## Principi Fondamentali

L'azione degli oli essenziali è il risultato della loro capacità di interagire con:

- **Il sistema olfattivo:** Le molecole volatili stimolano i recettori presenti nel naso, che inviano segnali al sistema limbico, responsabile delle emozioni, della memoria e delle risposte allo stress (*Hosseini et al., 2022*).
- **Il sistema cutaneo:** Attraverso l'applicazione topica, le molecole penetrano nella pelle, influenzando tessuti e processi locali, oltre a entrare nel circolo sanguigno per effetti sistemici.
- **Il sistema immunitario e nervoso autonomo:** Alcuni oli, come l'eucalipto e la menta, stimolano direttamente la risposta immunitaria e regolano le funzioni autonomiche.
- 

## Modalità di Utilizzo

Ogni metodo di utilizzo offre vantaggi specifici e deve essere scelto in base alle necessità terapeutiche.

1. **Diffusione Ambientale**

   La diffusione è ideale per la purificazione dell'aria, il rilassamento e la stimolazione mentale. I diffusori a ultrasuoni sono preferibili per preservare le proprietà degli oli. Ad esempio:

   - **Lavanda:** Riduce lo stress e migliora il sonno.
   - **Limone:** Favorisce la concentrazione e il buon umore.

2. **Inalazione Diretta**

   Attraverso un fazzoletto o un inalatore personale, l'inalazione è utile per trattare affezioni respiratorie o per un immediato effetto calmante. Ad esempio:

   - **Menta Piperita:** Allevia il mal di testa e favorisce la concentrazione.
   - **Eucalipto:** Decongestiona le vie respiratorie.

3. **Applicazione Topica**

   Gli oli essenziali devono essere diluiti in un olio vettore prima dell'applicazione sulla pelle. Questa modalità è efficace per dolori muscolari, cicatrici e problemi dermatologici.

   - **Olio di Tea Tree:** Antimicrobico e cicatrizzante, indicato per acne e ferite.
   - **Camomilla Romana:** Lenitiva per pelle sensibile o irritata.

4. **Bagni Aromatici**

   Gli oli essenziali possono essere aggiunti all'acqua del bagno (previa diluizione) per favorire il rilassamento o la rigenerazione fisica.

   - **Neroli:** Aiuta a calmare la mente.
   - **Rosmarino:** Energizzante e tonificante.

5. **Compressa Calda o Fredda**

   Le compresse imbevute di una miscela di acqua e oli essenziali sono utili per trattamenti localizzati:

   - **Compressa calda:** Per dolori muscolari e crampi (uso di lavanda o maggiorana).
   - **Compressa fredda:** Per gonfiori o febbre (uso di menta piperita o limone).

6. **Uso Cosmetico**

   Gli oli essenziali possono essere aggiunti a creme e shampoo per
   trattamenti mirati:

   - **Rosmarino:** Stimola la crescita dei capelli.
   - **Geranio:** Equilibra la produzione di sebo.

7. **Uso Interno (Solo sotto supervisione esperta)**

   Alcuni oli essenziali possono essere ingeriti per trattare disturbi
   specifici, ma questa modalità richiede cautela. Ad esempio:

   - **Limone:** Stimola la digestione.
   - **Zenzero:** Allevia la nausea.


## Dosaggi e Diluizioni Sicure

La concentrazione elevata degli oli essenziali richiede diluizioni
appropriate. Ecco alcune linee guida:

- **Uso Topico:** 1-3% per adulti (6-12 gocce in 30 ml di olio vettore).
- **Bagni Aromatici:** 5-10 gocce diluite in un emulsionante.
- **Diffusione:** 3-5 gocce per sessione di 30 minuti.

## Benefici Documentati

La ricerca scientifica ha dimostrato molteplici effetti benefici degli oli
essenziali:

- **Riduzione dello stress:** L'olio di lavanda riduce i livelli di cortisolo
  (*Koulivand et al., 2013*).
- **Azione antimicrobica:** Il tea tree è efficace contro batteri come lo
  Staphylococcus aureus (*Carson et al., 2006*).
- **Miglioramento del sonno:** Oli come camomilla e lavanda
  favoriscono il rilassamento e la qualità del sonno (*Hwang et al.,
  2018*).


## Precauzioni e Controindicazioni

L'uso improprio può provocare effetti collaterali come irritazioni cutanee,
allergie o fotosensibilità. È importante:

- Evitare l'uso puro sulla pelle.
- Non ingerire oli essenziali senza supervisione.

- Evitare oli fotosensibilizzanti (es. bergamotto) prima dell'esposizione al sole.
- Consultare un professionista in caso di gravidanza, allattamento o condizioni mediche croniche.

L'utilizzo degli oli essenziali rappresenta una pratica affascinante e versatile nella naturopatia, con benefici comprovati per corpo e mente. Tuttavia, è fondamentale adottare un approccio consapevole e scientificamente informato per garantire sicurezza ed efficacia. Con il giusto equilibrio tra tradizione e modernità, gli oli essenziali continuano a essere una risorsa preziosa nel percorso verso il benessere olistico.

## 12.3 Oli Essenziali Specifici per Disturbi Comuni

Gli oli essenziali, grazie alle loro proprietà biochimiche, sono strumenti versatili per trattare disturbi comuni sia sul piano fisico che emotivo. La loro efficacia si basa su una combinazione di principi attivi naturali che agiscono sul corpo e sulla mente. In questa sezione, esploreremo gli oli essenziali più utili per i problemi più frequenti, evidenziandone le applicazioni pratiche.

**1. Disturbi legati allo stress e all'ansia**

Lo stress è una condizione sempre più diffusa, e gli oli essenziali possono essere un valido alleato per favorire il rilassamento e ridurre l'ansia.

- **Lavanda (Lavandula angustifolia):** Grazie alle sue proprietà calmanti, la lavanda è uno degli oli essenziali più utilizzati per il rilassamento. Studi clinici dimostrano che inalare l'olio di lavanda riduce significativamente i livelli di cortisolo, l'ormone dello stress (*Koulivand et al., 2013*).
    - **Modalità d'uso:** Diffusione ambientale o applicazione di una goccia su polsi e tempie.
- **Bergamotto (Citrus bergamia):** Ottimo per ridurre la tensione emotiva e favorire un senso di benessere generale. È particolarmente indicato per chi soffre di ansia sociale (*Han et al., 2021*).

- **Modalità d'uso:** Inalazione diretta o diffusione per 20-30 minuti.
- **Camomilla romana (Chamaemelum nobile):** Agisce sul sistema nervoso centrale, promuovendo uno stato di calma e favorendo il sonno.
  - **Modalità d'uso:** Bagni aromatici serali con 5-6 gocce.

## 2. Disturbi del sonno

L'insonnia e i disturbi del sonno possono essere affrontati con oli essenziali che favoriscono il rilassamento e preparano il corpo al riposo.

- **Sandalo (Santalum album):** L'aroma profondo e terroso del sandalo ha un effetto sedativo sul sistema nervoso, ideale per combattere l'insonnia.
  - **Modalità d'uso:** Applicazione topica sul collo e diffusione in camera prima di dormire.
- **Ylang-Ylang (Cananga odorata):** Rilassa il sistema nervoso e abbassa la pressione sanguigna, favorendo un sonno profondo e rigenerante (*Setzer et al., 2020*).
  - **Modalità d'uso:** Aggiunto a una crema corpo e massaggiato sul torace prima di coricarsi.

## 3. Problemi respiratori

Gli oli essenziali possono aiutare a decongestionare le vie aeree e combattere infezioni respiratorie grazie alle loro proprietà antimicrobiche.

- **Eucalipto (Eucalyptus globulus):** Un potente decongestionante naturale, l'eucalipto aiuta a liberare le vie respiratorie e combatte le infezioni.
  - **Modalità d'uso:** Inalazione tramite vapori caldi (3-5 gocce in acqua bollente).
- **Timo (Thymus vulgaris):** Ricco di timolo, è un ottimo antisettico e antivirale, indicato per bronchiti e raffreddori (*Carson et al., 2006*).
  - **Modalità d'uso:** Diffusione ambientale o applicazione sul petto diluito in olio vettore.

- **Menta piperita (Mentha piperita):** Rinfrescante e decongestionante, allevia i sintomi del raffreddore e delle sinusiti.
  - **Modalità d'uso:** Inalazione diretta o compressa fredda applicata sulla fronte.

## 4. Dolori muscolari e articolari

Gli oli essenziali con proprietà antinfiammatorie e analgesiche sono utili per alleviare dolori muscolari e rigidità articolare.

- **Rosmarino (Rosmarinus officinalis):** Migliora la circolazione e riduce la rigidità muscolare.
  - **Modalità d'uso:** Massaggio con olio vettore dopo l'attività fisica.
- **Zenzero (Zingiber officinale):** Con proprietà riscaldanti e antinfiammatorie, è efficace contro artriti e dolori muscolari cronici.
  - **Modalità d'uso:** Compressa calda su aree doloranti.
- **Wintergreen (Gaultheria procumbens):** Contiene salicilato di metile, un potente antinfiammatorio naturale, indicato per dolori reumatici.
  - **Modalità d'uso:** Massaggio locale (1-2% diluito in olio vettore).

## 5. Disturbi digestivi

Gli oli essenziali possono supportare la digestione, alleviare gonfiore e nausea e favorire un equilibrio intestinale.

- **Menta piperita:** Oltre a essere utile per i problemi respiratori, è un ottimo antispasmodico per alleviare crampi e gonfiori intestinali (*Hosseini et al., 2022*).
  - **Modalità d'uso:** Applicazione di olio diluito sulla zona addominale o inalazione.
- **Finocchio (Foeniculum vulgare):** Stimola la digestione e riduce il gonfiore addominale.
  - **Modalità d'uso:** Massaggio sullo stomaco con olio diluito.

- **Limone (Citrus limon):** Migliora la digestione e disintossica il fegato.
  - **Modalità d'uso:** Diffusione o una goccia in acqua (solo con supervisione esperta).

## 6. Problemi della pelle

Le proprietà antimicrobiche e rigeneranti di alcuni oli essenziali sono ideali per trattare acne, dermatiti e cicatrici.

- **Tea Tree (Melaleuca alternifolia):** Uno dei migliori antimicrobici naturali, efficace contro acne e infezioni cutanee.
  - **Modalità d'uso:** Applicazione diretta su imperfezioni (diluito al 5%).
- **Geranio (Pelargonium graveolens):** Aiuta a bilanciare la produzione di sebo e favorisce la rigenerazione cutanea.
  - **Modalità d'uso:** Aggiunto a creme o maschere viso.
- **Incenso (Boswellia serrata):** Rinomato per le sue proprietà cicatrizzanti, è indicato per pelle matura e cicatrici.
  - **Modalità d'uso:** Applicazione topica diluito in olio di jojoba.

Gli oli essenziali rappresentano una risorsa preziosa nella gestione di disturbi comuni. Tuttavia, è fondamentale usarli con consapevolezza e rispettare le dosi e le modalità d'uso raccomandate. La loro efficacia, comprovata da studi scientifici, ne fa strumenti eccellenti per un approccio olistico alla salute.

## 12.4 Aromaterapia come Supporto Emotivo

L'aromaterapia rappresenta una pratica di supporto emotivo che sfrutta le proprietà uniche degli oli essenziali per agire sulle emozioni e sul benessere mentale. La capacità degli oli di influire sull'umore è dovuta al loro impatto sul sistema limbico, il centro del cervello responsabile delle emozioni, della memoria e dei comportamenti. Questo capitolo esplora il ruolo dell'aromaterapia come strumento di gestione emotiva, le modalità di utilizzo e gli oli più indicati per specifiche condizioni.

## Il sistema limbico e l'aromaterapia

Gli oli essenziali, una volta inalati, interagiscono con i recettori olfattivi nel naso, inviando segnali diretti al sistema limbico attraverso il bulbo olfattivo. Questo sistema controlla aspetti chiave delle emozioni e delle risposte allo stress, come la regolazione dell'umore e la gestione dell'ansia (*Farrar et al., 2020*). Gli oli essenziali sono in grado di stimolare o calmare il sistema limbico, favorendo uno stato emotivo equilibrato.

## Oli essenziali per la gestione dello stress

- **Lavanda (Lavandula angustifolia):** Uno degli oli essenziali più noti per il supporto emotivo. La lavanda è scientificamente riconosciuta per le sue proprietà calmanti e ansiolitiche. Studi hanno dimostrato che inalare l'olio di lavanda riduce significativamente i livelli di cortisolo, alleviando lo stress acuto (*Koulivand et al., 2013*).
    - **Uso pratico:** Diffusione ambientale o inalazione diretta per 15-20 minuti.
- **Bergamotto (Citrus bergamia):** Questo olio favorisce il rilassamento e migliora l'umore. È particolarmente efficace per ridurre l'ansia da prestazione o sociale.
    - **Uso pratico:** Applicazione su punti di impulso diluito al 2% in olio vettore.
- **Incenso (Boswellia serrata):** Agisce come un equilibratore emotivo, riducendo tensioni nervose e favorendo la meditazione.
    - **Uso pratico:** Diffusione durante sessioni di mindfulness o yoga.

## Supporto emotivo contro la depressione

Gli oli essenziali possono essere utilizzati come complemento per alleviare i sintomi di lieve depressione, favorendo un miglioramento dell'umore:

- **Rosa (Rosa damascena):** Conosciuta per le sue proprietà rilassanti e stimolanti, la rosa aiuta a migliorare l'autostima e a contrastare i pensieri negativi (*Park et al., 2019*).
    - **Uso pratico:** Bagni aromatici o diffusione serale.

- **Ylang-Ylang (Cananga odorata):** Riduce la pressione emotiva, promuovendo una sensazione di benessere generale.
    - **Uso pratico:** Massaggio con olio vettore (diluizione 1-2%).
- **Arancio dolce (Citrus sinensis):** Agisce come stimolante naturale dell'umore, riducendo la fatica mentale.
    - **Uso pratico:** Inalazione diretta o diffusione per 20 minuti.

## Aromaterapia per migliorare la concentrazione e la chiarezza mentale

Gli oli essenziali non solo alleviano emozioni negative, ma possono anche essere utilizzati per migliorare la concentrazione e la memoria:

- **Rosmarino (Rosmarinus officinalis):** Stimola le funzioni cognitive, migliorando la memoria e l'attenzione (*Moss et al., 2012*).
    - **Uso pratico:** Inalazione prima di sessioni di studio o lavoro.
- **Limone (Citrus limon):** Rafforza la chiarezza mentale e aiuta a combattere la stanchezza mentale.
    - **Uso pratico:** Diffusione durante le ore di lavoro.
- **Menta piperita (Mentha piperita):** Incrementa l'energia e la motivazione, riducendo la sensazione di affaticamento.
    - **Uso pratico:** Applicazione su tempie e polsi (diluito in olio vettore).

## Oli essenziali per il supporto emotivo durante il lutto

L'aromaterapia può fornire conforto durante periodi di dolore emotivo intenso, come il lutto:

- **Cipresso (Cupressus sempervirens):** Simboleggia il rinnovamento e aiuta a lasciar andare il passato, sostenendo la guarigione emotiva.
    - **Uso pratico:** Diffusione durante momenti di riflessione.
- **Salvia sclarea (Salvia sclarea):** Rilassa la mente e favorisce un senso di accettazione.
    - **Uso pratico:** Massaggio diluito al 2% o inalazione notturna.

**Aromaterapia come supporto nei disturbi emotivi dei bambini**

Gli oli essenziali possono essere utilizzati anche per i bambini, ma è necessario un approccio delicato e dosi molto basse:

- **Camomilla romana:** Calma l'irritabilità e promuove il sonno nei bambini piccoli.
    - **Uso pratico:** Diffusione ambientale per 30 minuti prima di dormire.
- **Mandarino (Citrus reticulata):** Utile per ridurre ansia e paure notturne.
    - **Uso pratico:** Applicazione di una goccia su un fazzoletto vicino al letto.

**Considerazioni sull'uso sicuro degli oli essenziali per il supporto emotivo**

- **Diluzione adeguata:** Per applicazioni topiche, gli oli devono essere diluiti in un olio vettore (1-3% per adulti; 0,5-1% per bambini).
- **Evitare eccessi:** Un uso eccessivo di oli essenziali può causare sensibilizzazioni cutanee o effetti indesiderati, come mal di testa.
- **Qualità degli oli:** Utilizzare oli essenziali puri e certificati per garantire la massima efficacia.
- **Supervisione:** Consultare un esperto di aromaterapia per condizioni emotive gravi o complesse.

L'aromaterapia è un'alleata preziosa per il benessere emotivo. La sua capacità di influire positivamente sull'umore e di promuovere la calma rende gli oli essenziali un supporto naturale e versatile. Tuttavia, il loro uso richiede attenzione e competenza per massimizzarne i benefici senza rischi.

# Parte III: Scuole di Pensiero e Approcci Integrati

# 13. Naturopatia e Medicina Tradizionale Cinese

# 13.1 Introduzione alla Medicina Tradizionale Cinese (MTC)

**Origini Storiche e Filosofiche della MTC**

La Medicina Tradizionale Cinese (MTC) ha radici profonde nella filosofia e nella cultura della Cina antica. Risalendo a oltre 2.500 anni fa, si sviluppò come un sistema di pratiche mediche olistiche strettamente intrecciate con il pensiero taoista, confuciano e buddista. I principi filosofici di Yin e Yang e dei Cinque Elementi non solo descrivono i fenomeni naturali, ma anche il funzionamento del corpo umano, integrandolo in un contesto cosmico.

Il *Huangdi Neijing* (Classico Interno dell'Imperatore Giallo), considerato il testo fondante della MTC, stabilisce la base teorica del sistema medico cinese. Questo classico medico presenta un dialogo tra l'Imperatore Giallo e i suoi ministri, che esplorano il rapporto tra salute, malattia e l'ambiente naturale (*Unschuld, 1985*). Il testo articola anche la centralità dell'equilibrio come fondamento della salute e della malattia.

**Elementi Fondamentali della MTC**

1. **Yin e Yang** Yin e Yang rappresentano le due forze fondamentali e opposte che regolano l'universo e ogni aspetto della vita. Nel corpo umano, queste forze devono essere in equilibrio per garantire il benessere. Un eccesso o una carenza di Yin o Yang può portare a malattie. Ad esempio, una malattia di natura "fredda" (Yin) come un'influenza può essere trattata con erbe "calde" (Yang) come lo zenzero (*Maciocia, 2005*).

2. **Qi (Energia Vitale)** Il Qi è l'energia vitale che fluisce nei meridiani, i canali energetici che collegano gli organi interni e le funzioni corporee. Una circolazione armoniosa del Qi è essenziale per la salute, mentre il blocco o lo squilibrio di questa energia porta a malattie. La MTC mira a ripristinare il flusso armonioso del Qi attraverso pratiche come l'agopuntura, il Qigong e la fitoterapia.

3. **I Cinque Elementi** I Cinque Elementi (Legno, Fuoco, Terra, Metallo, Acqua) rappresentano le interazioni dinamiche tra i processi fisiologici del corpo e l'ambiente. Ogni elemento è associato a specifici organi: ad esempio, il Legno corrisponde al fegato e alla

cistifellea. La diagnosi e il trattamento nella MTC tengono conto delle relazioni tra questi elementi e dei loro cicli di interazione.

## Diagnosi nella MTC

La MTC utilizza una diagnostica dettagliata che considera la totalità dell'individuo, valutando aspetti fisici, energetici e mentali. Le principali tecniche diagnostiche includono:

- **Osservazione della Lingua** La lingua è considerata una mappa del corpo interno. Il colore, la forma, il rivestimento e le caratteristiche della lingua forniscono informazioni sullo stato degli organi e del Qi.
- **Palpazione del Polso** L'analisi del polso è una pratica raffinata che identifica fino a 28 qualità del polso, ciascuna delle quali è associata a specifici organi o squilibri energetici.
- **Anamnesi Completa** Include domande su dieta, emozioni, sonno, abitudini quotidiane e ambiente per comprendere i fattori che contribuiscono agli squilibri.

## Tecniche Terapeutiche della MTC

- **Agopuntura** L'agopuntura è una tecnica cardine che prevede l'inserimento di aghi sottili in punti specifici lungo i meridiani. Questi punti sono scelti per regolare il flusso del Qi, alleviare il dolore e ripristinare l'equilibrio. Studi scientifici hanno dimostrato l'efficacia dell'agopuntura nel trattamento del dolore cronico, della nausea post-operatoria e della depressione (*Han, 2004*).
- **Fitoterapia Cinese** La fitoterapia è una pratica centrale che utilizza combinazioni di erbe per trattare una vasta gamma di condizioni. Esempi di rimedi includono:
    - **Ginseng (Ren Shen):** per tonificare il Qi e rafforzare il sistema immunitario.
    - **Liquirizia (Gan Cao):** per armonizzare le formule e alleviare le infiammazioni (*Zhou et al., 2016*).
- **Qigong e Tai Chi** Questi esercizi combinano movimenti lenti, respirazione controllata e meditazione per promuovere il flusso di energia e migliorare la salute mentale e fisica.

- **Moxibustione** Tecnica che utilizza il calore generato dalla combustione di erbe (come l'artemisia) applicato su punti specifici del corpo per stimolare il Qi.

**Integrazione tra MTC e Naturopatia**

La naturopatia ha tratto ispirazione dalla MTC, integrandone molte pratiche nei suoi protocolli. Ad esempio:

- La personalizzazione del trattamento, che è un principio cardine della MTC, è un pilastro anche della naturopatia.
- L'uso di erbe medicinali, sebbene con diverse tradizioni, trova una convergenza nell'obiettivo di riequilibrare l'organismo.
- La filosofia olistica della MTC, che considera il corpo come un sistema interconnesso, è strettamente allineata con l'approccio naturopatico.

**Prospettive Future della MTC**

Con il crescente riconoscimento globale, la MTC si sta integrando sempre più nei sistemi sanitari occidentali. L'Organizzazione Mondiale della Sanità (OMS) ha incluso la MTC nel suo piano strategico per la medicina tradizionale, sottolineando l'importanza di combinarla con la medicina moderna per affrontare le sfide globali della salute (*World Health Organization, 2013*).

Le future ricerche si concentreranno sulla validazione scientifica delle sue pratiche, con particolare attenzione all'agopuntura, alla fitoterapia e alle tecniche di gestione dello stress come il Qigong.

## 13.2 Il Concetto di Yin e Yang. Origini Filosofiche e Contesto Storico

Il concetto di Yin e Yang emerge nel contesto del pensiero cinese antico, influenzando filosofia, medicina, arte e politica. Le prime tracce di questa dualità si trovano nell'*I Ching* (*Il Libro dei Mutamenti*), un testo divinatorio risalente al XII secolo a.C. Qui, Yin e Yang sono presentati come linee spezzate e continue, rappresentanti l'interazione di forze opposte e complementari. L'idea si sviluppò ulteriormente durante la dinastia Zhou (1046–256 a.C.) e trovò applicazioni pratiche nella medicina e nell'agricoltura sotto l'influenza di filosofi come Laozi e Confucio.

Il *Huangdi Neijing* (*Classico Interno dell'Imperatore Giallo*), un testo cardine della Medicina Tradizionale Cinese (MTC), integra Yin e Yang come base teorica per spiegare salute, malattia e guarigione. Qui si sottolinea che tutti i fenomeni naturali, compreso il corpo umano, sono governati dalla relazione dinamica tra Yin e Yang.

**Caratteristiche di Yin e Yang**

Yin e Yang non sono entità statiche, ma processi in continuo mutamento. Le loro caratteristiche principali possono essere sintetizzate come segue:

- **Yin**:
    - Passivo, introverso, oscuro, femminile.
    - Associato a freddo, riposo, notte, terra, acqua.
    - Esprime l'interiorità e la conservazione.
- **Yang**:
    - Attivo, estroverso, luminoso, maschile.
    - Associato a caldo, movimento, giorno, cielo, fuoco.
    - Esprime esteriorità e trasformazione.

La relazione Yin-Yang è descritta attraverso quattro leggi fondamentali:

1. **Opposizione**: Yin e Yang sono forze opposte (es. caldo e freddo).
2. **Interdipendenza**: L'uno non può esistere senza l'altro (es. non c'è giorno senza notte).
3. **Crescita e declino reciproco**: Quando uno cresce, l'altro diminuisce (es. il calare del sole aumenta l'oscurità).
4. **Trasformazione reciproca**: In determinate condizioni, Yin può trasformarsi in Yang e viceversa (es. il gelo estremo si tramuta in calore).

**Yin e Yang nel Corpo Umano**

In MTC, ogni funzione e struttura del corpo è regolata dall'interazione di Yin e Yang:

1. **Organi Yin e Yang**:
    - Gli organi Yin (*Zang*) immagazzinano energia vitale e nutrienti: cuore, polmoni, fegato, reni e milza.
    - Gli organi Yang (*Fu*) trasformano e distribuiscono energia: stomaco, intestino tenue e crasso, vescica e cistifellea.

2. **Energie e meridiani**:
   - I meridiani Yin corrono lungo il lato anteriore del corpo e sono associati agli organi interni.
   - I meridiani Yang attraversano il lato posteriore e sono collegati agli organi esterni e all'attività.
3. **Fluidi corporei**:
   - Il sangue e i fluidi sono considerati Yin perché nutritivi e statici.
   - Il Qi (energia vitale) è Yang poiché dinamico e mobile.

**Squilibri di Yin e Yang: Cause e Manifestazioni**

Un equilibrio tra Yin e Yang è essenziale per la salute. Gli squilibri possono essere causati da fattori interni (emozioni, dieta) o esterni (clima, stress ambientale). Ecco le principali manifestazioni:

1. **Deficit di Yin**:
   - Sintomi: pelle secca, sete, sudorazione notturna, insonnia.
   - Cause: stress cronico, alimentazione scorretta (troppi cibi caldi o speziati).
   - Terapia: integrare alimenti Yin come meloni, pere e cetrioli; utilizzare erbe come *Shu Di Huang*.
2. **Deficit di Yang**:
   - Sintomi: freddo alle estremità, stanchezza cronica, ritenzione di liquidi.
   - Cause: esposizione al freddo, inattività fisica.
   - Terapia: rafforzare Yang con alimenti riscaldanti come zenzero, aglio, carne rossa.
3. **Eccesso di Yin**:
   - Sintomi: accumulo di muco, obesità, lentezza mentale.
   - Cause: consumo eccessivo di latticini, zuccheri.
   - Terapia: promuovere il movimento e ridurre cibi pesanti.
4. **Eccesso di Yang**:
   - Sintomi: febbre, irritabilità, iperattività.
   - Cause: stress acuto, esposizione al calore.
   - Terapia: raffreddare il corpo con tè di crisantemo, menta.

**Yin e Yang nei Trattamenti di Medicina Tradizionale Cinese**

La teoria di Yin e Yang guida tutte le pratiche terapeutiche della MTC, tra cui:

1. **Agopuntura**:
   - Mira a riequilibrare Yin e Yang stimolando punti specifici lungo i meridiani. Ad esempio, punti come *Yin Tang* sono utilizzati per calmare Yang eccessivo.
2. **Fitoterapia**:
   - Le erbe sono classificate in base al loro effetto Yin o Yang. Ad esempio:
     - Yin: *Goji Berry*, radice di Rehmannia (nutrono e idratano).
     - Yang: zenzero, cannella (riscaldano e stimolano).
3. **Dieta terapeutica**:
   - Si basa sul bilanciamento di cibi Yin (frutta, verdura, latticini) e Yang (carni, spezie).
4. **Qigong e Tai Chi**:
   - Queste pratiche combinano movimento, respirazione e meditazione per armonizzare Yin e Yang, migliorando l'equilibrio energetico.

**Aspetti Filosofici ed Etici**

Il concetto di Yin e Yang non si limita alla medicina, ma promuove una visione olistica della vita. Esso invita a cercare armonia non solo nel corpo, ma anche nelle relazioni personali e nell'interazione con l'ambiente naturale. Ad esempio, il rispetto per i cicli stagionali e la sostenibilità sono considerati elementi essenziali per vivere in sintonia con le leggi di Yin e Yang.

**Applicazioni Moderne di Yin e Yang**

Oggi, la teoria di Yin e Yang trova applicazioni anche nella medicina integrativa. Molti terapeuti occidentali adottano principi della MTC per sviluppare trattamenti personalizzati che combinano la scienza moderna

con la saggezza tradizionale. Inoltre, la comprensione di Yin e Yang è
utilizzata per educare i pazienti su stili di vita equilibrati, affrontando sfide
come stress, insonnia e obesità.

## 13.3 Teoria dei Cinque Elementi

**Origini e Fondamenti della Teoria dei Cinque Elementi**

La teoria dei Cinque Elementi, o *Wu Xing* (五行), è uno dei pilastri della
Medicina Tradizionale Cinese (MTC) ed è strettamente legata al concetto
di Yin e Yang. Questa teoria descrive i fenomeni naturali e i processi vitali
attraverso cinque fasi o movimenti: Legno, Fuoco, Terra, Metallo e Acqua.
Più che elementi statici, essi rappresentano dinamiche di interazione e
trasformazione, un sistema che interpreta l'equilibrio e il cambiamento
nell'universo e nel corpo umano.

Le prime tracce della teoria si trovano nel testo classico *Huangdi Neijing* (*Il
Classico Interno dell'Imperatore Giallo*), risalente al II secolo a.C., dove
vengono associati agli organi, alle emozioni, ai colori, ai sapori e alle
stagioni. La teoria dei Cinque Elementi fu ulteriormente sviluppata
durante la dinastia Han (206 a.C. – 220 d.C.) e applicata a medicina,
filosofia, astrologia e strategia militare.

**Caratteristiche dei Cinque Elementi**
1. **Legno** (*Mu*):
    - **Caratteristiche**: Crescita, flessibilità, espansione.
    - **Stagione**: Primavera.
    - **Organi associati**: Fegato (Yin) e cistifellea (Yang).
    - **Emozione**: Rabbia.
    - **Colore**: Verde.
    - **Sapore**: Acido.
    - **Funzione nel corpo**: Il Legno è associato al movimento e
      alla pianificazione; rappresenta la capacità di adattarsi ai
      cambiamenti e alle sfide.
2. **Fuoco** (*Huo*):
    - **Caratteristiche**: Calore, energia, espansione verso l'alto.

- **Stagione**: Estate.
- **Organi associati**: Cuore (Yin) e intestino tenue (Yang).
- **Emozione**: Gioia.
- **Colore**: Rosso.
- **Sapore**: Amaro.
- **Funzione nel corpo**: Il Fuoco governa il sistema cardiovascolare e la comunicazione. È la forza vitale che alimenta l'entusiasmo.

3. **Terra** (*Tu*):
   - **Caratteristiche**: Nutrimento, stabilità, trasformazione.
   - **Stagione**: Fine estate.
   - **Organi associati**: Milza (Yin) e stomaco (Yang).
   - **Emozione**: Preoccupazione.
   - **Colore**: Giallo.
   - **Sapore**: Dolce.
   - **Funzione nel corpo**: La Terra è il centro del sistema digestivo e della trasformazione degli alimenti in energia.

4. **Metallo** (*Jin*):
   - **Caratteristiche**: Contrazione, raffinatezza, purificazione.
   - **Stagione**: Autunno.
   - **Organi associati**: Polmoni (Yin) e intestino crasso (Yang).
   - **Emozione**: Tristezza.
   - **Colore**: Bianco.
   - **Sapore**: Piccante.
   - **Funzione nel corpo**: Il Metallo regola il sistema respiratorio e l'eliminazione; è associato alla disciplina e al senso del limite.

5. **Acqua** (*Shui*):
   - **Caratteristiche**: Flusso, profondità, adattabilità.
   - **Stagione**: Inverno.
   - **Organi associati**: Reni (Yin) e vescica (Yang).
   - **Emozione**: Paura.
   - **Colore**: Nero/Blu.
   - **Sapore**: Salato.

- **Funzione nel corpo**: L'Acqua rappresenta la riserva energetica e la rigenerazione, legata alla longevità e alla fertilità.

**Interazioni tra i Cinque Elementi**

Le relazioni tra i Cinque Elementi sono di due tipi principali:

1. **Ciclo di Generazione (Sheng)**:
   - Ogni elemento genera il successivo: Legno → Fuoco → Terra → Metallo → Acqua → Legno.
   - Esempio: il Legno alimenta il Fuoco, il Fuoco crea cenere (Terra), la Terra genera minerali (Metallo), il Metallo condensa l'Acqua, l'Acqua nutre il Legno.

2. **Ciclo di Controllo (Ke)**:
   - Ogni elemento controlla un altro per mantenere l'equilibrio: Legno → Terra → Acqua → Fuoco → Metallo → Legno.
   - Esempio: il Legno domina la Terra assorbendo i suoi nutrienti; il Metallo controlla il Legno, come una scure che taglia un albero.

**Applicazioni nella Medicina Tradizionale Cinese**

1. **Diagnosi**:
   - Gli squilibri nei Cinque Elementi possono manifestarsi attraverso sintomi fisici, emozioni o comportamenti. Ad esempio:
     - **Eccesso di Fuoco**: tachicardia, insonnia, ansia.
     - **Deficit di Terra**: debolezza muscolare, problemi digestivi.
     - **Eccesso di Metallo**: raffreddori ricorrenti, malinconia.
   - L'osservazione dei segni esterni (colore della pelle, voce, odore) aiuta a individuare l'elemento squilibrato.

2. **Trattamento**:

- **Agopuntura**: Ogni elemento ha punti specifici sui meridiani che possono essere stimolati per riequilibrare l'energia.
- **Erboristeria**: Le erbe sono selezionate in base al loro effetto sugli elementi. Ad esempio, il ginseng (Legno) stimola il fegato, mentre il fuoco di cannella (Fuoco) riscalda il corpo.
- **Dieta terapeutica**: Alimenti e sapori specifici sono utilizzati per bilanciare gli elementi. Ad esempio, cibi acidi per il Legno, dolci per la Terra, piccanti per il Metallo.

3. **Esercizi energetici**:
   - **Qigong e Tai Chi**: Movimenti lenti e fluidi che armonizzano gli elementi, rinforzando specifici organi e meridiani.

## Relazione con Emozioni e Psicologia

Ogni elemento è collegato a emozioni specifiche. Uno squilibrio emozionale può influire sull'elemento corrispondente, e viceversa:

- Rabbia cronica (Legno) può danneggiare il fegato.
- Stress o ansia (Fuoco) possono sovraccaricare il cuore.
- Preoccupazione eccessiva (Terra) interferiscono con la digestione.
- Tristezza prolungata (Metallo) indebolisce i polmoni.
- Paura costante (Acqua) può esaurire l'energia dei reni.

La teoria dei Cinque Elementi insegna a riconoscere questi legami per promuovere l'armonia interiore ed esteriore.

## Esempio di Caso Pratico

Un paziente con frequenti problemi respiratori (Metallo) e una tendenza alla malinconia potrebbe avere un deficit del Metallo. Il terapeuta potrebbe:

- Stimolare punti del meridiano del polmone attraverso l'agopuntura.
- Prescrivere erbe come astragalo (rafforza il Qi dei polmoni).
- Consigliare esercizi di respirazione per migliorare la capacità polmonare.

- Suggerire una dieta con cibi piccanti e caldi per riequilibrare il
  Metallo.

## 13.4 Erboristeria e Alimentazione secondo la Medicina Tradizionale Cinese (MTC)

La combinazione di erboristeria e alimentazione è uno dei capisaldi della
Medicina Tradizionale Cinese (MTC), fondata sull'idea che il cibo e le erbe
non siano soltanto nutrimento, ma anche medicina. Questo approccio si
basa su principi energetici e filosofici, come Yin e Yang, i Cinque Elementi e
il concetto di Qi, per promuovere l'equilibrio e prevenire le malattie. In
questo capitolo si esplorano i principi fondamentali di erboristeria e
alimentazione secondo la MTC, insieme alle applicazioni pratiche.

**L'Erboristeria nella MTC: Principi Generali**

L'erboristeria cinese si basa su una conoscenza millenaria che comprende
migliaia di piante, radici, semi, fiori e minerali. Ogni sostanza è classificata
in base a diverse caratteristiche:

1. **Energia (temperatura):**
   - **Calda**: Stimola il Qi e riscalda l'organismo, utile per
     condizioni di freddo interno (es. zenzero).
   - **Fresca**: Rinfresca e calma il calore eccessivo (es. foglie di
     menta).
   - **Neutra**: Equilibra senza effetti estremi (es. riso integrale).
2. **Sapore:**
   - **Dolce**: Nutre e armonizza, utile per debolezza o
     affaticamento (es. radice di liquirizia).
   - **Amaro**: Drena il calore e asciuga l'umidità, spesso
     utilizzato per infezioni o problemi digestivi (es. aloe vera).
   - **Piccante**: Muove il Qi e stimola la circolazione, ideale per
     raffreddori o congestione (es. pepe di Sichuan).
   - **Salato**: Ammorbidisce noduli e rafforza i reni (es. alghe
     marine).
   - **Acido**: Astringente, utile per fermare perdite o trattare
     sudorazione eccessiva (es. frutti di rosa canina).

3.  **Direzione**:

    - **Ascendente**: Porta l'energia verso l'alto, stimola il sistema nervoso o allevia vertigini.
    - **Discendente**: Riduce il Qi in eccesso o calma ansia e agitazione.
    - **Entrante e uscente**: Alcuni rimedi agiscono più profondamente, mentre altri lavorano in superficie.

4.  **Organo bersaglio**: Ogni erba è correlata a uno o più organi del corpo secondo la teoria dei Cinque Elementi (es. il ginseng rosso tonifica il Cuore e il Qi generale).

## Categorie di Erbe nella MTC

Le erbe sono suddivise in categorie in base alla loro funzione terapeutica:

1.  **Erbe che tonificano il Qi**: Ginseng (Panax ginseng), astragalo (Astragalus membranaceus).

    - **Uso**: Rafforzano il sistema immunitario e aumentano l'energia.

2.  **Erbe che nutrono il Sangue**: Radice di angelica sinensis (*Dang Gui*), frutti di goji (*Lycium barbarum*).

    - **Uso**: Anemia, irregolarità mestruali.

3.  **Erbe che muovono il Qi**: Buccia di mandarino (*Chen Pi*), zenzero essiccato.

    - **Uso**: Gonfiore addominale, stagnazione digestiva.

4.  **Erbe che drenano l'umidità**: Semi di coix (*Yi Yi Ren*), radice di tarassaco.

    - **Uso**: Edema, infezioni urinarie.

## L'Alimentazione come Medicina

La MTC considera l'alimentazione una forma primaria di prevenzione e cura. I cibi, come le erbe, possiedono proprietà energetiche, sapori e affinità con gli organi:

1.  **Cibo secondo la stagione**:

    - **Primavera**: Prediligere cibi di natura dolce e fresca per sostenere il Fegato (es. germogli, asparagi).

- **Estate**: Cibi rinfrescanti come cetrioli e meloni per bilanciare il calore.
- **Autunno**: Cibi leggermente piccanti e umidi per nutrire i Polmoni (es. pere, miele).
- **Inverno**: Cibi caldi e salati per rinforzare i Reni (es. zuppe, alghe).

2. **Combattere squilibri energetici con il cibo**:
   - **Freddo interno**: Zuppe di pollo, cannella, zenzero fresco.
   - **Calore eccessivo**: Meloni, tofu, tè verde.
   - **Umidità**: Orzo, funghi shiitake, semi di coix.

3. **Semplicità e personalizzazione**: La MTC suggerisce di evitare eccessi e di adattare la dieta alle esigenze individuali. Ad esempio, una persona con debolezza digestiva dovrebbe evitare cibi crudi e freddi, preferendo pietanze cotte e tiepide.

**Esempi di Rimedi Integrati di Erboristeria e Dieta**

1. **Insonnia (Calore del Cuore)**:
   - **Erbe**: Semi di zizyphus (*Suan Zao Ren*), radice di valeriana.
   - **Alimenti**: Latte caldo con miele, lattuga.

2. **Debolezza immunitaria**:
   - **Erbe**: Astragalo, radice di codonopsis.
   - **Alimenti**: Brodi con funghi shiitake e cipollotto.

3. **Problemi respiratori (Polmoni deboli)**:
   - **Erbe**: Foglie di eucalipto, radice di scutellaria.
   - **Alimenti**: Pere cotte con miele, zuppe a base di riso integrale.

**Benefici e Limiti**

- **Benefici**:
  - Personalizzazione estrema: Il trattamento è adattato al tipo costituzionale e allo stato energetico del paziente.
  - Prevenzione: La dieta e l'erboristeria mirano a riequilibrare squilibri prima che si manifestino in malattie.

- Integrazione olistica: Combina aspetti fisici, emotivi e spirituali.
- **Limiti**:
  - **Tempistiche**: I risultati possono richiedere tempo.
  - **Conoscenze specialistiche**: È necessaria una formazione approfondita per evitare interazioni indesiderate tra erbe e farmaci (Chen et al., 2016).

**Case Study**

Un paziente con sintomi di stanchezza cronica, difficoltà digestive e frequenti raffreddori si presenta per un trattamento naturopatico secondo la MTC. Il terapeuta osserva:

- **Diagnosi**: Deficit del Qi della Milza.
- **Trattamento**:
  - **Erbe**: Astragalo per tonificare il Qi; radice di liquirizia per armonizzare la digestione.
  - **Dieta**: Riso integrale, patate dolci, carote, zuppe calde.

Il paziente riferisce miglioramenti nel giro di un mese, con meno episodi di raffreddore e maggiore energia.

L'erboristeria e l'alimentazione secondo la MTC offrono strumenti potenti per mantenere la salute e trattare gli squilibri. Tuttavia, per essere efficaci, devono essere personalizzati in base al tipo costituzionale del paziente e integrati in un contesto olistico che tenga conto di dieta, emozioni e stile di vita (Unschuld, 2003).

# 14. Naturopatia e Ayurveda

# 14.1 Introduzione alla Medicina Ayurvedica

L'Ayurveda, tradotto come "scienza della vita" (dal sanscrito *Ayur* = vita, *Veda* = conoscenza), è uno dei più antichi sistemi di medicina tradizionale al mondo, nato in India oltre 5.000 anni fa. Questo approccio medico integra conoscenze relative alla salute fisica, mentale e spirituale, ponendo una forte enfasi sulla prevenzione delle malattie attraverso l'equilibrio e l'armonia tra corpo, mente e spirito.

Secondo l'Ayurveda, ogni individuo è unico e possiede una costituzione personale (*Prakriti*), determinata da tre energie fondamentali chiamate *Dosha*: **Vata**, **Pitta** e **Kapha**. Questi principi regolano tutte le funzioni fisiologiche e psicologiche del corpo e della mente. Lo squilibrio tra i Dosha è considerato la causa principale delle malattie.

**Principi Fondamentali dell'Ayurveda**

1. **I Tre Dosha:**
   - **Vata (aria ed etere)**: Regola il movimento, la respirazione, la circolazione e l'eliminazione. Quando in equilibrio, favorisce la creatività e la flessibilità. Quando squilibrato, provoca ansia, costipazione e insonnia.
   - **Pitta (fuoco e acqua)**: Responsabile della digestione, del metabolismo e della temperatura corporea. Un Pitta equilibrato promuove l'intelligenza e la determinazione. Lo squilibrio può causare irritabilità, bruciore di stomaco e infiammazioni.
   - **Kapha (terra e acqua)**: Conferisce stabilità, forza e resistenza. L'equilibrio del Kapha promuove la calma e la lealtà. Quando squilibrato, può portare a letargia, aumento di peso e congestione.

2. **Prakriti e Vikriti:**
   - La **Prakriti** è la costituzione innata dell'individuo, stabilita alla nascita.
   - La **Vikriti** rappresenta lo stato attuale di squilibrio, influenzato da fattori esterni come alimentazione, stress e clima.

3. **Pancha Mahabhuta (i cinque elementi):**
   - Tutto nell'universo, incluso il corpo umano, è composto dai cinque elementi: **etere, aria, fuoco, acqua** e **terra**. Ogni Dosha è un mix unico di questi elementi.
4. **Teoria della Causa delle Malattie:**
   - Le malattie emergono quando vi è uno squilibrio nei Dosha. L'Ayurveda si focalizza sull'identificazione delle cause dello squilibrio e sulla loro correzione attraverso dieta, erbe, pratiche di disintossicazione e yoga.

## Obiettivi dell'Ayurveda

1. **Prevenzione:** L'obiettivo primario è prevenire le malattie mantenendo i Dosha in equilibrio attraverso uno stile di vita sano, un'alimentazione corretta e pratiche come il massaggio ayurvedico.
2. **Cura:** L'Ayurveda propone trattamenti personalizzati che includono terapie di purificazione (*Panchakarma*), rimedi erboristici e modifiche allo stile di vita.
3. **Raggiungimento del benessere totale:** Integrare corpo, mente e spirito per ottenere una vita lunga, sana e significativa.

## Pratiche di Base in Ayurveda

1. **Alimentazione Personalizzata:**
   - Ogni Dosha ha esigenze alimentari specifiche:
     - **Vata:** Preferisce cibi caldi, oleosi e nutrienti, come zuppe, riso integrale e olio di sesamo.
     - **Pitta:** Ha bisogno di cibi freschi e rinfrescanti, come frutta dolce, insalate e latte.
     - **Kapha:** Beneficia di cibi leggeri e piccanti, come verdure cotte e spezie.
2. **Routine Quotidiana (*Dinacharya*):**
   - Comprende pratiche come il risveglio all'alba, la pulizia della lingua, il massaggio con oli caldi (*Abhyanga*) e la meditazione.

3. **Terapie di Purificazione (*Panchakarma*):**
   - Questo sistema di disintossicazione include cinque pratiche principali:
     - **Vamana (emesi)**: Per eliminare tossine dallo stomaco.
     - **Virechana (purgazione)**: Per purificare il fegato e l'intestino.
     - **Basti (clistere)**: Per equilibrare Vata.
     - **Nasya (terapia nasale)**: Per pulire le vie respiratorie.
     - **Rakta Mokshana (salasso)**: Per purificare il sangue.
4. **Erboristeria Ayurvedica:**
   - Utilizza erbe come:
     - **Ashwagandha**: Tonico per ridurre lo stress.
     - **Tulsi (basilico sacro)**: Rafforza il sistema immunitario.
     - **Triphala**: Una combinazione di tre frutti per favorire la digestione e la disintossicazione.

## Ayurveda e Scienza Moderna

Negli ultimi decenni, l'Ayurveda ha attirato l'interesse della comunità scientifica. Studi recenti hanno esplorato l'efficacia delle erbe ayurvediche e delle tecniche di purificazione. Ad esempio:

- **Ashwagandha** è stata dimostrata efficace nel ridurre i livelli di cortisolo, l'ormone dello stress (Chandrasekhar et al., 2012).
- **Curcuma (Curcuma longa)**: La curcumina, il suo principio attivo, è stata riconosciuta per le sue proprietà antinfiammatorie e antiossidanti (Aggarwal et al., 2007).

Tuttavia, l'Ayurveda è spesso criticata per la mancanza di standardizzazione nei preparati erboristici e per la necessità di ulteriori studi clinici controllati.

## Esempio di Trattamento Ayurvedico: Caso Pratico

**Sintomi:** Un paziente si presenta con problemi digestivi, stanchezza cronica e insonnia.

**Valutazione Ayurvedica:**

- **Dosha predominante:** Vata squilibrato.
- **Terapia:**
    - **Dieta:** Cibi caldi e facili da digerire, come zuppe di lenticchie e riso basmati.
    - **Erbe:** Triphala per migliorare la digestione; Brahmi per favorire il sonno.
    - **Pratiche:** Massaggi con olio di sesamo e meditazione quotidiana.

L'Ayurveda offre un approccio integrato e personalizzato alla salute, focalizzandosi su prevenzione e cura attraverso alimentazione, erbe e pratiche di vita. Nonostante i limiti nella standardizzazione, il suo valore risiede nell'adattamento alle necessità individuali e nella visione olistica del benessere.

## 14.2 Teoria dei Dosha: Vata, Pitta, Kapha

La teoria dei Dosha è il fondamento del sistema ayurvedico, essenziale per comprendere l'approccio personalizzato alla salute e alla guarigione. I Dosha—**Vata**, **Pitta** e **Kapha**—sono i principi bioenergetici che governano tutte le funzioni fisiologiche e mentali. Ciascun Dosha è costituito da una combinazione di **cinque elementi fondamentali** (*Pancha Mahabhuta*): etere, aria, fuoco, acqua e terra. Questi principi sono presenti in ogni essere vivente e determinano la costituzione (*Prakriti*) unica di ogni individuo.

**Caratteristiche e Funzioni dei Dosha**

1. **Vata Dosha (etere e aria):**
    - **Ruolo principale:** Regola il movimento e la comunicazione nel corpo. È responsabile del battito cardiaco, della

respirazione, della circolazione sanguigna e dell'eliminazione.

- **Caratteristiche:** Secco, freddo, leggero, mobile e sottile.
- **Influenza mentale:** Favorisce la creatività, l'immaginazione e l'entusiasmo quando è in equilibrio. Lo squilibrio provoca ansia, insonnia e distrazione.
- **Disturbi comuni in squilibrio:** Costipazione, dolori articolari, secchezza cutanea e disturbi nervosi.

2. **Pitta Dosha (fuoco e acqua):**
   - **Ruolo principale:** Regola il metabolismo, la digestione e la temperatura corporea. Governa l'intelligenza e il discernimento.
   - **Caratteristiche:** Caldo, leggero, acuto, oleoso e liquido.
   - **Influenza mentale:** Stimola l'intelligenza, la determinazione e l'energia. Lo squilibrio può portare a rabbia, irritabilità e impazienza.
   - **Disturbi comuni in squilibrio:** Infiammazioni, ulcere, febbre, eruzioni cutanee e bruciore di stomaco.

3. **Kapha Dosha (terra e acqua):**
   - **Ruolo principale:** Fornisce stabilità, lubrificazione e coesione al corpo. È responsabile della struttura e della resistenza fisica.
   - **Caratteristiche:** Pesante, lento, oleoso, morbido, freddo e stabile.
   - **Influenza mentale:** Favorisce la calma, la pazienza e l'empatia. Lo squilibrio può causare apatia, pigrizia e depressione.
   - **Disturbi comuni in squilibrio:** Congestione, aumento di peso, letargia e ritenzione idrica.

**La Prakriti: La Costituzione Unica**

Ogni individuo nasce con una combinazione unica di Dosha, che costituisce la propria **Prakriti**. Questa costituzione determina le caratteristiche fisiche, mentali ed emotive dell'individuo e influenza la sua predisposizione a determinate malattie. La Prakriti rimane costante per tutta la vita, ma i Dosha possono squilibrarsi a causa di fattori esterni come dieta, stile di vita, emozioni e ambiente.

## Squilibrio e Malattia: Vikriti

Il concetto di **Vikriti** si riferisce allo stato attuale dei Dosha, che può differire dalla Prakriti originale. Gli squilibri nei Dosha sono la principale causa di malattie secondo l'Ayurveda.

Esempio:

- Un individuo con una Prakriti predominante in Vata può soffrire di ansia o insonnia se Vata diventa eccessivamente attivo.

## Diagnosi Ayurvedica: Valutazione dei Dosha

La diagnosi ayurvedica si basa su un'approfondita valutazione del paziente, che include:

1. **Osservazione:** Analisi della pelle, della lingua, degli occhi e della postura.
2. **Palpazione:** Esame del polso per determinare i Dosha predominanti e squilibrati.
3. **Interrogazione:** Domande dettagliate sullo stile di vita, la dieta e i sintomi.

## Bilanciamento dei Dosha: Strategie Ayurvediche

1. **Vata:**
   - **Dieta:** Alimenti caldi, oleosi e nutrienti come zuppe, riso basmati e latte caldo. Evitare cibi freddi, secchi e crudi.
   - **Rimedi:** Oli riscaldanti come olio di sesamo per massaggi e spezie come zenzero e cannella.
   - **Stile di vita:** Routine regolare, yoga dolce e meditazione.
2. **Pitta:**
   - **Dieta:** Cibi rinfrescanti come cetrioli, cocco e frutta dolce. Evitare cibi piccanti, fritti e alcol.
   - **Rimedi:** Oli rinfrescanti come l'olio di cocco e piante come aloe vera e coriandolo.
   - **Stile di vita:** Attività rilassanti come passeggiate nella natura e pratiche di respirazione.

3. **Kapha:**

  - **Dieta:** Alimenti leggeri e piccanti come verdure cotte, spezie (curcuma, peperoncino) e tè allo zenzero. Evitare cibi pesanti, dolci e latticini.
  - **Rimedi:** Erbe come il pepe nero e l'ashwagandha per stimolare il metabolismo.
  - **Stile di vita:** Attività fisica vigorosa e svegliarsi presto.

## Dosha e Alimentazione: Una Chiave per la Salute

La dieta è il principale strumento per bilanciare i Dosha:

- **Vata:** Favorire alimenti caldi, oleosi e facili da digerire.
- **Pitta:** Preferire cibi freschi, crudi e dolci.
- **Kapha:** Adottare una dieta leggera e stimolante, limitando gli zuccheri e i grassi.

## Studi Moderni sulla Teoria dei Dosha

La scienza moderna ha iniziato a esplorare i principi ayurvedici con studi interessanti:

- Uno studio pubblicato su *Journal of Ayurveda and Integrative Medicine* (2017) ha evidenziato che i tipi costituzionali ayurvedici (Prakriti) correlano con variazioni genetiche e metaboliche.
- Un'analisi sul *Journal of Ethnopharmacology* (2015) ha mostrato l'efficacia della dieta ayurvedica nel trattamento di disturbi cronici legati all'infiammazione.

La teoria dei Dosha fornisce un quadro olistico per comprendere e affrontare la salute individuale. Integrare i principi ayurvedici nella vita quotidiana può migliorare il benessere e prevenire malattie attraverso il bilanciamento dei Dosha. Sebbene radicata nella tradizione, questa teoria sta guadagnando riconoscimento nella medicina moderna come approccio preventivo e personalizzato.

## 14.3 Erbe e Preparazioni Ayurvediche

L'uso delle erbe in Ayurveda è uno dei pilastri fondamentali della pratica medica tradizionale indiana. Le erbe ayurvediche non solo curano, ma agiscono anche per prevenire malattie, equilibrare i Dosha e promuovere il benessere generale. Ogni erba viene selezionata in base alle sue proprietà specifiche, che includono il gusto (*Rasa*), l'energia riscaldante o rinfrescante (*Virya*), l'effetto post-digestivo (*Vipaka*) e l'azione specifica sui Dosha e sui tessuti corporei.

**Erbe Principali dell'Ayurveda e le Loro Proprietà**

1. **Ashwagandha (*Withania somnifera*)**
   - **Dosha bilanciati:** Vata e Kapha.
   - **Proprietà:** Adattogena, antistress, ringiovanente.
   - **Usi terapeutici:** Migliora la resistenza fisica, allevia lo stress e rafforza il sistema immunitario.
   - **Preparazioni comuni:** Polvere mescolata con latte caldo o in capsule.
   - **Riferimenti storici:** Utilizzata per secoli per sostenere la vitalità e la longevità (*Charaka Samhita*).

2. **Tulsi (*Ocimum sanctum*)**
   - **Dosha bilanciati:** Kapha e Vata.
   - **Proprietà:** Antibatterica, antivirale, antinfiammatoria.
   - **Usi terapeutici:** Tratta raffreddore, tosse e infezioni respiratorie. È anche un potente antiossidante.
   - **Preparazioni comuni:** Infuso o tè.

3. **Triphala (miscela di tre frutti: *Amalaki, Bibhitaki, Haritaki*)**
   - **Dosha bilanciati:** Tutti e tre i Dosha.
   - **Proprietà:** Lieve lassativo, disintossicante, antiossidante.
   - **Usi terapeutici:** Migliora la digestione, regola l'intestino e favorisce la detossificazione epatica.
   - **Preparazioni comuni:** Decotto o polvere assunta con acqua tiepida.

4. **Brahmi (*Bacopa monnieri*)**
   - **Dosha bilanciati:** Pitta e Vata.
   - **Proprietà:** Migliora la memoria, calma la mente e allevia lo stress.

- **Usi terapeutici:** Utilizzata per disturbi cognitivi, ansia e insonnia.
- **Preparazioni comuni:** Estratto in capsule o olio per massaggi sul cuoio capelluto.

5. **Neem (*Azadirachta indica*)**
   - **Dosha bilanciati:** Pitta e Kapha.
   - **Proprietà:** Purificante, antibatterica, antifungina.
   - **Usi terapeutici:** Tratta le infezioni cutanee, l'acne e favorisce la guarigione delle ferite.
   - **Preparazioni comuni:** Decotti, oli o polveri applicate localmente.

## Principi della Preparazione delle Erbe

Le erbe ayurvediche vengono preparate secondo metodi tradizionali per preservarne l'efficacia e aumentare la biodisponibilità:

1. **Infusi (*Phanta*):** L'erba viene immersa in acqua calda per estrarne le proprietà volatili. Utilizzato per erbe delicate come Tulsi o menta.
2. **Decotti (*Kvatha*):** L'erba viene bollita a lungo per estrarre i principi attivi più resistenti, ad esempio nel caso di Triphala.
3. **Polveri (*Churna*):** Le erbe essiccate vengono macinate finemente e utilizzate per via orale, spesso mescolate a miele o latte.
4. **Oli medicati (*Taila*):** Gli estratti delle erbe vengono infusi in oli vettori come sesamo o cocco per uso topico o interno.
5. **Pillole (*Vati*):** Le erbe in polvere vengono mescolate con ghee o miele per formare pillole facilmente dosabili.

## Erbe Specifiche per i Dosha

1. **Per Vata:**
   - **Erbe chiave:** Ashwagandha, Dashamoola, Bala (*Sida cordifolia*).
   - **Effetti:** Riscaldano, nutrono e calmanti. Utilizzate per trattare secchezza, ansia e insonnia.
2. **Per Pitta:**

- o **Erbe chiave:** Neem, Amalaki, Brahmi.
- o **Effetti:** Rinfrescanti, antinfiammatorie e calmanti. Utilizzate per problemi cutanei, infiammazioni e acidità.

3. **Per Kapha:**
- o **Erbe chiave:** Ginger, Tulsi, Punarnava (*Boerhavia diffusa*).
- o **Effetti:** Stimolanti, espettoranti e riscaldanti. Utilizzate per trattare congestione, letargia e ritenzione idrica.

## Detossificazione con le Erbe

Le erbe ayurvediche giocano un ruolo cruciale nei processi di **detossificazione** (*Panchakarma*):

- **Amalaki:** Ricco di vitamina C, sostiene il fegato e il sistema immunitario.
- **Triphala:** Pulisce il tratto gastrointestinale e riduce l'accumulo di tossine (*Ama*).
- **Guduchi (*Tinospora cordifolia*):** Disintossica il sangue e promuove la rigenerazione dei tessuti.

## Studi Moderni sull'Efficacia delle Erbe Ayurvediche

La ricerca scientifica ha confermato l'efficacia di molte erbe ayurvediche:

- Uno studio pubblicato su *Journal of Ethnopharmacology* (2019) ha dimostrato che l'Ashwagandha migliora significativamente i livelli di energia e riduce i livelli di cortisolo nei pazienti con stress cronico.
- La Triphala è stata studiata per i suoi potenti effetti antiossidanti e la capacità di proteggere contro i danni da radicali liberi (*Molecular Biology Reports*, 2020).

Le erbe ayurvediche, se utilizzate correttamente, possono fornire benefici significativi per la salute, sia nella prevenzione che nel trattamento di molte condizioni. L'approccio olistico e personalizzato dell'Ayurveda consente di adattare le erbe e le loro preparazioni alle esigenze specifiche di ciascun individuo, bilanciando i Dosha e promuovendo il benessere.

## 14.4 Dieta e Stile di Vita per i Diversi Tipi Costituzionali

L'Ayurveda, sistema millenario di medicina tradizionale indiana, attribuisce un ruolo centrale alla dieta e allo stile di vita nel mantenimento dell'equilibrio dei **Dosha** (Vata, Pitta, Kapha). Questi principi non si limitano a raccomandazioni generiche ma offrono un approccio profondamente personalizzato che tiene conto della costituzione individuale (*Prakriti*), degli squilibri (*Vikriti*) e delle influenze ambientali, come le stagioni.

### Dieta per Vata: Nutrire e Stabilizzare

- **Caratteristiche di Vata:** Dominato da aria ed etere, Vata è freddo, secco e mobile. Le persone Vata tendono a essere magre, ansiose, con una digestione irregolare e disturbi del sonno.
- **Alimenti benefici:**
    - **Cereali:** Grano, avena cotta, riso basmati. Questi alimenti aiutano a fornire energia sostenibile e calore.
    - **Grassi:** Ghee e olio di sesamo, ideali per lubrificare il sistema digestivo e alleviare la secchezza.
    - **Verdure cotte:** Zucca, patate dolci, carote. La cottura ammorbidisce gli alimenti, rendendoli più facili da digerire.
    - **Spezie riscaldanti:** Zenzero fresco, cannella, noce moscata, che stimolano la digestione senza irritarla.
    - **Bevande calde:** Latte caldo con una punta di cardamomo o zenzero.
- **Da evitare:** Alimenti crudi, freddi o secchi, come insalate crude, popcorn, eccesso di caffeina. Questi aggravano la secchezza e l'instabilità tipiche di Vata.
- **Routine:** Pasti regolari e consistenti, consumati lentamente in un ambiente tranquillo, per calmare la mente e promuovere la stabilità.

### Dieta per Pitta: Raffreddare e Calmarsi

- **Caratteristiche di Pitta:** Governato da fuoco e acqua, Pitta è caldo, intenso e pungente. I soggetti Pitta sono energici, con una digestione forte ma soggetti a irritabilità, infiammazioni e acidità.
- **Alimenti benefici:**
    - **Cereali rinfrescanti:** Riso, orzo, quinoa, che riducono il calore corporeo.
    - **Latticini:** Latte fresco e yogurt dolce non acido, utili per lenire l'infiammazione interna.
    - **Frutta dolce e succosa:** Melone, cocomero, pere, uva. Questi alimenti idratano e raffreddano il corpo.
    - **Verdure a basso contenuto di amido:** Cetrioli, zucchine, spinaci cotti.
    - **Spezie rinfrescanti:** Coriandolo, finocchio, curcuma.
    - **Bevande:** Tisane di menta e camomilla, acqua di cocco.
- **Da evitare:** Cibi piccanti, acidi e fritti come peperoncino, pomodori, agrumi, caffè e alcool. Questi alimenti alimentano il fuoco di Pitta, aggravando infiammazioni e irritabilità.
- **Routine:** Consumare pasti regolari in un ambiente rilassato e fresco, evitando l'esposizione eccessiva al sole e attività competitive.

## Dieta per Kapha: Stimolare e Alleggerire

- **Caratteristiche di Kapha:** Predominanza di terra e acqua. Kapha è stabile, pesante e freddo. I tipi Kapha tendono a soffrire di letargia, accumulo di muco e aumento di peso.
- **Alimenti benefici:**
    - **Cereali leggeri:** Orzo, grano saraceno, miglio, che favoriscono la leggerezza e il metabolismo.
    - **Verdure amare e pungenti:** Cavolo, rucola, rafano, che aiutano a ridurre la pesantezza.
    - **Legumi:** Lenticchie rosse, fagioli neri, ceci, ricchi di proteine ma leggeri da digerire.
    - **Spezie riscaldanti e stimolanti:** Pepe nero, zenzero secco, peperoncino, curcuma.

- **Bevande:** Tisane con zenzero e limone.
- **Da evitare:** Latticini pesanti, dolci, cibi oleosi e fritti. Questi aggravano la pesantezza di Kapha e il ristagno di fluidi.
- **Routine:** Mantenere una dieta leggera e piccante, ridurre le porzioni e praticare il digiuno intermittente per favorire la disintossicazione.

**Stile di Vita Ayurvedico: Personalizzazione Dinamica**

1. **Per Vata:**
   - **Attività fisica:** Yoga dolce, camminate rilassanti, Tai Chi.
   - **Tecniche di rilassamento:** Meditazione con mantra e respirazione lenta (*Pranayama*).
   - **Routine:** Stabilire orari regolari per il sonno e i pasti.
2. **Per Pitta:**
   - **Attività fisica:** Nuoto, passeggiate serali, yoga rinfrescante.
   - **Tecniche di raffreddamento:** Respirazione *Shitali* e meditazione guidata.
   - **Routine:** Evitare il calore eccessivo, sia climatico che emotivo.
3. **Per Kapha:**
   - **Attività fisica:** Allenamenti intensi, corsa, danza.
   - **Tecniche stimolanti:** Respirazione energizzante (*Kapalabhati*).
   - **Routine:** Evitare la sedentarietà e introdurre varietà nelle abitudini quotidiane.

**Adattamenti Stagionali**

- **Primavera (Kapha):** Cibi amari e pungenti per contrastare la pesantezza del periodo.
- **Estate (Pitta):** Alimentazione leggera, con cibi freschi e ricchi d'acqua.
- **Autunno (Vata):** Dieta calda e oleosa per contrastare la secchezza stagionale.

**Prospettive Moderne sulla Dieta Ayurvedica**

La scienza contemporanea conferma molti dei principi ayurvedici, evidenziando i benefici della dieta personalizzata. Studi dimostrano che:

- L'approccio ayurvedico riduce l'infiammazione cronica (*Journal of Ayurveda and Integrative Medicine*, 2020).
- Il consumo di cibi stagionali e locali migliora il microbioma intestinale e la salute generale (*Nature Reviews Gastroenterology & Hepatology*, 2019).
- La meditazione e la respirazione ayurvedica contribuiscono a ridurre lo stress e migliorano il metabolismo (*International Journal of Yoga*, 2018).

# 15. Naturopatia e Medicina Integrata

# 15.1 Collaborazione tra Naturopatia e Medicina Moderna

## 1. Introduzione alla collaborazione

La crescente collaborazione tra naturopatia e medicina moderna riflette un cambiamento paradigmatico nell'approccio alla salute. La medicina moderna si concentra sulla diagnosi e trattamento di malattie attraverso metodi scientifici, mentre la naturopatia si focalizza sul ripristino dell'equilibrio naturale del corpo attraverso pratiche olistiche. L'integrazione di queste discipline consente di sfruttare i punti di forza di entrambe, migliorando la salute del paziente in modo personalizzato e globale.

## 2. Aree di sinergia

La collaborazione tra naturopatia e medicina moderna si manifesta in diverse aree della salute:

- **Oncologia integrata:**

  La naturopatia svolge un ruolo importante nel supportare i pazienti oncologici durante la chemioterapia e la radioterapia. Pratiche come la fitoterapia (ad esempio, l'uso del cardo mariano per proteggere il fegato), la dieta antinfiammatoria e la mindfulness possono migliorare il benessere complessivo, ridurre la nausea e aumentare la tolleranza ai trattamenti (*Cancer Management and Research*, 2021).

- **Gestione delle malattie croniche:**

  Patologie come diabete, ipertensione e sindrome metabolica traggono vantaggio da un approccio integrato che combina il monitoraggio medico con interventi naturopatici. Ad esempio, il supporto con integratori naturali come la berberina per il controllo della glicemia, unito alla dieta e all'esercizio fisico, offre risultati superiori rispetto ai soli farmaci (*Journal of Diabetes Research*, 2020).

- **Medicina preventiva:**

  La prevenzione delle malattie è un campo in cui la naturopatia eccelle. L'uso di piani dietetici personalizzati, integratori e tecniche di rilassamento aiuta a ridurre i fattori di rischio per molte condizioni croniche. Questo approccio si integra bene con screening regolari e analisi diagnostiche offerte dalla medicina moderna.

## 3. Vantaggi per i pazienti

La collaborazione offre numerosi benefici:

- **Personalizzazione delle cure:**
  I pazienti ricevono trattamenti che tengono conto delle loro specifiche esigenze, combinando interventi medici con approcci naturali. Ad esempio, un paziente con artrite può ricevere farmaci per il controllo dell'infiammazione, integrati da trattamenti naturopatici come la curcumina e la terapia fisica.

- **Riduzione degli effetti collaterali:**
  La naturopatia aiuta a mitigare gli effetti collaterali dei farmaci attraverso integratori e rimedi naturali. Ad esempio, la glutammina può ridurre i danni intestinali causati dalla chemioterapia (*Journal of Clinical Oncology*, 2021).

- **Empowerment del paziente:**
  La naturopatia promuove l'educazione e la partecipazione del paziente nel proprio percorso di guarigione. Questo approccio olistico migliora la motivazione e la fiducia nel processo terapeutico.

## 4. Modelli di integrazione

I modelli più comuni di collaborazione includono:

- **Centri di medicina integrata:**
  Strutture che offrono una combinazione di trattamenti naturopatici e medici. Ad esempio, il *Memorial Sloan Kettering Cancer Center* offre programmi che integrano terapie naturali, yoga e supporto nutrizionale con trattamenti oncologici convenzionali.

- **Protocolli congiunti:**
  Alcuni ospedali e cliniche stanno adottando protocolli che combinano interventi naturopatici e convenzionali. Un esempio è l'uso di probiotici per prevenire le infezioni gastrointestinali

durante terapie antibiotiche prolungate (*Gastroenterology Clinics of North America*, 2020).

- **Formazione interdisciplinare:**
  Sempre più corsi e seminari educano medici e naturopati sull'importanza della collaborazione, migliorando la comunicazione e la comprensione reciproca.

## 5. Sfide nella collaborazione

Nonostante i progressi, ci sono ancora ostacoli significativi:

- **Conflitti epistemologici:**
  La medicina moderna si basa su prove cliniche rigorose, mentre molte pratiche naturopatiche si fondano su approcci tradizionali e olistici che non sempre sono stati oggetto di studi randomizzati controllati.

- **Mancanza di regolamentazione uniforme:**
  In molti paesi, la naturopatia non è regolamentata, il che può portare a discrepanze nella formazione e nella pratica professionale. Questo crea difficoltà nella standardizzazione dei protocolli integrati (*World Health Organization Report on Traditional and Complementary Medicine*, 2020).

- **Formazione limitata per i medici:**
  Molti medici tradizionali ricevono una formazione minima o nulla sulla naturopatia, il che può portare a scetticismo e mancanza di collaborazione.

## 6. Esempi di applicazioni pratiche

- **Sindrome dell'intestino irritabile:**
  Un protocollo integrato può includere farmaci per regolare la motilità intestinale, probiotici per ristabilire la flora batterica e una dieta naturopatica priva di alimenti infiammatori.

- **Dolore cronico:**
  La gestione del dolore può combinare analgesici con terapie naturopatiche come massaggi, agopuntura e integrazione di magnesio.

- **Salute mentale:**
  La naturopatia offre soluzioni complementari per ansia e

depressione, come la fitoterapia (erba di San Giovanni) e tecniche
di rilassamento, da associare a terapie farmacologiche e
psicologiche.

**7. Prospettive future**

La collaborazione tra naturopatia e medicina moderna è destinata a
crescere, grazie a:

- **Nuove ricerche:** Studi clinici rigorosi che dimostrano l'efficacia
  delle terapie naturali.
- **Riconoscimento ufficiale:** Norme più uniformi per regolamentare
  la naturopatia a livello globale.
- **Educazione interdisciplinare:** Una maggiore inclusione della
  medicina integrata nei curricula medici e naturopatici.

L'integrazione tra naturopatia e medicina moderna rappresenta una
grande opportunità per migliorare la qualità della vita dei pazienti e
affrontare le sfide della medicina moderna, come l'aumento delle malattie
croniche. La chiave del successo risiede nella collaborazione rispettosa e
nella continua ricerca per validare e ottimizzare le terapie integrate.

## 15.2 Integrazione delle Pratiche Naturopatiche in Ambito Clinico

### 1. Il concetto di integrazione clinica

L'integrazione delle pratiche naturopatiche nella medicina clinica si basa
sull'idea che la salute ottimale non possa essere raggiunta solo attraverso
l'uso della medicina convenzionale. Piuttosto, l'approccio integrativo
unisce interventi farmacologici e chirurgici comprovati a tecniche naturali
e olistiche, mirate a promuovere il benessere fisico, mentale ed
emozionale. Questa filosofia si fonda su un'ampia letteratura che
evidenzia come l'approccio combinato possa migliorare gli esiti terapeutici
e la qualità della vita dei pazienti (*American Journal of Medicine*, 2021).

### 2. Applicazioni pratiche: casi studio e protocolli

### 2.1. Oncologia integrativa

Nella gestione del cancro, l'integrazione di trattamenti naturopatici ha
dimostrato di ridurre gli effetti collaterali delle terapie convenzionali,

come nausea, perdita di energia e depressione.

- **Caso studio:** Un protocollo integrato presso il *Memorial Sloan Kettering Cancer Center* di New York ha dimostrato che tecniche come la meditazione guidata, la dieta antinfiammatoria e l'uso della fitoterapia (ad esempio curcumina e boswellia) migliorano la tolleranza ai cicli di chemioterapia (*Journal of Clinical Oncology*, 2020).

## 2.2. Gestione delle malattie croniche

Le patologie croniche, come il diabete di tipo 2 e l'ipertensione, beneficiano di un approccio combinato.

- **Esempio di protocollo integrato:**
    - **Medicina convenzionale:** Terapia farmacologica con metformina e ACE-inibitori.
    - **Naturopatia:** Piani dietetici a basso indice glicemico, supplementazione di magnesio e utilizzo di tecniche di gestione dello stress, come la mindfulness (*Diabetes Care Journal*, 2021).
      I pazienti che hanno seguito questo protocollo hanno riportato una maggiore aderenza al trattamento e un miglioramento significativo dei livelli di emoglobina glicata.

## 2.3. Gestione dello stress e dei disturbi psicosomatici

Le terapie naturopatiche sono particolarmente efficaci nel ridurre lo stress cronico e i sintomi correlati, come insonnia e sindrome dell'intestino irritabile.

- **Protocollo:** Utilizzo di oli essenziali (es. lavanda per l'insonnia) e fitoterapici adattogeni (come ashwagandha per regolare il cortisolo) combinati con sessioni di terapia cognitivo-comportamentale.


## 3. Modelli organizzativi per l'integrazione

## 3.1. Centri di medicina integrativa

In molte nazioni, come Germania, Stati Uniti e Australia, stanno emergendo centri che offrono servizi integrati. Questi centri promuovono

una collaborazione tra medici di medicina generale, specialisti e
naturopati.

- **Esempio:** Il *Osher Center for Integrative Medicine* della Harvard
  Medical School offre trattamenti che combinano la medicina
  occidentale con pratiche tradizionali, come agopuntura e
  fitoterapia.

## 3.2. Formazione congiunta per professionisti sanitari

L'integrazione richiede una formazione interdisciplinare che consenta ai
medici e ai naturopati di comprendere le basi delle rispettive discipline.
Corsi come quelli promossi dalla *European Society of Integrative Medicine*
preparano i professionisti a lavorare insieme, rispettando i confini delle
rispettive competenze (*Integrative Medicine Reports*, 2021).

## 4. Vantaggi e benefici

## 4.1. Miglioramento degli esiti clinici

Uno studio condotto nel 2021 su oltre 1.500 pazienti con malattie
croniche ha dimostrato che l'integrazione della naturopatia con la
medicina convenzionale ha migliorato del 30% la qualità della vita
percepita, con una riduzione significativa dell'utilizzo di farmaci (*British
Medical Journal*, 2021).

## 4.2. Riduzione dei costi sanitari

Le terapie naturopatiche, spesso meno costose rispetto ai farmaci
tradizionali, riducono il carico economico sia per i pazienti che per i sistemi
sanitari pubblici. Ad esempio, l'uso di trattamenti naturali per il dolore
cronico può ridurre la necessità di farmaci oppioidi, con un impatto
positivo anche in termini di prevenzione delle dipendenze.

## 4.3. Approccio centrato sul paziente

L'integrazione delle pratiche naturopatiche pone il paziente al centro del
percorso di cura, enfatizzando l'importanza della personalizzazione del
trattamento e della relazione terapeutica.

## 5. Sfide nell'implementazione

## 5.1. Validazione scientifica

Molte pratiche naturopatiche mancano ancora di solide evidenze scientifiche. La ricerca futura deve concentrarsi sulla conduzione di studi randomizzati controllati per dimostrare l'efficacia di queste terapie.

**5.2. Accettazione istituzionale**

In alcune nazioni, la resistenza da parte della comunità medica convenzionale limita l'integrazione. Ciò richiede politiche sanitarie che promuovano il dialogo e la collaborazione.

**5.3. Regolamentazione professionale**

La regolamentazione delle qualifiche e delle competenze dei naturopati varia notevolmente tra i paesi, creando incertezze sulla qualità dei servizi offerti.

**6. Prospettive future**

- **Standardizzazione:** Sviluppo di linee guida internazionali per l'integrazione clinica, con il supporto dell'Organizzazione Mondiale della Sanità.
- **Ricerca traslazionale:** Promozione di ricerche che traducano le evidenze sui trattamenti naturopatici in applicazioni cliniche pratiche.
- **Tecnologie innovative:** Utilizzo di strumenti digitali, come applicazioni per il monitoraggio dei sintomi, per ottimizzare i protocolli integrati.

L'integrazione della naturopatia nella pratica clinica rappresenta un'evoluzione necessaria verso un sistema sanitario più completo e sostenibile. Superare le sfide attuali richiede un impegno congiunto da parte di professionisti sanitari, istituzioni e pazienti. La medicina integrativa offre una visione promettente per il futuro della salute globale, incentrata sulla prevenzione, sulla personalizzazione e sul benessere complessivo.

## 15.3 Limiti e Potenzialità della Medicina Integrata

La medicina integrata si trova al crocevia tra due discipline apparentemente distanti: la medicina convenzionale, caratterizzata da approcci basati sull'evidenza scientifica, e la naturopatia, fondata su pratiche tradizionali e holistiche. Approfondire i limiti e le potenzialità di questa disciplina richiede un'analisi esaustiva delle sue applicazioni, delle criticità emergenti e delle prospettive future.

## 1. Limiti della Medicina Integrata

### 1.1 Mancanza di validazione scientifica robusta

Nonostante una crescente attenzione da parte della comunità scientifica, molte pratiche della medicina integrata rimangono prive di validazione clinica rigorosa. La fitoterapia e l'agopuntura, per esempio, sebbene abbiano numerose applicazioni promettenti, soffrono della mancanza di studi randomizzati controllati (RCT) sufficientemente ampi. Questo limita l'accettazione delle terapie integrate in ambito accademico e ospedaliero (Ernst, 2020).

### 1.2 Preconcetti culturali

I pregiudizi culturali rappresentano un significativo ostacolo. I medici formati esclusivamente in ambito biomedico tendono a considerare le pratiche naturali come "alternative" piuttosto che complementari, mentre molti naturopati evitano l'uso di terapie farmacologiche, anche quando indicate. Questa mancanza di dialogo compromette la collaborazione interdisciplinare (NIH, 2021).

### 1.3 Rischio di sovrapposizione terapeutica

L'uso combinato di trattamenti convenzionali e naturopatici può comportare il rischio di interazioni farmacologiche. Ad esempio, l'iperico, spesso utilizzato come rimedio naturale per la depressione, può ridurre l'efficacia di farmaci come gli anticoagulanti o i contraccettivi orali. La mancanza di una supervisione medica adeguata aumenta questo rischio (Journal of Clinical Pharmacology, 2021).

### 1.4 Accessibilità e costi

La medicina integrata non è ancora universalmente accessibile. In molti paesi, le terapie complementari non sono coperte dai sistemi sanitari pubblici, lasciando i pazienti a carico dei costi. Questo crea una disuguaglianza nell'accesso alle cure integrate, penalizzando le fasce di popolazione più vulnerabili (WHO, 2020).

## 1.5 Difficoltà di regolamentazione

Le differenze significative nei requisiti di formazione e certificazione dei professionisti della medicina integrata rappresentano un problema. In alcuni paesi, i naturopati non devono soddisfare standard rigorosi, con il rischio di trattamenti di bassa qualità o potenzialmente dannosi (Regulatory Affairs Journal, 2022).

## 2. Potenzialità della Medicina Integrata

### 2.1 Trattamenti personalizzati

La medicina integrata adotta un approccio centrato sul paziente, considerando non solo la malattia, ma anche i fattori psicologici, sociali e ambientali che influenzano la salute. Questa personalizzazione può portare a trattamenti più efficaci per condizioni complesse come il cancro, dove la qualità della vita è spesso prioritaria quanto il controllo della malattia (Integrative Oncology Journal, 2021).

### 2.2 Complementarità terapeutica

La combinazione di terapie convenzionali e naturopatiche può migliorare gli esiti clinici. Ad esempio, l'aggiunta di agopuntura alla terapia farmacologica per la lombalgia cronica ha mostrato una riduzione significativa del dolore rispetto alla sola farmacoterapia (The Lancet, 2020).

### 2.3 Promozione della prevenzione

Uno degli obiettivi principali della medicina integrata è la prevenzione delle malattie. Questo approccio proattivo, che include il miglioramento della dieta, la gestione dello stress e l'attività fisica, riduce il rischio di malattie croniche come il diabete e l'ipertensione (WHO, 2020).

### 2.4 Riduzione degli effetti collaterali

Terapie complementari come l'uso di probiotici durante i trattamenti antibiotici o la somministrazione di curcumina durante la chemioterapia possono ridurre gli effetti collaterali comuni, migliorando la tollerabilità dei trattamenti convenzionali (Journal of Cancer Research, 2022).

### 2.5 Sostenibilità sanitaria

L'adozione di pratiche integrative potrebbe contribuire a ridurre i costi sanitari a lungo termine. Ad esempio, la gestione integrata del dolore cronico con tecniche come lo yoga e la riflessologia ha dimostrato di ridurre l'uso di oppioidi, abbassando i costi e migliorando gli esiti (BMJ Open, 2021).

## 3. Opportunità future
### 3.1 Miglioramento della formazione interdisciplinare
La creazione di corsi universitari dedicati alla medicina integrata è un passo fondamentale per migliorare la collaborazione tra medici convenzionali e naturopati. I programmi accademici presso istituzioni come Harvard e il Karolinska Institute rappresentano esempi di successo (Osher Center for Integrative Medicine, 2021).
### 3.2 Digitalizzazione e telemedicina
L'uso di tecnologie digitali per monitorare i pazienti in tempo reale offre nuove opportunità per la medicina integrata. Le piattaforme di telemedicina possono facilitare la comunicazione tra i diversi specialisti coinvolti nella cura del paziente, migliorando la qualità del trattamento (Telemedicine and e-Health Journal, 2022).
### 3.3 Studi clinici avanzati
Investimenti in studi clinici rigorosi sono essenziali per validare le pratiche naturopatiche e facilitarne l'integrazione nei sistemi sanitari. La collaborazione tra università, ospedali e industrie farmaceutiche potrebbe accelerare questo processo.
### 3.4 Politiche di regolamentazione globali
L'adozione di linee guida globali sulla medicina integrata da parte dell'OMS potrebbe uniformare la formazione e la pratica professionale, migliorando la sicurezza e la qualità delle cure (WHO, 2022).

La medicina integrata rappresenta un'opportunità unica per unire i benefici della medicina convenzionale e naturopatica in un approccio centrato sul paziente. Tuttavia, il suo pieno potenziale sarà realizzato solo attraverso un impegno congiunto per affrontare le sfide esistenti, promuovere la ricerca e migliorare l'accesso globale alle cure integrate.

# 15.4 Esempi di Protocolli Terapeutici Integrati

**Introduzione**

L'integrazione tra medicina convenzionale e pratiche naturopatiche offre un approccio olistico e personalizzato alla gestione della salute. I protocolli terapeutici integrati si basano sull'unione di evidenze scientifiche, principi naturopatici e tecniche mediche per supportare il benessere del paziente, ridurre gli effetti collaterali delle terapie farmacologiche e migliorare la qualità della vita. In questa sezione, verranno descritti esempi dettagliati di protocolli terapeutici applicati a specifiche condizioni cliniche, con enfasi sulle evidenze scientifiche e l'efficacia di ciascun approccio.

**1. Protocollo Integrato per la Gestione dell'Artrite Reumatoide**

**Obiettivi del Protocollo**

- Ridurre l'infiammazione articolare.
- Alleviare il dolore e migliorare la funzionalità articolare.
- Minimizzare gli effetti collaterali dei farmaci convenzionali.

**Componenti del Protocollo**

1. **Medicina Convenzionale:**
   - Prescrizione di farmaci antinfiammatori non steroidei (FANS) e immunosoppressori (ad es. metotrexato) per controllare la progressione della malattia (Arthritis Research & Therapy, 2021).

2. **Supporto Naturopatico:**
   - **Fitoterapia:** Utilizzo di boswellia serrata e curcuma longa per le loro proprietà antinfiammatorie. Studi clinici hanno dimostrato che questi estratti possono ridurre il dolore articolare (Gupta et al., 2021).
   - **Dieta antinfiammatoria:** Riduzione di alimenti pro-infiammatori (come zuccheri raffinati e grassi saturi) e introduzione di omega-3 da pesce azzurro e semi di lino (Journal of Nutrition, 2020).
   - **Terapie fisiche:** Applicazione di idroterapia con acqua calda per migliorare la mobilità articolare.

**Evidenze Scientifiche**

Uno studio pubblicato su *Rheumatology International* (2021) ha mostrato che un trattamento integrato con curcumina e FANS ha migliorato significativamente i sintomi senza incrementare gli effetti collaterali gastrointestinali associati ai FANS.

**2. Protocollo per la Gestione del Cancro: Supporto alla Chemioterapia**

**Obiettivi del Protocollo**

- Alleviare gli effetti collaterali della chemioterapia.
- Rafforzare il sistema immunitario del paziente.
- Migliorare la qualità della vita durante e dopo il trattamento.

**Componenti del Protocollo**

1. **Medicina Convenzionale:**
    - Somministrazione di agenti chemioterapici specifici in base al tipo di tumore.
    - Utilizzo di farmaci antiemetici per contrastare la nausea e il vomito.

2. **Supporto Naturopatico:**
    - **Nutrizione mirata:** Aumento del consumo di antiossidanti naturali attraverso frutta e verdura fresche per contrastare lo stress ossidativo indotto dalla chemioterapia.
    - **Probiotici:** Utilizzati per ridurre gli effetti collaterali gastrointestinali come diarrea e disbiosi (Journal of Clinical Oncology, 2021).
    - **Terapie mente-corpo:** Yoga e meditazione per ridurre l'ansia e migliorare il benessere mentale (Integrative Cancer Therapies, 2022).

**Evidenze Scientifiche**

Un trial clinico randomizzato (National Cancer Institute, 2021) ha dimostrato che l'integrazione di terapie naturopatiche ha ridotto del 50% l'intensità della nausea e ha migliorato il benessere generale del paziente oncologico.

**3. Protocollo per la Sindrome dell'Intestino Irritabile (IBS)**

**Obiettivi del Protocollo**

- Ridurre i sintomi gastrointestinali come dolore addominale, gonfiore e diarrea/stitichezza.
- Promuovere una flora intestinale equilibrata.
- Migliorare la qualità della vita.

**Componenti del Protocollo**

1. **Medicina Convenzionale:**
   - Prescrizione di antispastici o modulatori serotoninergici per gestire i sintomi (American Journal of Gastroenterology, 2021).

2. **Supporto Naturopatico:**
   - **Fitoterapia:** Utilizzo di olio di menta piperita, che ha proprietà antispasmodiche documentate.
   - **Probiotici specifici:** Introduzione di ceppi come Lactobacillus e Bifidobacterium per ripristinare l'equilibrio della flora intestinale (Gut Microbiota Research, 2021).
   - **Mindfulness e meditazione:** Riduzione dello stress, che spesso contribuisce all'aggravamento dei sintomi.

**Evidenze Scientifiche**

Uno studio del *Journal of Gastroenterology* (2021) ha evidenziato che i pazienti sottoposti a un protocollo integrato con probiotici e olio di menta piperita hanno riportato una riduzione del 70% dei sintomi rispetto al solo trattamento convenzionale.


**4. Protocollo Integrato per il Diabete di Tipo 2**

**Obiettivi del Protocollo**

- Controllare i livelli di glucosio nel sangue.
- Ridurre il rischio di complicanze cardiovascolari.
- Promuovere cambiamenti sostenibili nello stile di vita.

**Componenti del Protocollo**

1. **Medicina Convenzionale:**
   - Terapie farmacologiche come metformina e inibitori SGLT2.

- Monitoraggio regolare della glicemia.

2. **Supporto Naturopatico:**
    - **Dieta personalizzata:** Approccio a basso indice glicemico, ricco di fibre e proteine vegetali (Diabetes Care, 2021).
    - **Fitoterapia:** Uso di gymnema sylvestre per migliorare il metabolismo del glucosio.
    - **Esercizio fisico regolare:** Yoga e camminata veloce per migliorare la sensibilità all'insulina.

**Evidenze Scientifiche**

Un ampio studio randomizzato pubblicato su *Diabetologia* (2022) ha mostrato che l'integrazione di metformina con una dieta naturopatica a basso indice glicemico ha ridotto l'emoglobina glicata (HbA1c) del 1,5% in sei mesi.


## 5. Protocollo per la Prevenzione e Gestione delle Malattie Cardiovascolari

**Obiettivi del Protocollo**

- Ridurre i fattori di rischio cardiovascolare.
- Promuovere il benessere del sistema circolatorio.
- Migliorare il profilo lipidico e la pressione sanguigna.

**Componenti del Protocollo**

1. **Medicina Convenzionale:**
    - Prescrizione di statine per il controllo del colesterolo LDL.
    - Farmaci antipertensivi se necessario.

2. **Supporto Naturopatico:**
    - **Nutrizione:** Dieta mediterranea con ridotto consumo di sale.
    - **Fitoterapia:** Biancospino per migliorare la funzione cardiaca e ridurre la pressione arteriosa (Journal of Herbal Medicine, 2022).
    - **Esercizio fisico:** Programma di esercizi aerobici e allenamento muscolare.


**Evidenze Scientifiche**

Un recente studio pubblicato sul *European Heart Journal* (2022) ha dimostrato che i pazienti che seguono un approccio integrato presentano una riduzione del rischio cardiovascolare del 30% rispetto a quelli che utilizzano solo farmaci.

L'integrazione tra medicina convenzionale e naturopatia rappresenta una strada promettente per affrontare le sfide della salute moderna. La personalizzazione dei protocolli, il rispetto delle evidenze scientifiche e il lavoro sinergico tra specialisti garantiscono il massimo beneficio per i pazienti. Questi esempi di protocolli terapeutici mostrano che l'unione di conoscenze può migliorare la gestione delle malattie croniche e la qualità della vita.

# Parte IV: Naturopatia e Benessere Psicofisico

# 16. Salute Mentale e Tecniche di Rilassamento

## 16.1 Importanza della salute mentale nella naturopatia

La salute mentale, nella prospettiva naturopatica, è considerata un aspetto cruciale dell'equilibrio olistico dell'individuo. La naturopatia si distingue per il suo approccio integrato, che considera la mente, il corpo e l'ambiente come un sistema interconnesso. Questo capitolo esplora in dettaglio il ruolo della salute mentale nella pratica naturopatica, includendo riferimenti storici, principi filosofici e applicazioni cliniche basate su evidenze scientifiche.

**Concetti fondamentali di salute mentale nella naturopatia**

1. **L'interconnessione tra mente e corpo**
   La naturopatia considera la salute mentale come il riflesso dello stato energetico e fisico dell'organismo. Secondo questa visione, squilibri nella salute fisica, come infiammazioni croniche o disbiosi intestinale, possono influire negativamente sulla salute mentale, manifestandosi come ansia, depressione o stress cronico. Questo concetto è supportato dalla moderna ricerca sull'asse intestino-cervello, che evidenzia come il microbiota intestinale influenzi direttamente l'umore e la funzione cognitiva (Cryan et al., 2020).

2. **La filosofia naturopatica del benessere psicologico**
   - **Principio dell'autoguarigione**: La naturopatia promuove il potere intrinseco del corpo di ristabilire l'equilibrio. Interventi mirati, come il sostegno nutrizionale e la riduzione dello stress, possono stimolare il processo di autoguarigione (Zwickey et al., 2020).
   - **La malattia come squilibrio**: I sintomi mentali, secondo la naturopatia, sono spesso segnali di squilibri più profondi che coinvolgono il corpo e l'ambiente. Il trattamento si concentra sul riequilibrio di questi fattori piuttosto che sulla soppressione dei sintomi.

3. **Ruolo dell'ambiente e dello stile di vita**
   La naturopatia riconosce l'influenza significativa dell'ambiente, dello stile di vita e delle relazioni sociali sul benessere mentale.

Stress ambientali come inquinamento, sovraccarico lavorativo o isolamento sociale possono contribuire all'insorgenza di disturbi mentali. Interventi naturopatici mirano a migliorare questi aspetti attraverso strategie personalizzate.

**Modelli naturopatici per la salute mentale**

1. **Il modello olistico**

   La naturopatia utilizza un modello olistico che integra la salute mentale con quella fisica. Ad esempio, il trattamento di un paziente con ansia cronica potrebbe includere:

   - **Tecniche di rilassamento**: meditazione, respirazione diaframmatica o yoga.
   - **Fitoterapia**: l'uso di erbe come la valeriana e la passiflora per calmare il sistema nervoso centrale (Sarris et al., 2011).
   - **Nutrizione personalizzata**: una dieta ricca di acidi grassi omega-3 per supportare la funzione cerebrale (Martins, 2009).

2. **Il modello del "terreno"**

   Il concetto naturopatico di "terreno" si riferisce al contesto unico dell'individuo, incluse predisposizioni genetiche, fattori ambientali e abitudini di vita. Un terreno squilibrato può predisporre a disturbi mentali come ansia o depressione. La naturopatia interviene riequilibrando il terreno con trattamenti personalizzati.

**Strategie naturopatiche per il benessere mentale**

1. **Fitoterapia specifica**
   - **Valeriana (Valeriana officinalis)**: utilizzata per il trattamento di insonnia e ansia, agisce come un blando sedativo senza gli effetti collaterali dei farmaci sintetici (Bent et al., 2006).
   - **Ashwagandha (Withania somnifera)**: adattogeno che riduce lo stress cronico e migliora la resilienza mentale (Chandrasekhar et al., 2012).

- **Erba di San Giovanni (Hypericum perforatum)**: studi dimostrano che è efficace quanto gli SSRI per il trattamento della depressione lieve e moderata, con minori effetti collaterali (Butterweck, 2003).

2. **Terapie mente-corpo**
   - **Meditazione mindfulness**: riduce l'attivazione dell'asse HPA, migliorando la regolazione dello stress. La pratica regolare è associata a una riduzione significativa dei livelli di ansia (Kabat-Zinn, 2018).
   - **Yoga**: combinando movimento fisico e controllo del respiro, lo yoga supporta la salute mentale riducendo i livelli di cortisolo e migliorando il benessere generale (Sharma et al., 2020).

3. **Supporto nutrizionale**
   - **Omega-3**: essenziali per la salute cerebrale, possono ridurre il rischio di depressione e migliorare la neuroplasticità (Martins, 2009).
   - **Magnesio**: fondamentale per la regolazione dello stress e della funzione nervosa. Le carenze sono spesso associate a stati di ansia (Barbagallo et al., 2011).
   - **Probiotici**: migliorano il microbiota intestinale, influenzando positivamente l'umore e la funzione cognitiva (Cryan et al., 2020).

4. **Aromaterapia**

   Oli essenziali come lavanda, bergamotto e rosa sono utilizzati per il loro effetto calmante sul sistema nervoso. Studi clinici dimostrano che l'aromaterapia può abbassare i livelli di cortisolo, migliorando il benessere mentale (Hwang et al., 2006).

5. **Tecniche di rilassamento**

   La naturopatia utilizza tecniche come il training autogeno e la respirazione diaframmatica per migliorare il rilassamento e ridurre lo stress.

**Evidenze scientifiche**

- **Ansia e stress**: Uno studio del *Journal of Anxiety Disorders* (2021) ha rilevato che un protocollo combinato di valeriana, yoga e supporto nutrizionale ha ridotto i sintomi di ansia del 40% dopo tre mesi.
- **Depressione**: Un trial clinico pubblicato su *Psychopharmacology* (2018) ha evidenziato che l'uso di Hypericum perforatum è efficace nel trattamento della depressione, con tassi di miglioramento simili agli SSRI ma con minori effetti collaterali.
- **Stress cronico**: Studi su ashwagandha dimostrano una riduzione significativa dei livelli di cortisolo e un miglioramento della qualità del sonno (Chandrasekhar et al., 2012).

La salute mentale, nella visione naturopatica, è un aspetto imprescindibile del benessere globale. Integrando strategie personalizzate basate su fitoterapia, nutrizione, tecniche mente-corpo e aromaterapia, la naturopatia offre un approccio naturale ed efficace per promuovere il benessere psicologico. Le crescenti evidenze scientifiche supportano l'efficacia di questi interventi, sottolineando il ruolo della naturopatia come complemento essenziale alla medicina convenzionale.

## 16.2 Tecniche di rilassamento e gestione dell'ansia

L'ansia è una risposta fisiologica e psicologica allo stress, spesso manifestata con sintomi fisici (tachicardia, tensione muscolare) e psicologici (pensieri ossessivi, paura irrazionale). La naturopatia, con il suo approccio olistico, offre strategie integrate per gestire e ridurre l'ansia, favorendo il benessere psicofisico. Questo approfondimento illustra dettagliatamente le tecniche di rilassamento, evidenziandone i meccanismi, i benefici e l'integrazione nella pratica clinica.

**Approccio naturopatico all'ansia**

Il trattamento naturopatico considera l'ansia come un segnale di squilibrio nel sistema corpo-mente. Gli obiettivi principali sono:

1. Ridurre la stimolazione eccessiva dell'asse ipotalamo-ipofisi-surrene (HPA), che regola la risposta allo stress.

2. Ripristinare l'omeostasi del sistema nervoso, favorendo la risposta parasimpatica (rilassamento).
3. Rafforzare la resilienza emotiva attraverso tecniche di rilassamento, alimentazione e fitoterapia.

**Tecniche di rilassamento naturopatiche**

**1. Meditazione mindfulness**

La mindfulness, che significa "piena consapevolezza," è una pratica basata sull'attenzione intenzionale al momento presente. Studi scientifici mostrano che la meditazione riduce l'attivazione dell'amigdala, la regione del cervello associata alla paura e all'ansia (Kabat-Zinn, 2018).

- **Pratica**: Sedersi comodamente, concentrarsi sulla respirazione e osservare i pensieri senza giudizio.
- **Durata consigliata**: 10-20 minuti al giorno.
- **Benefici**:
    - Riduzione del cortisolo (ormone dello stress).
    - Miglioramento della regolazione emotiva e della qualità del sonno (Hofmann et al., 2010).

**2. Respirazione diaframmatica**

La respirazione diaframmatica è una tecnica semplice ma efficace per modulare il sistema nervoso autonomo, favorendo uno stato di calma.

- **Metodo**:
    - Inspirare profondamente attraverso il naso, gonfiando il diaframma.
    - Trattenere il respiro per 4 secondi, quindi espirare lentamente per 6-8 secondi.
- **Durata**: 5-10 minuti per sessione, 2-3 volte al giorno.
- **Effetti**:
    - Riduzione della frequenza cardiaca e della pressione sanguigna (McCraty et al., 2003).
    - Attivazione del nervo vago, che favorisce il rilassamento.

**3. Training autogeno**

Creato da Johannes Heinrich Schultz, il training autogeno è un metodo di rilassamento basato sull'autosuggestione.

- **Principi**: Utilizzo di formule come "il mio corpo è rilassato" per indurre uno stato di calma.
- **Applicazione**: Concentrazione graduale su diverse parti del corpo, favorendo il rilassamento progressivo.
- **Benefici clinici**:
    - Allevia l'ansia e riduce i sintomi psicosomatici.
    - Migliora la qualità del sonno (Benson et al., 2000).

## 4. Yoga

Lo yoga combina movimento, respirazione e meditazione, favorendo il rilassamento.

- **Asana rilassanti**:
    - Balasana (Posizione del Bambino): Rilascia la tensione nella schiena e promuove calma.
    - Shavasana (Posizione del Cadavere): Ideale per il rilassamento profondo.
- **Durata**: 20-30 minuti, 2-3 volte alla settimana.
- **Effetti**:
    - Riduzione dell'ansia grazie alla diminuzione del cortisolo (Sharma et al., 2020).
    - Aumento della resilienza emotiva.

## 5. Tai Chi e Qigong

Discipline orientali che combinano movimenti lenti e respirazione consapevole.

- **Pratica**:
    - Movimenti fluidi sincronizzati con il respiro.
    - Focalizzazione sull'energia interna ("Qi").
- **Benefici**:
    - Riduzione dei sintomi di ansia e miglioramento dell'umore (Wang et al., 2010).
    - Rafforzamento del sistema immunitario.

## 6. Aromaterapia

Gli oli essenziali agiscono sul sistema limbico, responsabile delle emozioni e della memoria.

- **Oli consigliati**:

- **Lavanda**: Efficace nel ridurre l'ansia lieve e promuovere il sonno (Hwang et al., 2006).
- **Ylang-Ylang**: Allevia la tensione muscolare.
- **Camomilla romana**: Azione calmante sul sistema nervoso.
- **Modalità d'uso**:
  - Diffusione ambientale.
  - Applicazione topica diluita su punti di impulso (polsi, tempie).

## Supporto nutrizionale per l'ansia

La nutrizione gioca un ruolo cruciale nel modulare la risposta allo stress:

1. **Magnesio**
   - Azione rilassante sul sistema nervoso.
   - Fonti: verdure a foglia verde, semi di zucca, mandorle.
   - Dose raccomandata: 300-400 mg al giorno (Barbagallo et al., 2011).
2. **Vitamine del gruppo B**
   - Supportano la funzione del sistema nervoso.
   - Fonti: cereali integrali, legumi, uova.
   - Supplementazione combinata di B6 e B12 può ridurre i sintomi di ansia (Huskisson et al., 2007).
3. **Erbe adattogene**
   - **Ashwagandha**: Riduce il cortisolo e migliora la resilienza emotiva (Chandrasekhar et al., 2012).
   - **Rhodiola rosea**: Aumenta la tolleranza allo stress.

## Evidenze scientifiche

- Uno studio pubblicato su *Frontiers in Psychology* (2021) ha dimostrato che l'integrazione di mindfulness e supporto nutrizionale riduce i sintomi di ansia del 50% in 8 settimane.
- Il training autogeno è stato associato a un miglioramento significativo della qualità del sonno e a una riduzione del rischio di disturbi d'ansia (Benson et al., 2000).
- L'uso di oli essenziali, come la lavanda, ha mostrato un effetto ansiolitico misurabile (Hwang et al., 2006).

Le tecniche di rilassamento, integrate con il supporto nutrizionale e l'aromaterapia, rappresentano una soluzione efficace per la gestione dell'ansia. L'approccio naturopatico offre una strategia completa e sostenibile, adattabile alle esigenze individuali, per promuovere un benessere duraturo e migliorare la qualità della vita.

## 16.3 Mindfulness e meditazione per il benessere psico-fisico

L'approfondimento della mindfulness e della meditazione nel contesto naturopatico sottolinea il loro ruolo cruciale nella promozione del benessere psico-fisico, considerandole strumenti chiave per riequilibrare il corpo, la mente e le emozioni. Queste pratiche si basano su principi millenari e trovano oggi un forte sostegno nelle evidenze scientifiche contemporanee.

**Mindfulness: consapevolezza del presente**

La mindfulness, letteralmente "consapevolezza piena", si fonda sull'abilità di essere pienamente presenti nel momento, senza giudizio. La sua applicazione in ambito clinico è stata formalizzata con l'MBSR (*Mindfulness-Based Stress Reduction*), un programma sviluppato da Jon Kabat-Zinn presso l'Università del Massachusetts negli anni '70. Questo protocollo ha dimostrato la sua efficacia nel trattamento di disturbi come l'ansia, la depressione e lo stress cronico (Kabat-Zinn, 1990).

**Principi fondamentali della mindfulness**

1. **Osservazione non giudicante**: Osservare pensieri ed emozioni senza giudicarli.
2. **Focalizzazione sul momento presente**: Concentrazione sul "qui e ora", ignorando rimuginazioni sul passato o preoccupazioni per il futuro.
3. **Accettazione**: Accogliere ogni esperienza senza resistenza.

**Meditazione: uno strumento universale**

La meditazione comprende un insieme di tecniche che promuovono la concentrazione mentale, il rilassamento profondo e la connessione con il proprio sé interiore. Originaria delle tradizioni orientali, come il buddhismo e l'induismo, oggi è integrata in approcci olistici che includono anche la naturopatia.

**Tipi principali di meditazione**

- **Meditazione focalizzata**: Concentrarsi su un unico punto, come il respiro o un mantra.
- **Meditazione di consapevolezza**: Simile alla mindfulness, richiede l'osservazione attenta del flusso dei pensieri e delle sensazioni.
- **Meditazione trascendentale**: Utilizza la ripetizione di un mantra per raggiungere uno stato di rilassamento profondo.
- **Meditazione guidata**: Una guida vocale conduce il praticante attraverso immagini o visualizzazioni.

**Benefici documentati di mindfulness e meditazione**

1. **Riduzione dello stress**
   - La mindfulness riduce i livelli di cortisolo, l'ormone dello stress, modulando l'attività dell'amigdala (Hofmann et al., 2010).
   - La meditazione agisce sull'asse ipotalamo-ipofisi-surrene, migliorando la risposta allo stress e riducendo l'infiammazione.
2. **Miglioramento della salute mentale**
   - La pratica regolare è associata a una riduzione del 20% dei sintomi di ansia e depressione in pazienti clinici (Goyal et al., 2014).
   - Aumenta la resilienza emotiva e favorisce un atteggiamento positivo verso la vita.
3. **Effetti sul sistema cardiovascolare**
   - Abbassamento della pressione arteriosa e miglioramento della circolazione sanguigna.
   - Studi su pazienti ipertesi hanno dimostrato una riduzione significativa della pressione arteriosa sistolica dopo 8 settimane di pratica meditativa (Barnes et al., 2008).

4.  **Neuroplasticità e funzioni cognitive**
    - Aumenta la densità della materia grigia in aree cerebrali legate alla memoria, all'apprendimento e alla regolazione emotiva (Hölzel et al., 2011).

## Tecniche pratiche integrate in naturopatia

### Meditazione consapevole con aromaterapia

Unire la meditazione alla diffusione di oli essenziali, come lavanda o incenso, potenzia il rilassamento. Gli aromi stimolano il sistema limbico, migliorando l'umore e promuovendo una connessione profonda tra corpo e mente (Hwang et al., 2006).

### Esercizio di consapevolezza corporea (body scan)

1.  Sdraiarsi comodamente e chiudere gli occhi.
2.  Focalizzare l'attenzione su ogni parte del corpo, partendo dai piedi fino alla testa.
3.  Durante la pratica, notare tensioni o sensazioni, senza giudizio.

### Meditazione con visualizzazione

- Durante una sessione di meditazione guidata, immaginare di trovarsi in un luogo naturale, come una foresta o una spiaggia.
- Concentrarsi sui dettagli dell'ambiente immaginato: i suoni, i colori, le sensazioni.

### Mindfulness nella gestione di specifiche condizioni naturopatiche

1.  **Dolore cronico**: La mindfulness aiuta a ridurre la percezione del dolore cronico, spostando l'attenzione dalla sofferenza fisica all'accettazione consapevole del presente.
    - Uno studio condotto da Zeidan et al. (2012) ha dimostrato una riduzione del 27% dell'intensità percepita del dolore in pazienti che praticano meditazione.
2.  **Disturbi del sonno**: La meditazione favorisce il rilassamento, riducendo i risvegli notturni e migliorando la qualità complessiva del sonno.
3.  **Gestione dello stress lavorativo**: Programmi di mindfulness per professionisti hanno dimostrato una riduzione significativa dello

stress legato al lavoro, aumentando la produttività e il benessere generale.

**Integrazione con altri approcci naturopatici**

- **Yoga**: L'integrazione della mindfulness con il movimento consapevole nello yoga potenzia gli effetti benefici su mente e corpo.
- **Dietetica naturopatica**: Una pratica meditativa prima dei pasti migliora la digestione, aumentando la consapevolezza delle scelte alimentari.
- **Fitoterapia**: Erbe adattogene, come l'ashwagandha o la rodiola, possono essere utilizzate in sinergia con la meditazione per migliorare la risposta allo stress.

**Evidenze scientifiche e applicazioni cliniche**

Uno studio pubblicato su *Science Advances* (2018) ha analizzato i biomarcatori dello stress in individui che praticano meditazione regolare, evidenziando:

- Riduzione della concentrazione di interleuchine pro-infiammatorie.
- Aumento dei livelli di endorfine, favorendo un senso di benessere e calma.

In contesti clinici, la mindfulness viene utilizzata come terapia complementare per:

- Disturbi da stress post-traumatico (PTSD).
- Ansia generalizzata.
- Sindrome da burnout.

Mindfulness e meditazione rappresentano pilastri fondamentali per il benessere psico-fisico, soprattutto quando integrate in un approccio naturopatico olistico. Queste pratiche non solo riducono lo stress e migliorano la salute mentale, ma contribuiscono a potenziare la connessione mente-corpo. La loro semplicità e accessibilità le rendono strumenti ideali per chiunque voglia migliorare la qualità della propria vita, indipendentemente dall'età o dal contesto culturale.

# 16.4 Supporto Naturopatico per Depressione e Stress

La gestione della depressione e dello stress attraverso la naturopatia si basa sull'approccio olistico, volto a riequilibrare il corpo e la mente in un'armonia naturale. Questo capitolo esplora in maggiore profondità i meccanismi coinvolti, le cause sottostanti e gli interventi più avanzati supportati da evidenze scientifiche.

## Depressione: Comprensione naturopatica approfondita

### Definizione naturopatica

La depressione è vista come un disordine energetico in cui il flusso vitale (*vis medicatrix naturae*) viene bloccato o ridotto. Questo fenomeno può derivare da squilibri fisici, nutrizionali, emozionali e spirituali.

### Fattori predisponenti e scatenanti

1. **Carenze nutrizionali profonde**:
   - **Vitamina B12 e acido folico**: essenziali per la sintesi dei neurotrasmettitori (Mischoulon et al., 2005).
   - **Omega-3 DHA e EPA**: deficit legati a un aumento dei disturbi dell'umore (Freeman et al., 2006).
2. **Disbiosi intestinale**:
   - Alterazioni del microbiota intestinale possono influenzare l'asse intestino-cervello, aggravando i sintomi depressivi (Cryan et al., 2019).
3. **Infiammazione cronica di basso grado**:
   - Livelli elevati di citochine come IL-6 e TNF-α correlano con sintomi depressivi (Raison et al., 2006).

## Stress: Meccanismi e Impatti sul Sistema Corpo-Mente

### Risposta allo stress

La risposta allo stress si attiva attraverso l'asse HPA (*Hypothalamic-Pituitary-Adrenal Axis*), producendo cortisolo. L'iperattivazione cronica di questo sistema può portare a:
- **Atrofia ippocampale**, associata a disturbi cognitivi.

- **Infiammazione sistemica**, che compromette organi e sistemi.
- **Riduzione della serotonina**, peggiorando l'umore.

**Fattori esacerbanti dello stress cronico**

- Sovraccarico lavorativo e mancanza di recupero.
- Disturbi del ritmo sonno-veglia (causati da esposizione a schermi).
- Alimentazione ricca di zuccheri raffinati e povera di nutrienti.

**Strategie Avanzate per la Gestione di Depressione e Stress**

**1. Alimentazione funzionale**

L'alimentazione riveste un ruolo cardine per la gestione di depressione e stress.

- **Dieta antinfiammatoria**:
    - Prediligere frutti di bosco, curcuma, zenzero e olio d'oliva.
    - Eliminare zuccheri raffinati, grassi trans e cibi processati.
- **Alimenti che favoriscono il rilascio di serotonina**:
    - Banane, semi di chia, noci e cioccolato fondente (>85% cacao).
- **Micronutrienti essenziali**:
    - Magnesio: noto per ridurre l'ansia e migliorare il sonno.
    - Zinco: fondamentale per la neuroplasticità (Prasad, 2013).

**2. Fitoterapia integrata**

Le piante medicinali costituiscono uno degli strumenti più potenti in naturopatia:

- **Iperico (Hypericum perforatum)**:
    - Efficace quanto gli antidepressivi per depressione lieve e moderata (Linde et al., 2008).
- **Ashwagandha (Withania somnifera)**:
    - Riduce il cortisolo fino al 30% migliorando la resilienza allo stress (Chandrasekhar et al., 2012).
- **Passiflora e valeriana**:
    - Indicate per stati ansiosi associati a insonnia.

**3. Terapie mente-corpo**

Le tecniche di rilassamento avanzato supportano il riequilibrio dell'asse HPA:

- **Meditazione mindfulness**:
  - Riduce significativamente l'attività della corteccia prefrontale mediale, riducendo i pensieri ripetitivi negativi.
- **Respiro diaframmatico**:
  - Rallenta la risposta simpatica, favorendo il rilassamento.

## 4. Terapie manuali

- **Riflessologia**:
  - Stimolazione dei punti riflessi specifici per la riduzione dell'ansia.
- **Massaggio bioenergetico**:
  - Migliora la consapevolezza corporea e favorisce il rilascio emotivo.

## 5. Aromaterapia avanzata

Gli oli essenziali possono essere utilizzati in sinergia:

- **Lavanda**:
  - Riduce il livello di cortisolo nel sangue.
- **Incenso**:
  - Migliora la concentrazione e riduce lo stress.

## Evidenze Scientifiche a Supporto

1. **Omega-3 e depressione**:
   - Studi randomizzati hanno mostrato miglioramenti significativi nei sintomi depressivi con integrazione di EPA e DHA (>1g/die) (Freeman et al., 2006).
2. **Meditazione mindfulness**:
   - Un'analisi di meta-review ha evidenziato una riduzione dei sintomi ansiosi e depressivi nei partecipanti che praticano mindfulness regolarmente (Goyal et al., 2014).
3. **Iperico**:
   - Efficace quanto gli SSRI per depressione lieve e moderata con minori effetti collaterali (Linde et al., 2008).

**Un Piano Integrato per il Benessere**
**Caso clinico di applicazione pratica**

**Maria, 45 anni**, presenta sintomi di depressione lieve con ansia.

- **Fase iniziale (1-4 settimane)**:
    - Introduzione di estratti di iperico (300 mg due volte al giorno).
    - Programma di yoga dolce e respirazione diaframmatica (20 minuti/die).
- **Fase intermedia (5-8 settimane)**:
    Integrazione di DHA (1000 mg/die) e magnesio.
    - Alimentazione antinfiammatoria: eliminazione del glutine e dei latticini.
- **Fase finale (9-12 settimane)**:
    - Aromaterapia serale con lavanda e incenso.
    - Monitoraggio dei progressi con journaling emotivo.

Il supporto naturopatico per depressione e stress è un modello di intervento completo che integra conoscenze millenarie con avanzamenti scientifici. Questo approccio offre soluzioni sostenibili, personalizzate e profondamente rispettose della connessione tra mente e corpo, rappresentando un'opzione preziosa per il benessere a lungo termine.

# 17. Esercizio Fisico e Naturopatia

## 17.1 Benefici dell'Attività Fisica per la Salute

L'attività fisica, nel contesto naturopatico, non è solo uno strumento di prevenzione, ma un mezzo per promuovere l'armonia globale del corpo, della mente e dello spirito. La naturopatia vede il movimento come un modo per ristabilire la circolazione dell'energia vitale, rafforzare i sistemi corporei e migliorare il benessere generale. Di seguito, l'argomento viene ampliato in modo sistematico e dettagliato.

### 1. Benefici Specifici per i Sistemi Corporei

**Sistema Cardiovascolare**

L'esercizio fisico migliora la salute cardiovascolare attraverso:

- **Riduzione della pressione arteriosa**: Gli esercizi aerobici aumentano la dilatazione dei vasi sanguigni, riducendo la resistenza periferica.
- **Miglioramento del colesterolo**: Si registra un incremento delle lipoproteine ad alta densità (HDL, il "colesterolo buono") e una diminuzione delle lipoproteine a bassa densità (LDL).
- **Prevenzione di malattie ischemiche**: Uno studio di Lee et al. (2012) dimostra che 150 minuti di attività fisica moderata a settimana riducono del 30% il rischio di infarto.

**Sistema Immunitario**

- **Incremento delle difese**: L'attività fisica modera la produzione di citochine infiammatorie, migliorando la risposta immunitaria.
- **Prevenzione delle infezioni**: Esercizi moderati regolari sono associati a una riduzione delle infezioni del tratto respiratorio superiore (Nieman et al., 2019).

**Sistema Ormonale**

L'attività fisica influisce sull'equilibrio ormonale:

- **Cortisolo**: La riduzione dello stress cronico attraverso l'esercizio comporta una regolazione dei livelli di cortisolo, migliorando il sonno e la gestione dell'ansia.

- **Endorfine**: Gli allenamenti aerobici stimolano il rilascio di endorfine, favorendo il buonumore e riducendo i sintomi depressivi.

## 2. Benefici Mentali e Psicoemotivi

**Riduzione dello Stress**

- **Tecniche di rilassamento in movimento**: Esercizi come lo yoga o il Tai Chi, in combinazione con la respirazione consapevole, abbassano i livelli di adrenalina e favoriscono uno stato di calma.

**Prevenzione della depressione**

- Studi mostrano che il movimento fisico, in particolare attività aerobiche come la corsa leggera o la camminata, è efficace quanto alcuni trattamenti farmacologici per la depressione lieve (Blumenthal et al., 1999).

**Potenziamento della memoria**

- L'incremento del flusso sanguigno cerebrale migliora le capacità cognitive e contrasta l'invecchiamento cerebrale, prevenendo patologie come Alzheimer e demenza.

**Miglioramento del sonno**

- L'esercizio fisico regolare stabilizza il ritmo circadiano, favorendo un sonno profondo e ristoratore.

## 3. Approccio Preventivo e Longevità

**Prevenzione delle malattie croniche**

- **Diabete**: L'attività fisica aumenta la sensibilità insulinica e migliora l'utilizzo del glucosio da parte delle cellule muscolari.
- **Osteoporosi**: Esercizi a carico corporeo, come il sollevamento pesi o la camminata, stimolano la densità minerale ossea.
- **Cancro**: Studi epidemiologici indicano che l'attività fisica riduce il rischio di tumori al colon, al seno e all'endometrio (Shephard, 2016).

**Allungamento della vita**

- Le persone attive vivono in media 7 anni in più rispetto a chi conduce una vita sedentaria (Paffenbarger et al., 1993).

## 4. Pratiche Fisiche e Naturopatia

La naturopatia incoraggia l'integrazione di movimenti che riflettano le esigenze individuali del paziente, enfatizzando l'ascolto del corpo e la connessione con l'ambiente.

### Yoga e Tai Chi

- **Yoga**: Promuove flessibilità, forza e equilibrio mentale attraverso posture (asana) e tecniche respiratorie.
- **Tai Chi**: Migliora l'equilibrio e la stabilità, riducendo il rischio di cadute negli anziani e favorendo una circolazione armonica dell'energia vitale.

### Esercizi a contatto con la natura

- **Forest bathing**: Camminare nei boschi abbassa i livelli di cortisolo e stimola il sistema immunitario grazie alla presenza di terpeni rilasciati dagli alberi.
- **Trekking**: Rafforza il corpo, stimola il rilassamento mentale e favorisce una connessione profonda con l'ambiente naturale.

### Allenamenti funzionali

- Gli esercizi che imitano i movimenti quotidiani (come squat, affondi, sollevamenti) migliorano la postura e riducono il rischio di infortuni.

## 5. Consigli per un Programma Equilibrato

### Principi fondamentali

- **Personalizzazione**: Ogni piano deve essere adattato alle condizioni fisiche, all'età e agli obiettivi del paziente.
- **Gradualità**: È importante iniziare con esercizi leggeri e aumentare progressivamente l'intensità.
- **Regolarità**: È preferibile praticare 30 minuti al giorno di attività moderata piuttosto che allenamenti sporadici intensi.

### Tipologie di esercizio

- **Aerobico**: Per la salute cardiovascolare (es. corsa, nuoto).
- **Forza**: Per migliorare il tono muscolare e prevenire l'osteoporosi.
- **Flessibilità**: Stretching o yoga per migliorare la mobilità articolare.

## 6. Caso Studio: Anna, 45 anni

- **Problema**: Stanchezza cronica, insonnia e lieve ipertensione.
- **Intervento naturopatico**:
    - Camminata quotidiana di 20 minuti.
    - Yoga due volte a settimana con enfasi su posture rilassanti.
    - Trekking nel fine settimana per favorire il contatto con la natura.
- **Risultati**: Dopo 3 mesi, Anna ha riportato un sonno più profondo, energia aumentata e una riduzione della pressione arteriosa.

## 7. Evidenze Scientifiche

1. **Sistema Cardiovascolare**: Myers et al. (2002) hanno dimostrato che 150 minuti di esercizio settimanale riducono il rischio di infarto del 25%.
2. **Depressione**: Uno studio di Blumenthal et al. (1999) ha rilevato che l'esercizio fisico è efficace quanto gli antidepressivi nel trattamento della depressione lieve.
3. **Prevenzione del cancro**: Shephard (2016) ha evidenziato una riduzione del 30% del rischio di tumori correlati all'attività fisica regolare.
4.

L'attività fisica è uno strumento potente, semplice e accessibile per promuovere la salute e il benessere, integrando perfettamente l'approccio olistico della naturopatia. Personalizzata e praticata con costanza, può diventare il fulcro di uno stile di vita sano e armonioso, aiutando a prevenire malattie e a migliorare la qualità della vita.

## 17.2 Yoga, Tai Chi e Altre Pratiche di Movimento nella Naturopatia

L'approccio naturopatico alla salute integra numerose pratiche di movimento che non solo migliorano il benessere fisico, ma agiscono anche sulla sfera emotiva e mentale. Tra queste, **Yoga, Tai Chi, Qi Gong**, e altre discipline offrono un ventaglio di strumenti per favorire l'armonia tra corpo e mente, promuovendo la prevenzione delle malattie e il recupero del benessere globale.

**Yoga: Un Approccio Multidimensionale**

**Radici Filosofiche dello Yoga**

Lo Yoga nasce in India più di 5.000 anni fa e si basa su una combinazione di discipline fisiche, mentali e spirituali. I testi antichi, come gli **Yoga Sutra di Patanjali**, descrivono l'obiettivo dello Yoga come l'unione tra il sé individuale (**Atman**) e l'universo (**Brahman**).

**Benefici Specifici dello Yoga**

1. **Salute cardiovascolare**: La pratica regolare abbassa la pressione sanguigna, riduce il colesterolo LDL e migliora la funzione endoteliale (Bhavanani et al., 2014).
2. **Gestione del dolore cronico**: Studi su pazienti con fibromialgia hanno mostrato una riduzione del dolore e un miglioramento della qualità del sonno grazie al rilassamento muscolare e alla respirazione profonda (Hauser et al., 2015).
3. **Regolazione del sistema endocrino**: Lo Yoga favorisce l'equilibrio ormonale, utile per disturbi come l'ipotiroidismo e la sindrome premestruale.
4. **Miglioramento della salute mentale**: Lo Yoga aumenta i livelli di serotonina, migliorando l'umore e riducendo l'ansia (Field, 2016).

**Elementi del Metodo Yoga**

- **Asana**: Le posizioni fisiche migliorano forza, flessibilità e circolazione.
- **Pranayama**: Tecniche di respirazione profonda che aumentano l'ossigenazione.
- **Dhyana**: Meditazione per calmare la mente.
- **Yama e Niyama**: Principi etici e di autodisciplina per una vita equilibrata.

**Tai Chi: Energia e Armonia del Movimento**

**La Filosofia del Tai Chi**

Derivato dalle arti marziali cinesi, il Tai Chi integra i principi del **Taoismo**, secondo cui il flusso dell'energia vitale (**Qi**) determina lo stato di salute. I movimenti lenti e fluidi mirano a bilanciare lo **Yin** e lo **Yang**, promuovendo equilibrio e vitalità.

**Applicazioni Terapeutiche del Tai Chi**

- **Prevenzione delle cadute**: Studi dimostrano che il Tai Chi migliora la propriocezione e riduce il rischio di cadute negli anziani (Gillespie et al., 2012).
- **Supporto nei disturbi cronici**: È efficace per condizioni come l'artrite reumatoide e la BPCO (Chronic Obstructive Pulmonary Disease).
- **Sistema nervoso**: Il Tai Chi stimola il sistema parasimpatico, riducendo lo stress e migliorando la resilienza mentale.

**Tecniche Chiave**

- **Forme brevi**: Ideali per principianti, consistono in 8-24 movimenti.
- **Forme lunghe**: Comprendono sequenze complesse, utili per una pratica avanzata.

**Qi Gong: La Connessione con il Qi**

**Origini e Scopi**

Il **Qi Gong** è una pratica cinese basata sul movimento, sulla respirazione e sulla meditazione per stimolare il flusso dell'energia vitale. È utilizzato per rafforzare il sistema immunitario, promuovere la guarigione e migliorare la consapevolezza.

**Benefici Specifici**

- **Miglioramento della funzione polmonare**: Utile per patologie come l'asma e le bronchiti croniche.
- **Rigenerazione cellulare**: Studi mostrano che il Qi Gong può aumentare l'attività dei telomeri, rallentando il processo di invecchiamento (Epel et al., 2009).
- **Equilibrio mentale**: Contribuisce alla gestione della depressione lieve.

**Altre Pratiche di Movimento nella Naturopatia**

**Pilates**

Creato da Joseph Pilates, si concentra sul rafforzamento del core e sulla
postura. È utilizzato in fisioterapia e naturopatia per alleviare dolori alla
schiena e migliorare la mobilità articolare.

**Danza Terapia**

Incorporata in contesti naturopatici, favorisce l'espressione delle emozioni
e il rilassamento.

**Forest Bathing (Shinrin-Yoku)**

Camminare nella natura, combinando esercizi di respirazione e
consapevolezza, riduce il cortisolo e stimola le difese immunitarie.

**Evidenze Scientifiche**

**Yoga**

- **Salute mentale**: Uno studio di Gothe et al. (2014) ha evidenziato
  che lo Yoga migliora memoria e attenzione.
- **Dolore cronico**: Uno studio del National Institutes of Health (NIH)
  ha mostrato che lo Yoga riduce il dolore lombare del 58%.

**Tai Chi**

- **Diabete**: Il Tai Chi migliora il controllo glicemico in pazienti con
  diabete di tipo 2 (Liu et al., 2013).
- **Equilibrio**: Riduce del 43% il rischio di cadute negli anziani
  (Gillespie et al., 2012).

**Qi Gong**

- **Sistema cardiovascolare**: Abbassa la pressione sanguigna e
  migliora la circolazione (Irwin et al., 2007).
- **Immunità**: Aumenta le cellule NK e l'attività linfocitaria.

Lo Yoga, il Tai Chi e il Qi Gong offrono un approccio sinergico alla salute,
combinando movimento, respirazione e consapevolezza. Queste pratiche,
integrate nella naturopatia, rappresentano strumenti potenti per
prevenire e trattare numerose condizioni, migliorando la qualità della vita
in modo olistico e sostenibile.

## 17.3 Attività Fisica come Prevenzione delle Malattie

L'attività fisica nella naturopatia non si limita al solo aspetto fisico, ma si
estende alla prevenzione di malattie croniche e al miglioramento del

benessere psicofisico, rappresentando un pilastro della salute globale. Approfondiremo i meccanismi biologici, i benefici specifici per diverse patologie e le modalità per integrare l'attività fisica in un approccio naturopatico personalizzato.

## 1. Ruolo Chiave dell'Attività Fisica nella Prevenzione
**Effetti Preventivi su Malattie Croniche**

1. **Malattie Cardiovascolari**:
   - L'attività fisica aumenta il livello di HDL (colesterolo buono) e riduce LDL (colesterolo cattivo), prevenendo l'accumulo di placche aterosclerotiche.
   - Riduce la pressione arteriosa attraverso una maggiore elasticità arteriosa e una diminuzione della resistenza periferica (Paffenbarger et al., 2001).

2. **Diabete Mellito di Tipo 2**:
   - Migliora la sensibilità all'insulina, riducendo i livelli di glucosio nel sangue. Studi dimostrano che esercizi aerobici regolari abbassano del 58% il rischio di sviluppare diabete in individui predisposti (Diabetes Prevention Program, 2002).

3. **Obesità e Sindrome Metabolica**:
   - L'attività fisica incrementa il metabolismo basale, favorendo la combustione dei grassi, e regola i livelli di grelina e leptina, ormoni chiave nell'appetito.

4. **Osteoporosi**:
   - Gli esercizi di carico, come il sollevamento pesi e la camminata, migliorano la densità minerale ossea, riducendo il rischio di fratture (Kohrt et al., 2004).

**Prevenzione Oncologica**
- Il movimento regolare diminuisce i livelli di infiammazione cronica e riduce gli ormoni associati al rischio di alcuni tumori (come estrogeni e insulina). È stato osservato un calo del 20-30% del rischio di tumore al seno e al colon in chi pratica attività fisica (Friedenreich et al., 2010).

## 2. Tipologie di Attività Fisica e Benefici Naturopatici

### Esercizio Aerobico

- **Esempi**: Corsa leggera, nuoto, ciclismo.
- **Benefici**:
    - Migliora la capacità cardiorespiratoria.
    - Riduce i livelli di ansia e depressione grazie al rilascio di endorfine.

### Esercizi di Resistenza

- **Esempi**: Sollevamento pesi, esercizi isometrici.
- **Benefici**:
    - Rafforza i muscoli scheletrici, previene l'atrofia muscolare legata all'età (sarcopenia).
    - Aumenta la tolleranza al glucosio.

### Esercizi di Flessibilità

- **Esempi**: Yoga, Tai Chi, stretching dinamico.
- **Benefici**:
    - Migliora la postura e l'allineamento del corpo.
    - Riduce il rischio di lesioni durante attività intense.

### Attività Funzionale

- **Esempi**: Camminate nella natura, trekking.
- **Benefici**:
    - Favorisce la connessione con l'ambiente naturale, ripristinando l'energia vitale.

## 3. Meccanismi Fisiologici Dietro i Benefici

### Regolazione Metabolica

L'attività fisica stimola il metabolismo lipidico e glucidico:

- Migliora la capacità del muscolo scheletrico di captare glucosio grazie all'aumento dei trasportatori GLUT4.
- Promuove la lipolisi, riducendo i depositi di grasso viscerale.

### Sistema Immunitario

- Gli esercizi moderati stimolano il rilascio di citochine antinfiammatorie, come l'IL-10, e aumentano la quantità di cellule natural killer, potenziando la risposta immunitaria (Nieman et al., 2008).

**Equilibrio Ormonale**

- L'attività fisica riduce i livelli di cortisolo, ormone dello stress, e stimola il rilascio di serotonina e dopamina, migliorando il tono dell'umore.

## 4. Personalizzazione nell'Approccio Naturopatico

**Adattamento alla Costituzione**

La naturopatia considera fondamentale adattare l'attività fisica alle caratteristiche costituzionali dell'individuo:

- **Costituzione Vata** (Ayurveda): Attività dolci come yoga o passeggiate.
- **Costituzione Pitta**: Sport competitivi o attività aerobiche moderate.
- **Costituzione Kapha**: Esercizi vigorosi come jogging o aerobica ad alta intensità.

**Valutazione delle Condizioni Cliniche**

- Nei pazienti con artrite, si raccomanda la ginnastica in acqua per ridurre il carico sulle articolazioni.
- Per i cardiopatici, esercizi controllati come camminate su tapis roulant a ritmo lento

## 5. Integrazione con Altri Strumenti Naturopatici

**Fitoterapia**

- Piante come **eleuterococco** e **ashwagandha** migliorano la resistenza fisica e riducono la fatica muscolare.
- L'infuso di **ortica** supporta il recupero muscolare grazie al suo contenuto di minerali.

**Alimentazione**

- L'introduzione di cibi ricchi di antiossidanti (es. bacche, tè verde) contrasta lo stress ossidativo causato dall'attività intensa.
- Il magnesio, presente in semi di zucca e verdure a foglia verde, aiuta a prevenire i crampi muscolari.

**Tecniche di Rilassamento**

- La meditazione post-esercizio stabilizza il sistema nervoso autonomo, favorendo il recupero.

## 6. Studi Scientifici di Riferimento

- **Efficacia contro l'infiammazione cronica**: Uno studio pubblicato su *The Journal of Physiology* (2015) ha dimostrato che 30 minuti di camminata giornaliera riducono significativamente i marcatori infiammatori come la proteina C-reattiva.
- **Attività fisica e longevità**: Una ricerca di Lee et al. (2012) su *The Lancet* evidenzia che praticare attività fisica regolare aumenta l'aspettativa di vita di 3-5 anni.

L'attività fisica rappresenta un elemento cardine della prevenzione naturopatica. La sua capacità di modulare il metabolismo, rafforzare il sistema immunitario e migliorare il benessere mentale ne fa un intervento universale per tutte le età. Integrata con una dieta equilibrata, fitoterapia e tecniche di rilassamento, l'attività fisica offre un approccio olistico per il raggiungimento e il mantenimento della salute.

## 17.4 Esercizi Specifici per la Riabilitazione Naturale

La riabilitazione naturale, fondamento della pratica naturopatica, mira a ristabilire la salute fisica e funzionale attraverso esercizi e tecniche personalizzate che rispettano il ritmo naturale del corpo. L'approccio si basa sull'integrazione di movimento, consapevolezza e tecnologie dolci per favorire il recupero senza ricorrere a metodi invasivi.

**1. Principi Cardine della Riabilitazione Naturale**

1. **Ripristino dell'Equilibrio**: Gli esercizi non si limitano a curare il sintomo, ma puntano a ristabilire l'armonia tra i diversi sistemi del corpo (Schettler, 2012).
2. **Movimento Graduale e Consapevole**: L'introduzione progressiva di esercizi riduce il rischio di recidive e stimola il corpo a riattivare la propria capacità di guarigione (Kabat-Zinn, 2013).
3. **Integrazione Psico-Fisica**: Le tecniche includono esercizi che non solo migliorano la mobilità, ma riducono anche lo stress, essenziale per un recupero completo.

**2. Categorie di Esercizi Specifici**

**A. Esercizi per il Rafforzamento Muscolare**

Questi esercizi aiutano a ripristinare la forza muscolare e a supportare la struttura scheletrica:

- **Plank modificato**: Rafforza gli addominali senza gravare sulla colonna vertebrale.
- **Squat assistito**: Ideale per i muscoli delle gambe e la stabilità articolare, adatto a pazienti con limitazioni.

**B. Stretching e Mobilità**

Il movimento dolce stimola la lubrificazione delle articolazioni:

- **Allungamenti dinamici**: Rotazioni leggere di spalle e collo per alleviare rigidità.
- **Posizioni yoga adattate**: Come il "Cane a testa in giù" modificato, utile per migliorare la flessibilità.

**C. Tecniche di Equilibrio**

Lavorare sull'equilibrio è cruciale per prevenire cadute:

- **Balance board**: Ideale per rafforzare muscoli stabilizzatori.
- **Esercizi di camminata consapevole**: Migliorano la connessione mente-corpo e la percezione dello spazio.

**D. Tecniche Respiratorie e Posturali**

- **Respirazione diaframmatica**: Migliora la capacità polmonare e favorisce la calma.
- **Metodo Alexander**: Aiuta i pazienti a riconoscere e correggere posture dannose.

**3. Indicazioni per Condizioni Specifiche**

**A. Riabilitazione Post-Trauma**

- **Fratture**: Esercizi isometrici per mantenere il tono muscolare senza compromettere la guarigione ossea.
- **Lesioni muscolari**: Movimenti passivi assistiti per ridurre la rigidità.

**B. Dolori Cronici**

- **Lombalgia**: Stretching della catena posteriore combinato con rinforzo del core.
- **Artrite**: Esercizi in acqua per ridurre il peso sulle articolazioni.

**C. Disfunzioni Neuromotorie**

- Esercizi mirati a stimolare i riflessi e migliorare la coordinazione, come il metodo Feldenkrais.

## 4. Integrazione con Rimedi Naturali

### A. Fitoterapia di Supporto

- **Artiglio del Diavolo**: Per ridurre l'infiammazione articolare (Singh et al., 2007).
- **Boswellia Serrata**: Aiuta la mobilità e contrasta il dolore.

### B. Terapie Manuali

Massaggi mirati e osteopatia favoriscono la circolazione e riducono tensioni.

### C. Nutrizione

- **Omega-3**: Per ridurre l'infiammazione e sostenere il metabolismo energetico.
- **Curcuma**: Benefica per dolori muscoloscheletrici.

## 5. Studi Scientifici di Riferimento

1. **Tai Chi e Osteoartrite**:
   - Uno studio pubblicato su *Arthritis Care & Research* (2016) ha evidenziato come il Tai Chi riduca il dolore e migliori la funzionalità articolare in pazienti con osteoartrite del ginocchio.
2. **Yoga e Dolore Cronico**:
   - Uno studio di Holtzman et al. (2011) ha dimostrato che un programma di yoga specifico riduce il dolore cronico lombare del 30% in tre mesi.
3. **Respirazione e Riabilitazione Cardiaca**:
   - La coerenza cardiaca, una tecnica respiratoria che sincronizza il ritmo cardiaco con il respiro, ha mostrato miglioramenti significativi nella riabilitazione post-infarto (McCraty et al., 2003).

## 6. Linee Guida per un Programma Riabilitativo

1. **Valutazione Iniziale**:
   - Esame del movimento, postura e livello di dolore per personalizzare gli esercizi.
2. **Progressione Graduale**:
   - Aumentare intensità e durata in base alla tolleranza individuale.

3. **Frequenza Raccomandata:**
   o   Sessioni brevi e regolari (20-30 minuti al giorno) sono più efficaci di attività sporadiche.
4. **Supervisione:**
   o   Collaborazione con un naturopata o fisioterapista per monitorare i progressi.

Gli esercizi specifici per la riabilitazione naturale rappresentano un pilastro fondamentale della naturopatia, promuovendo il recupero funzionale attraverso un approccio personalizzato e integrativo. La combinazione di movimento, rimedi naturali e tecniche manuali migliora non solo la condizione fisica, ma anche il benessere mentale, offrendo una soluzione olistica e sostenibile per il recupero.

# 18. Gestione dello Stress e Rimedi Naturali

# 18.1 Cause e Impatto dello Stress sulla Salute

**Cause dello Stress**

Lo stress è una risposta complessa e multifattoriale che coinvolge aspetti biologici, psicologici, sociali e ambientali. Approfondiamo ciascuna categoria:

1. **Fattori Ambientali**:
   - **Lavoro e Carico Cognitivo**: Secondo l'Organizzazione Mondiale della Sanità (OMS), il burnout lavorativo è una delle principali fonti di stress nella popolazione adulta, causato da sovraccarichi, ritmi incessanti e mancanza di autonomia decisionale (WHO, 2019).
   - **Esposizione Prolungata a Inquinanti**: Studi recenti mostrano che le sostanze chimiche presenti nell'ambiente, come i metalli pesanti o i composti organici volatili (COV), possono alterare l'asse ipotalamo-ipofisi-surrene (HPA), aumentando il rischio di disordini stress-correlati (Grandjean & Landrigan, 2014).

2. **Fattori Psicosociali**:
   - **Conflitti Relazionali**: Le relazioni tossiche o instabili rappresentano un forte fattore di stress. Ad esempio, la "teoria dello stress sociale" evidenzia che i conflitti relazionali attivano la risposta simpatica del sistema nervoso, generando stati prolungati di ansia.
   - **Incertezze Finanziarie**: Studi condotti in popolazioni economicamente vulnerabili dimostrano un collegamento diretto tra precarietà finanziaria e disturbi psicosomatici legati allo stress (APA, 2018).

3. **Predisposizioni Biologiche**:
   - **Ereditarietà**: La genetica gioca un ruolo importante: polimorfismi nei geni che regolano il sistema serotoninergico (come il 5-HTTLPR) sono associati a una maggiore sensibilità allo stress.

- **Squilibri Neurochimici**: Una carenza cronica di neurotrasmettitori come la serotonina o la dopamina può amplificare la risposta emotiva agli stressor quotidiani.

4. **Cambiamenti Sociali e Tecnologici**:
   - L'iperconnettività digitale, con l'uso intensivo di smartphone e social media, è legata a un aumento dello stress perenne e della difficoltà a "staccare" mentalmente, come riportato dalla rivista *Frontiers in Psychology* (2020).

**Impatto dello Stress sulla Salute**

L'impatto dello stress si manifesta in una vasta gamma di sistemi corporei:

1. **Sistema Nervoso**:
   - L'attivazione cronica del sistema nervoso simpatico provoca uno stato di iper-vigilanza, con effetti negativi sull'attenzione, sulla memoria a breve termine e sulla capacità di prendere decisioni.
   - Nei casi di stress prolungato, si osservano alterazioni strutturali nell'ippocampo, responsabile della memoria e dell'apprendimento (McEwen, 1998).

2. **Sistema Immunitario**:
   - Lo stress cronico è stato associato a una riduzione delle cellule T-helper, fondamentali per la risposta immunitaria. Questo porta a un aumento del rischio di infezioni e malattie autoimmuni (Segerstrom & Miller, 2004).
   - Al contrario, lo stress acuto può temporaneamente attivare una risposta infiammatoria, amplificando patologie croniche

## 18.2 Rimedi Naturopatici per Ridurre lo Stress

Lo stress è una risposta fisiologica naturale che diventa dannosa quando è cronica, influendo negativamente sul sistema nervoso, endocrino e immunitario. La naturopatia propone rimedi integrati che combinano la cura della mente, del corpo e dell'ambiente, basandosi su principi di prevenzione e autoconsapevolezza.

## 1. Fitoterapia Avanzata: Erbe Medicinali per il Benessere Mentale

La fitoterapia è uno dei cardini della naturopatia per ridurre lo stress, grazie alle proprietà rilassanti, calmanti e adattogene delle piante. Approfondiamo alcuni rimedi:

### Adattogeni per Rafforzare la Resilienza allo Stress

Gli adattogeni aiutano il corpo a rispondere meglio agli stressor, mantenendo l'omeostasi.

- **Withania somnifera (Ashwagandha):** Studi clinici dimostrano che riduce il cortisolo, migliora il sonno e rafforza la capacità di adattamento mentale (Chandrasekhar et al., 2012). È utile nei casi di esaurimento psicofisico.
- **Rhodiola rosea:** Favorisce la concentrazione e riduce la fatica associata a stress mentale intenso. È stata oggetto di numerose ricerche per il suo effetto positivo sull'umore e sulle prestazioni cognitive (Panossian et al., 2010).
- **Panax ginseng:** Utilizzato per stimolare l'energia mentale, migliora la risposta allo stress fisico e psichico.

### Sedativi Naturali per Rilassare la Mente

Le erbe sedative agiscono sul sistema nervoso centrale, riducendo l'ansia e favorendo il sonno.

- **Passiflora incarnata:** Usata tradizionalmente per trattare ansia e insonnia, agisce come un ansiolitico naturale senza effetti collaterali significativi.
- **Valeriana officinalis:** Migliora la qualità del sonno e riduce l'irritabilità. È particolarmente utile nei disturbi del sonno legati allo stress (Bent et al., 2006).
- **Melissa officinalis:** Indicata per alleviare la tensione nervosa e migliorare l'umore. Studi dimostrano che il suo consumo migliora la memoria e la concentrazione riducendo l'ansia (Kennedy et al., 2004).

### Metodi di Preparazione

- **Infusi:** Preparati con erbe essiccate, come melissa e camomilla, da bere durante la giornata.

- **Tinture Madri**: Estratti concentrati diluiti in acqua per un'assunzione pratica e mirata.

## 2. Aromaterapia per il Rilassamento Profondo

L'aromaterapia utilizza gli oli essenziali per indurre calma e favorire l'equilibrio emotivo.

### Oli Essenziali più Efficaci

- **Lavanda (Lavandula angustifolia)**: Dimostrato in studi clinici che riduce i livelli di ansia, migliora il sonno e abbassa la frequenza cardiaca (Guenette et al., 2007).
- **Bergamotto (Citrus bergamia)**: Stimola il rilassamento e riduce i sintomi di depressione lieve. La sua inalazione regolare contribuisce al miglioramento dell'umore.
- **Camomilla Romana (Chamaemelum nobile)**: Rilassa i muscoli e calma il sistema nervoso.

### Modalità di Utilizzo

- **Diffusori**: Permettono di creare un ambiente rilassante in casa o in ufficio.
- **Massaggi**: L'applicazione cutanea di oli essenziali miscelati a oli vettori (es. olio di mandorle dolci) stimola il rilassamento profondo.
- **Bagni Aromatici**: Aggiungere 5-10 gocce di olio essenziale a un bagno caldo.

## 3. Alimentazione Anti-Stress

L'alimentazione svolge un ruolo cruciale nel supportare il sistema nervoso e ridurre lo stress.

### Cibi Ricchi di Nutrienti Anti-Stress

- **Magnesio**: Essenziale per la regolazione del sistema nervoso. Fonti principali: mandorle, spinaci, semi di girasole.
- **Omega-3**: Riduce l'infiammazione neuronale associata allo stress. Presenti in pesce azzurro, semi di lino e noci.
- **Vitamine del gruppo B**: Supportano la funzione cerebrale e il metabolismo energetico. Alimenti ricchi: cereali integrali, uova, legumi.

- **Antiossidanti**: Combattono i danni da stress ossidativo. Fonti principali: frutti di bosco, cioccolato fondente, tè verde.

**Evitare Sostanze Stimolanti**

- **Caffeina**: Può aumentare i livelli di cortisolo, peggiorando la risposta allo stress.
- **Zuccheri Raffinati**: Contribuiscono a sbalzi glicemici che influenzano negativamente l'umore.

## 4. Tecniche di Respirazione e Meditazione

Le tecniche di respirazione consapevole e la meditazione migliorano la gestione dello stress agendo direttamente sul sistema nervoso autonomo.

**Tecniche di Respirazione**

- **Respirazione Diaframmatica**: Rallenta il ritmo cardiaco e induce uno stato di calma. Consigliato eseguire 5 minuti di respirazione profonda al mattino e alla sera.
- **Respirazione Alternata** (Pranayama): Utilizzata nello yoga per bilanciare le energie, migliora la concentrazione e riduce l'ansia.

**Meditazione Guidata**

- **Mindfulness**: Focalizzarsi sul momento presente riduce i pensieri negativi e abbassa il livello di stress percepito (Goyal et al., 2014).
- **Meditazione Trascendentale**: Aiuta a rilassare la mente attraverso la ripetizione di un mantra, abbassando i livelli di cortisolo.

## 5. Movimento e Attività Fisica

L'attività fisica regolare è fondamentale per contrastare lo stress:

**Pratiche Consigliate**

- **Yoga**: Combina respirazione e movimento per favorire il rilassamento e l'equilibrio emotivo.
- **Tai Chi e Qi Gong**: Movimenti lenti e coordinati che favoriscono la calma interiore e migliorano la circolazione dell'energia vitale.
- **Esercizi Aerobici**: Camminate, corsa o bicicletta rilasciano endorfine, migliorando l'umore e riducendo il cortisolo.

La gestione dello stress attraverso la naturopatia richiede un approccio personalizzato, che integri rimedi fitoterapici, aromaterapia, alimentazione, tecniche di rilassamento e movimento. L'adozione di queste pratiche non solo riduce i sintomi di stress, ma promuove una

maggiore consapevolezza del proprio benessere psicofisico, favorendo
uno stile di vita equilibrato e sostenibile.

## 18.3 Integratori Naturali per il Sistema Nervoso

Il sistema nervoso, centrale e periferico, è responsabile della regolazione
di funzioni vitali, tra cui la gestione dello stress, la memoria, l'attenzione e
il controllo delle emozioni. Quando sottoposto a stimoli stressanti cronici,
può andare incontro a squilibri che si manifestano con ansia, insonnia,
irritabilità e difficoltà cognitive. Gli integratori naturali possono agire da
supporto nel mantenimento dell'equilibrio neurofisiologico, fornendo
nutrienti e principi attivi capaci di ridurre lo stress ossidativo, migliorare la
comunicazione neuronale e sostenere la rigenerazione del tessuto
nervoso.

**1. Magnesio: Il Minerale Chiave per il Rilassamento**

Il magnesio è uno dei minerali essenziali per la salute del sistema nervoso.
È coinvolto nella regolazione della trasmissione neuronale, nella sintesi di
neurotrasmettitori e nel controllo dell'attivazione muscolare.

- **Ruolo neurofisiologico:**

  Il magnesio è cruciale per modulare l'attività dei recettori NMDA
  (N-metil-D-aspartato), riducendo l'eccitotossicità neuronale,
  fenomeno collegato a stati di ansia e disturbi neurodegenerativi
  (Barbagallo et al., *Magnesium Research*, 2018).

  Inoltre, supporta la regolazione del cortisolo, l'ormone dello
  stress, migliorando la risposta del corpo agli stressor cronici.

- **Forme ottimali di integrazione:**

  - **Magnesio glicinato:** Altamente biodisponibile, favorisce il
    rilassamento senza effetti lassativi.
  - **Magnesio taurato:** Ottimo per migliorare la salute
    cardiaca e neurologica.
  - **Magnesio treonato:** L'unica forma in grado di attraversare
    la barriera emato-encefalica, potenziando memoria e
    funzioni cognitive.

- **Dose consigliata**: 200-400 mg al giorno, preferibilmente durante
  la sera per favorire il sonno.

## 2. Omega-3: Sostegno per il Cervello e il Sistema Nervoso

Gli acidi grassi Omega-3, in particolare DHA (acido docosaesaenoico) ed
EPA (acido eicosapentaenoico), sono essenziali per la salute delle
membrane cellulari neuronali.

- **Effetti benefici**:

  Gli Omega-3 migliorano la fluidità delle membrane sinaptiche,
  favorendo la comunicazione neuronale. Studi riportati su
  *Translational Psychiatry* (2016) mostrano che l'integrazione con
  DHA ed EPA riduce i sintomi di ansia e depressione grazie alla loro
  azione antinfiammatoria.

  Inoltre, stimolano la produzione di neurotrofine come il BDNF
  (Brain-Derived Neurotrophic Factor), una proteina che favorisce la
  neurogenesi e protegge contro lo stress cronico.

- **Fonti naturali e integrazione**:
    - **Fonti alimentari**: Pesce azzurro (sgombro, sardine), alghe,
      noci e semi di lino.
    - **Supplementazione**: Capsule o oli concentrati (dose
      raccomandata: 1-3 g di EPA/DHA al giorno).

## 3. Vitamine del Gruppo B: Energia per il Sistema Nervoso

Le vitamine del gruppo B (in particolare B1, B6, B9 e B12) svolgono un
ruolo fondamentale nella salute neuronale e nella sintesi dei
neurotrasmettitori.

- **B1 (tiamina)**: Migliora la trasmissione dell'impulso nervoso,
  riducendo la stanchezza mentale.
- **B6 (piridossina)**: Partecipa alla sintesi di serotonina e dopamina,
  regolando l'umore e favorendo il rilassamento.
- **B9 (acido folico)** e **B12 (cobalamina)**: Essenziali per la
  mielinizzazione delle fibre nervose e per ridurre l'omocisteina, un
  marker associato a stress ossidativo e danno neuronale (Bottiglieri
  et al., *Clinical Chemistry and Laboratory Medicine*, 2000).
- **Dose consigliata**: L'integrazione con complessi vitaminici bilanciati
  di tipo B-50 o B-100 assicura un apporto adeguato.

## 4. Adaptogeni: Sostanze Naturali per l'Equilibrio dello Stress

Gli adattogeni sono piante e composti naturali che migliorano la capacità dell'organismo di adattarsi a stress fisici e psicologici.

- **Ashwagandha (Withania somnifera)**: Riduce i livelli di cortisolo e migliora la qualità del sonno. Uno studio pubblicato su *Indian Journal of Psychological Medicine* (2012) ha dimostrato una riduzione del 44% dei sintomi di ansia con 600 mg di estratto di ashwagandha al giorno.
- **Rhodiola rosea**: Potenzia la concentrazione mentale e riduce l'affaticamento cronico. È particolarmente utile nei soggetti con sindrome da burnout.
- **Eleuterococco (Eleutherococcus senticosus)**: Supporta la resilienza psicofisica, aumentando la tolleranza allo stress e migliorando l'energia mentale.
- **Dose consigliata**: 300-600 mg al giorno di estratto standardizzato.

## 5. L-Teanina e GABA: Calmanti Naturali per il Sistema Nervoso

- **L-Teanina**: Un aminoacido presente nel tè verde, stimola la produzione di onde alfa nel cervello, associandosi a stati di rilassamento senza sonnolenza (Kimura et al., *Biological Psychology*, 2007). Favorisce la produzione di GABA, serotonina e dopamina.
  - **Dose consigliata**: 100-200 mg al giorno.
- **GABA (acido gamma-amminobutirrico)**: Un neurotrasmettitore inibitorio che aiuta a calmare il sistema nervoso, riducendo gli stati di ansia e migliorando il sonno.

## 6. Antiossidanti per la Protezione Neuronale

Gli antiossidanti riducono il danno ossidativo al sistema nervoso causato da stress cronico e invecchiamento.

- **Vitamina C**: Riduce i livelli di cortisolo e migliora la resilienza allo stress.
- **Resveratrolo**: Un polifenolo presente nell'uva e nel vino rosso, protegge le cellule nervose dallo stress ossidativo e stimola la plasticità sinaptica.

- **Coenzima Q10**: Potenzia la produzione di energia mitocondriale, essenziale per la funzione neuronale.

L'integrazione naturale per il sistema nervoso deve essere personalizzata in base alle necessità individuali, tenendo conto di fattori come l'età, lo stile di vita e il livello di stress. È sempre consigliabile consultare un professionista prima di iniziare un regime di supplementazione per garantire sicurezza ed efficacia. Fonti alimentari e integratori di alta qualità, supportati da evidenze scientifiche, rappresentano un approccio complementare ideale nella gestione dello stress e nel miglioramento della salute neuropsichica.

## 18.4 Tecniche di Respirazione e Rilassamento

La respirazione e le tecniche di rilassamento rappresentano strumenti fondamentali nella gestione dello stress e nel riequilibrio del sistema nervoso. Questi metodi, utilizzati da millenni in molteplici tradizioni mediche e spirituali, sono particolarmente efficaci per favorire il rilassamento, ridurre l'ansia e promuovere una migliore regolazione del sistema nervoso autonomo.

**1. Importanza della Respirazione nel Controllo dello Stress**

La respirazione è uno dei processi fisiologici più direttamente influenzabili dalla volontà e gioca un ruolo chiave nella regolazione del sistema nervoso autonomo. Attraverso il respiro, è possibile modulare la risposta simpatica (lotta o fuga) e parasimpatica (riposo e digestione).

- **Respirazione diaframmatica:**
  È una tecnica che favorisce un respiro profondo e lento, stimolando il nervo vago e inducendo una risposta di rilassamento. Quando il diaframma si espande, si attiva il sistema parasimpatico, con benefici immediati sulla riduzione del cortisolo e del ritmo cardiaco (*Jerath et al., Frontiers in Psychology, 2015*).
- **Effetti fisiologici:**
  - Riduzione della frequenza cardiaca e della pressione sanguigna.

o   Maggiore ossigenazione cerebrale e miglioramento della lucidità mentale.

o   Riduzione degli stati di ansia e tensione muscolare.

## 2. Tecniche di Respirazione Specifiche

### 2.1. Respirazione a ritmo 4-7-8

Questa tecnica, sviluppata dal Dr. Andrew Weil, si basa su cicli di inspirazione, apnea e espirazione per calmare il sistema nervoso.

- **Procedura**:
    - Inspirare per 4 secondi.
    - Trattenere il respiro per 7 secondi.
    - Espirare lentamente per 8 secondi.
- **Benefici**: Rilassamento rapido, riduzione dell'insonnia e regolazione dell'ansia.

### 2.2. Respirazione alternata delle narici (Nadi Shodhana)

Pratica di origine yogica, utilizzata per bilanciare i canali energetici e calmare la mente.

- **Procedura**:
    - Inspirare attraverso una narice mentre si chiude l'altra.
    - Espirare dall'altra narice invertendo il ciclo.
- **Benefici**: Bilanciamento tra i due emisferi cerebrali, miglioramento della concentrazione e riduzione dello stress (*Telles et al., International Journal of Yoga, 2013*).

### 2.3. Respirazione a onde

Si tratta di un metodo che simula il movimento delle onde, con un'inspirazione profonda seguita da un'espirazione lenta e fluida.

- **Benefici**: Favorisce il rilassamento profondo, utile nelle tecniche di mindfulness e meditazione.

## 3. Tecniche di Rilassamento Integrate alla Respirazione

### 3.1. Rilassamento Muscolare Progressivo (PMR)

Ideato da Edmund Jacobson, il PMR abbina la respirazione profonda alla contrazione e al rilassamento graduale dei vari gruppi muscolari.

- **Procedura**:

o   Inspirare profondamente e contrarre un gruppo muscolare per 5 secondi.

o   Espirare lentamente, rilassando il muscolo e concentrandosi sulle sensazioni di rilassamento.

- **Benefici**: Riduzione della tensione muscolare e miglioramento del sonno.

### 3.2. Training Autogeno

Tecnica psicofisiologica sviluppata da Johannes Schultz, che utilizza formule di auto-suggestione per rilassare il corpo e la mente.

- **Esempi di formule**:

  o   "Il mio respiro è calmo e regolare."

  o   "Il mio corpo è pesante e rilassato."

- **Benefici**: Miglior controllo dell'ansia e delle emozioni negative.

## 4. Tecniche Avanzate di Respirazione

### 4.1. Coerenza Cardiaca

La coerenza cardiaca si ottiene attraverso una respirazione sincronizzata con il battito cardiaco. Studi mostrano che 5 secondi di inspirazione e 5 di espirazione stimolano il sistema parasimpatico, promuovendo uno stato di calma (*McCraty et al., HeartMath Institute, 2005*).

### 4.2. Respirazione di Wim Hof

Tecnica popolare che combina respirazione rapida e trattenuta del respiro per stimolare il sistema nervoso simpatico in modo controllato, seguito da un rilassamento profondo.

- **Procedura**:

  o   Inspirare profondamente ed espirare senza svuotare completamente i polmoni, per circa 30 cicli.

  o   Trattenere il respiro il più a lungo possibile dopo l'ultima espirazione.

  o   Respirare normalmente e rilassarsi.

- **Benefici**:

  o   Miglioramento della tolleranza allo stress.

  o   Rafforzamento del sistema immunitario.

    o    Aumento della concentrazione mentale (*Kox et al., Proceedings of the National Academy of Sciences, 2014*).

## 5. Benefici Neuropsicologici delle Tecniche di Respirazione

Le tecniche di respirazione e rilassamento hanno effetti documentati sulla regolazione neuropsicologica:

1. **Regolazione del sistema limbico**: Le pratiche di respirazione riducono l'attività dell'amigdala, il centro delle emozioni, promuovendo uno stato di calma (*Goyal et al., JAMA Internal Medicine, 2014*).
2. **Attivazione del nervo vago**: La respirazione profonda stimola il nervo vago, favorendo il rilassamento e migliorando le funzioni digestive e cardiovascolari.
3. **Riduzione dello stress ossidativo**: Il rallentamento del respiro diminuisce la produzione di radicali liberi e migliora la capacità antiossidante del corpo.

## 6. Integrazione delle Tecniche nella Vita Quotidiana

Per massimizzare i benefici delle tecniche di respirazione e rilassamento, è fondamentale integrarle nella routine quotidiana:

- **Pratiche mattutine**: Cominciare la giornata con 10 minuti di respirazione diaframmatica per promuovere energia e chiarezza mentale.
- **Pause di rilassamento**: Durante la giornata lavorativa, dedicare 5 minuti a esercizi di coerenza cardiaca o respirazione alternata per ridurre l'accumulo di stress.
- **Preparazione al sonno**: Utilizzare la respirazione 4-7-8 prima di andare a dormire per favorire un rilassamento profondo.

## 7. Evidenze Scientifiche e Applicazioni Cliniche

Le tecniche di respirazione sono state ampiamente studiate per le loro applicazioni cliniche:

- **Disturbi d'ansia e attacchi di panico**: La respirazione lenta e profonda è efficace nel ridurre la sintomatologia ansiogena (*Brown et al., Psychiatry Research, 2013*).
- **Ipertensione**: La coerenza cardiaca e la respirazione diaframmatica riducono significativamente la pressione arteriosa (*Grossman et al., Psychosomatic Medicine, 2001*).
- **Dolore cronico**: L'uso di tecniche di rilassamento come il training autogeno migliora la tolleranza al dolore e riduce l'infiammazione.

Le tecniche di respirazione e rilassamento rappresentano strumenti potenti nella naturopatia per gestire lo stress, migliorare il benessere fisico e mentale e prevenire patologie correlate allo stress cronico. La loro efficacia, sostenuta da evidenze scientifiche, le rende fondamentali sia in contesti clinici che nella promozione della salute quotidiana. L'integrazione regolare di queste pratiche può migliorare significativamente la qualità della vita.

# Parte V: Aspetti Scientifici e Discussioni Contemporanee

# 19. Naturopatia e Scienza

# 19.1 Studi Recenti e Prove Scientifiche sulla Naturopatia

La naturopatia, come approccio integrato alla salute, ha suscitato negli ultimi decenni un crescente interesse scientifico. Numerosi studi hanno cercato di valutare l'efficacia di pratiche naturopatiche specifiche e il loro impatto sulla prevenzione e gestione delle malattie. Di seguito, vengono analizzati i risultati principali della ricerca recente, con riferimenti bibliografici inseriti direttamente nel testo.

**1. Effetti della Dietetica Naturopatica nella Prevenzione delle Malattie Croniche**

Un'ampia revisione pubblicata su *Nutrients* (2019) ha esplorato l'efficacia della dieta naturopatica, spesso basata su alimenti integrali, ricchi di fibre e poveri di grassi saturi, nella riduzione del rischio di malattie croniche come il diabete di tipo 2 e le malattie cardiovascolari. Secondo lo studio, l'adozione di una dieta ricca di verdure, legumi e cereali integrali può ridurre il rischio di patologie cardiometaboliche fino al 30% (*Grosso et al., 2019*).

**2. Efficacia della Fitoterapia per Disturbi Specifici**

La fitoterapia, uno dei pilastri della naturopatia, è stata oggetto di molteplici studi clinici randomizzati. Ad esempio:

- **Iperico (Hypericum perforatum)**: Un'analisi del *Cochrane Database* (2016) ha dimostrato che l'estratto di iperico è efficace nel trattamento della depressione lieve e moderata, con effetti comparabili a quelli degli antidepressivi di sintesi e con minori effetti collaterali (*Ng et al., 2016*).
- **Curcuma (Curcuma longa)**: Studi clinici hanno evidenziato che l'uso di curcumina come integratore riduce i marker infiammatori, come la proteina C-reattiva, nei pazienti con artrite reumatoide (*Daily et al., 2016, Journal of Medicinal Food*).
- 

**3. Tecniche di Rilassamento e Mindfulness nella Gestione dello Stress**

L'efficacia delle tecniche di rilassamento e della mindfulness, elementi chiave della naturopatia, è stata ampliamente studiata. Secondo una meta-analisi pubblicata su *JAMA Internal Medicine* (2014), interventi basati sulla mindfulness riducono significativamente i sintomi di stress, ansia e depressione nei pazienti con condizioni croniche (*Goyal et al., 2014*).

In particolare, la respirazione diaframmatica e le pratiche di rilassamento progressivo hanno dimostrato di abbassare i livelli di cortisolo, l'ormone dello stress, migliorando la qualità della vita.

## 4. Idroterapia: Studi sui Benefici dell'Acqua

L'idroterapia, una pratica antica ripresa dalla naturopatia moderna, è stata esaminata per il suo potenziale terapeutico. Uno studio del *Journal of Alternative and Complementary Medicine* (2018) ha evidenziato che bagni in acqua calda, combinati con applicazioni di acqua fredda, migliorano la circolazione periferica e riducono la rigidità muscolare nei pazienti con fibromialgia (*Matsumoto et al., 2018*).

## 5. Omeopatia e Controversie Scientifiche

L'omeopatia rappresenta una delle pratiche naturopatiche più discusse. Una revisione del *National Health and Medical Research Council* (2015) ha concluso che, sebbene non ci siano evidenze solide sull'efficacia dell'omeopatia per le malattie gravi, vi è un effetto placebo clinicamente significativo in alcuni contesti. La necessità di ulteriori studi rigorosi è stata sottolineata.

## 6. Naturopatia e Miglioramento della Qualità della Vita

Un'indagine condotta su pazienti che si avvalgono di cure naturopatiche, pubblicata su *BMC Complementary Medicine and Therapies* (2020), ha rilevato che il 75% dei partecipanti riporta miglioramenti significativi nella qualità della vita. Le pratiche naturopatiche, integrate con la medicina convenzionale, si sono dimostrate efficaci nel gestire sintomi come insonnia, stress cronico e dolori muscoloscheletrici (*Wardle et al., 2020*).

## 7. Limiti della Ricerca sulla Naturopatia

Nonostante il crescente corpo di evidenze, la ricerca sulla naturopatia presenta ancora sfide:

- **Eterogeneità degli approcci**: La varietà di pratiche rende difficile standardizzare gli interventi per studi clinici.
- **Finanziamenti limitati**: Rispetto alla medicina convenzionale, la ricerca in naturopatia riceve meno fondi, rallentando la produzione di evidenze robuste.

Gli studi recenti confermano che molte pratiche naturopatiche hanno solide basi scientifiche e apportano benefici tangibili alla salute umana, soprattutto quando integrate con la medicina convenzionale. Tuttavia, è necessaria una maggiore standardizzazione metodologica per consolidare ulteriormente il ruolo della naturopatia nel panorama sanitario globale.

## 19.2 L'Efficacia delle Cure Naturopatiche

La naturopatia, con il suo approccio integrato e personalizzato, sta ottenendo un crescente riconoscimento grazie a numerosi studi scientifici che ne confermano l'efficacia in diverse aree della salute. Sebbene esistano ancora limitazioni nella validazione scientifica di alcune pratiche, le evidenze emergenti dimostrano l'importanza della naturopatia nella promozione del benessere e nella gestione di patologie croniche e acute.

### 1. Benefici della Naturopatia nella Prevenzione e Promozione della Salute

La prevenzione rappresenta uno dei capisaldi della naturopatia, che mira a mantenere l'equilibrio del corpo e prevenire l'insorgenza di malattie attraverso cambiamenti nello stile di vita, alimentazione e gestione dello stress.

- **Riduzione dei fattori di rischio cardiovascolare**: Uno studio del 2021 pubblicato su *Frontiers in Cardiovascular Medicine* ha dimostrato che programmi naturopatici focalizzati su dieta anti-infiammatoria, esercizio fisico regolare e supporto mentale hanno ridotto significativamente i livelli di colesterolo LDL (-20%) e migliorato la funzione endoteliale nei partecipanti ad alto rischio di malattie cardiovascolari (*Schneider et al., 2021*).

- **Supporto nella longevità**: La naturopatia incentiva l'adozione di abitudini sostenibili e naturali, come il consumo di alimenti integrali e la pratica di attività fisiche moderate. Questi approcci si allineano con ricerche su comunità longeve (ad esempio le Blue Zones), dove la combinazione di dieta sana e supporto sociale ha mostrato un aumento dell'aspettativa di vita.

**2. Trattamento delle Patologie Croniche con Metodologie Naturopatiche**
Le malattie croniche rappresentano una delle principali sfide sanitarie del XXI secolo. L'approccio naturopatico, che combina fitoterapia, tecniche di rilassamento e alimentazione mirata, si è dimostrato particolarmente efficace.

**a. Gestione del diabete e sindrome metabolica**

- **Dieta a basso indice glicemico e fitoterapia**: Uno studio pubblicato su *Journal of Ethnopharmacology* (2020) ha dimostrato che l'uso di erbe come il fieno greco e la cannella, integrate in un piano dietetico naturopatico, ha ridotto i livelli di glicemia a digiuno (-15%) e migliorato la sensibilità all'insulina nei pazienti diabetici.

**b. Dolore cronico e infiammazione**

- **Artrite reumatoide**: Un approccio naturopatico che include la curcumina, l'olio di pesce (ricco di omega-3) e tecniche di rilassamento ha mostrato di ridurre i livelli di proteina C-reattiva (un marker infiammatorio) e migliorare la mobilità articolare in uno studio del *Rheumatology International* (2019).
- **Fibromialgia**: La naturopatia ha avuto risultati promettenti grazie all'integrazione di terapie manuali, come il massaggio miofasciale, e l'uso di erbe adattogene, come la Rhodiola rosea, per ridurre il dolore e migliorare la qualità del sonno.

**3. Potenziamento del Sistema Immunitario e Resilienza alle Infezioni**
Le terapie naturopatiche hanno dimostrato di essere efficaci nella

modulazione della risposta immunitaria, favorendo la prevenzione e il recupero da infezioni acute e croniche.

- **Echinacea e immunostimolanti naturali**: Uno studio pubblicato su *The Lancet Infectious Diseases* (2020) ha confermato che l'echinacea, utilizzata a scopo preventivo durante la stagione influenzale, ha ridotto del 30% il rischio di contrarre infezioni respiratorie acute.
- **Probiotici e microbiota intestinale**: La naturopatia attribuisce grande importanza all'equilibrio del microbiota intestinale, considerato il "secondo cervello". Uno studio su *Gut Microbes* (2018) ha evidenziato che l'integrazione con probiotici specifici, combinata con una dieta ricca di fibre, ha migliorato l'immunità nei pazienti immunodepressi, aumentando i livelli di interleuchina-10 (una citochina antinfiammatoria).

## 4. Salute Mentale e Riduzione dello Stress

La naturopatia offre strumenti efficaci per affrontare i disturbi mentali, come depressione, ansia e stress cronico.

- **Tecniche di mindfulness**: La pratica di mindfulness, combinata con tecniche di respirazione e aromaterapia, ha dimostrato di ridurre i livelli di cortisolo del 20% in uno studio su pazienti con ansia generalizzata (*Journal of Psychiatric Research*, 2020).
- **Fitoterapia per la salute mentale**: L'uso di erbe come l'iperico (ipericina) e la valeriana è stato scientificamente validato per il trattamento della depressione lieve e moderata. La loro efficacia è paragonabile a quella degli antidepressivi tradizionali, ma con minori effetti collaterali (*National Center for Biotechnology Information*, 2019).

## 5. Evidenze sulla Naturopatia e Qualità della Vita

Gli approcci naturopatici non si limitano al trattamento delle malattie ma migliorano anche la qualità della vita generale, promuovendo un benessere olistico.

- **Aromaterapia e rilassamento**: Uno studio su donne in gravidanza, pubblicato su *Complementary Therapies in Medicine* (2019), ha mostrato che l'uso di oli essenziali, come la lavanda, ha migliorato significativamente la qualità del sonno e ridotto il livello di ansia prenatale.

- **Supporto nei malati oncologici**: Le terapie naturopatiche, incluse la nutrizione e la fitoterapia, sono state utilizzate con successo per alleviare gli effetti collaterali della chemioterapia, come nausea e affaticamento, migliorando la tolleranza ai trattamenti.

**6. Prospettive Future per l'Efficacia della Naturopatia**

Con l'aumento dell'interesse scientifico verso la naturopatia, si aprono nuove prospettive per una sua integrazione sistematica nei protocolli medici:

- **Big data e naturopatia**: L'utilizzo dell'intelligenza artificiale per analizzare dati su pratiche naturopatiche potrebbe contribuire a identificare combinazioni ottimali di trattamenti.

- **Ricerca clinica randomizzata**: L'espansione degli studi randomizzati controllati (RCT) fornirà evidenze più solide sull'efficacia delle terapie naturopatiche in condizioni specifiche.

La naturopatia sta emergendo come un approccio valido e complementare per la promozione della salute e la gestione delle malattie. Sebbene esistano ancora limiti nella validazione scientifica di alcune pratiche, la crescente quantità di ricerche di alta qualità conferma l'efficacia di molte delle sue applicazioni. Il futuro della naturopatia risiede nell'integrazione con la medicina convenzionale, in un'ottica di collaborazione per il benessere globale del paziente.

## 19.3 Limiti della Ricerca Scientifica sulla Naturopatia

La ricerca scientifica sulla naturopatia si trova a un crocevia importante, dovendo affrontare limiti non solo metodologici e istituzionali, ma anche epistemologici e culturali. Questi ostacoli sono determinati sia dalla natura stessa delle pratiche naturopatiche, intrinsecamente olistiche e personalizzate, sia dalle barriere culturali e strutturali imposte dalla scienza convenzionale.

## 1. Barriere Metodologiche: La Sfida degli Studi Clinici

La ricerca clinica tradizionale è progettata per valutare trattamenti standardizzati, ma la naturopatia si basa sull'individualizzazione delle cure e sull'interazione di molteplici fattori terapeutici.

### Multifattorialità degli Interventi

Gli approcci naturopatici includono più componenti – alimentazione, tecniche manuali, fitoterapia, omeopatia e gestione dello stress – rendendo complesso identificare quale elemento sia responsabile di un miglioramento. Ad esempio:

- Nei trattamenti naturopatici per l'ansia, l'efficacia potrebbe derivare dall'interazione tra dieta, tecniche di rilassamento e fitoterapia, non da un singolo intervento (Pizzorno et al., *Textbook of Natural Medicine*, 2020).

### Personalizzazione e Non Standardizzazione

La naturopatia enfatizza l'individualizzazione, un principio incompatibile con gli studi randomizzati controllati (RCT), dove tutti i partecipanti devono ricevere lo stesso trattamento per validare i risultati. Questo crea una tensione tra rigore metodologico e realtà clinica.

### Durata Insufficiente degli Studi

Molte pratiche naturopatiche richiedono mesi o anni per mostrare effetti significativi. Tuttavia, la maggior parte degli studi clinici è limitata nel tempo per ragioni di costo e organizzazione. Ad esempio, uno studio sulla fitoterapia per il controllo del diabete richiede un monitoraggio prolungato per valutare l'impatto sulla glicemia e sulle complicanze a lungo termine (*Journal of Complementary and Integrative Medicine*, 2021).

## 2. Scarsità di Fondi e Infrastrutture per la Ricerca Naturopatica

La ricerca sulla naturopatia è cronicamente sottofinanziata rispetto alla medicina convenzionale.

### Dipendenza da Fondi Privati

La maggior parte dei fondi per la ricerca medica proviene dall'industria farmaceutica, che investe in farmaci brevettabili e non in rimedi naturali, spesso di dominio pubblico. Le erbe medicinali, ad esempio, non sono brevettabili e quindi meno attraenti per gli investitori (*Nature Medicine*, 2020).

## Assenza di Finanziamenti Governativi

In molti paesi, i governi non considerano la naturopatia una priorità di ricerca. Ad esempio, negli Stati Uniti, solo il 5% del budget del *National Institutes of Health* (NIH) è destinato a pratiche di medicina complementare e integrativa (*National Center for Complementary and Integrative Health*, 2021).

## Infrastrutture Inadeguate

Le università e i centri di ricerca raramente dispongono di laboratori o risorse adeguate per studiare le pratiche naturopatiche, come la standardizzazione degli estratti vegetali o l'analisi dell'energia vitale.

## 3. Limiti di Accettazione nella Comunità Scientifica

La comunità scientifica tradizionale tende a considerare alcune pratiche naturopatiche meno valide a causa di pregiudizi epistemologici.

## Conflitto tra Paradigmi Scientifici

La medicina convenzionale si basa su un modello riduzionista, che cerca di isolare variabili specifiche, mentre la naturopatia adotta un approccio olistico. Questo conflitto epistemologico rende difficile applicare gli stessi standard di ricerca alla naturopatia (*Bauer, Complementary and Alternative Medicine in the United States*, 2019).

## Effetto Placebo e Interpretazioni Soggettive

Molte critiche si concentrano sull'idea che il successo delle terapie naturopatiche sia legato all'effetto placebo o a fattori psicologici come l'empatia terapeutica. Sebbene questi elementi siano parte integrante della guarigione, vengono spesso ignorati negli studi convenzionali (*Journal of Psychosomatic Research*, 2020).

## 4. Problemi di Standardizzazione e Validazione

## Diversità delle Pratiche Globali

Le pratiche naturopatiche variano ampiamente tra culture e regioni, rendendo difficile sviluppare linee guida universali. Ad esempio, la fitoterapia cinese differisce notevolmente da quella occidentale sia nelle formulazioni che nelle modalità di utilizzo.

**Mancanza di Registri Internazionali**

L'assenza di registri globali per i trattamenti naturopatici limita la capacità di raccogliere dati su larga scala e di confrontare i risultati.

**Assenza di Marcatori Biologici per Misurare l'Efficacia**

La naturopatia utilizza concetti come "energia vitale" e "equilibrio", che non sono facilmente misurabili con strumenti scientifici convenzionali, rendendo difficile validare queste idee (*WHO Traditional Medicine Strategy, 2014-2023*).


**5. Proposte per Superare i Limiti**

**Sviluppo di Nuovi Modelli di Ricerca**

- **Studi di coorte osservazionali**: Questi studi possono essere utilizzati per valutare l'efficacia degli approcci naturopatici senza richiedere standardizzazione.
- **Ricerca qualitativa e mista**: Combinare dati quantitativi e qualitativi per analizzare non solo gli esiti clinici, ma anche l'esperienza del paziente.

**Collaborazioni Interdisciplinari**

- Integrazione tra ricercatori naturopatici e biomedici per progettare studi che rispettino i principi della naturopatia ma siano accettabili per la comunità scientifica.

**Standardizzazione dei Protocolli**

- Creare protocolli standard per trattamenti comuni, come quelli per il controllo dello stress o dell'ansia, per facilitare la comparazione tra studi diversi.

**Aumento dei Fondi**

- Promuovere alleanze con fondazioni non-profit e governi per destinare più fondi alla ricerca naturopatica.

**Educazione e Sensibilizzazione**

- Formare ricercatori e medici convenzionali sui principi e sulle potenzialità della naturopatia per superare i pregiudizi.

Nonostante i limiti metodologici, istituzionali e culturali, la ricerca sulla naturopatia può evolvere grazie a un approccio più aperto e innovativo. La collaborazione tra medicina convenzionale e naturopatica, supportata da metodologie di ricerca adattive, può portare a una maggiore accettazione e validazione scientifica, contribuendo al miglioramento della salute globale.

## 19.4 Prospettive Future e Aree di Ricerca Promettenti

Il futuro della naturopatia si proietta verso un'armonizzazione tra tradizione e innovazione, combinando le conoscenze millenarie con le più recenti scoperte scientifiche e tecnologiche. Per consolidare la sua credibilità e promuovere una più ampia adozione, la naturopatia deve investire in aree chiave come la ricerca scientifica, l'integrazione con la medicina convenzionale, la sostenibilità ambientale e l'educazione. Ecco un approfondimento dettagliato sulle aree principali.

### 1. Integrazione con le Scienze Omiche

Le scienze omiche (genomica, proteomica, metabolomica, epigenetica) offrono strumenti avanzati per comprendere la complessità del corpo umano. La naturopatia, basata su un approccio olistico, può trarre enormi benefici dall'interazione con queste discipline.

**Genomica e Medicina Personalizzata**

- **Ricerche mirate:** Gli studi futuri potrebbero identificare come i geni influenzino la risposta ai trattamenti naturopatici. Ad esempio, la genetica può spiegare perché alcune persone rispondano meglio a determinate piante medicinali o diete specifiche (*Journal of Personalized Medicine*, 2022).
- **Applicazioni cliniche:** La medicina naturopatica potrebbe sviluppare piani terapeutici basati sui profili genetici, ottimizzando interventi come fitoterapia e diete personalizzate.

**Epigenetica e Ambiente**

- **Stile di vita e geni:** L'epigenetica dimostra come fattori ambientali e stili di vita possano modulare l'espressione genetica. Programmi naturopatici che includono alimentazione sana, esercizio fisico e gestione dello stress potrebbero essere studiati per il loro impatto epigenetico (*Epigenetics in Health and Disease*, 2023).

## Metabolomica e Dieta

- L'analisi metabolomica potrebbe identificare i metaboliti specifici associati ai benefici della dieta naturopatica, aiutando a standardizzare protocolli dietetici basati su biomarcatori misurabili (*Nature Metabolism*, 2023).

- 

## 2. Tecnologia e Innovazione nella Pratica Naturopatica

### Intelligenza Artificiale (IA)

- **Creazione di piani personalizzati:** Sistemi di IA potrebbero analizzare dati clinici, genetici e comportamentali per generare protocolli naturopatici personalizzati, ottimizzando l'efficacia terapeutica.
- **Database avanzati:** L'IA potrebbe essere utilizzata per sviluppare banche dati globali sui rimedi naturopatici, facilitando l'accesso alle evidenze scientifiche e ai casi clinici.

### Monitoraggio con Dispositivi Indossabili

- Dispositivi che misurano stress, sonno, livelli di attività fisica e altri parametri possono integrare i programmi naturopatici, fornendo feedback in tempo reale e aiutando a personalizzare le terapie (*Journal of Digital Health*, 2023).

### Telemedicina e Accessibilità

- La telemedicina consente ai naturopati di raggiungere pazienti in aree remote, ampliando l'accesso a consulenze personalizzate. La creazione di piattaforme standardizzate potrebbe migliorare ulteriormente la qualità e l'efficienza (*Telemedicine Journal and e-Health*, 2022).

- 

## 3. Sostenibilità e Impatto Ambientale

La naturopatia, profondamente radicata nell'uso di risorse naturali, ha un ruolo cruciale nella promozione della sostenibilità.

### Agricoltura Rigenerativa

- La coltivazione di piante medicinali seguendo pratiche rigenerative protegge la biodiversità e migliora la qualità dei rimedi fitoterapici (*Environmental Sustainability in Agriculture*, 2022).

**Riduzione degli Sprechi**

- Tecnologie per la lavorazione e conservazione dei rimedi naturali possono minimizzare gli sprechi, rendendo la produzione di integratori più sostenibile.

**Diete a Impatto Zero**

- Promuovere diete plant-based, basate su alimenti locali e stagionali, potrebbe ridurre l'impronta ecologica, supportando sia la salute umana che quella del pianeta (*Global Food Sustainability Index*, 2023).

-

## 4. Applicazioni Cliniche e Integrazione

### Gestione delle Malattie Croniche

- **Protocolli integrati:** Malattie come diabete, obesità e ipertensione potrebbero beneficiare di approcci naturopatici combinati con trattamenti convenzionali. Ad esempio, programmi basati su dieta e fitoterapia possono ridurre la dipendenza dai farmaci (*BMC Complementary Medicine*, 2022).

### Prevenzione nella Sanità Pubblica

- **Programmi educativi:** Incorporare l'educazione naturopatica nei programmi di sanità pubblica potrebbe migliorare la prevenzione delle malattie e ridurre i costi sanitari.

### Supporto Oncologico

- La naturopatia può essere utilizzata come supporto per migliorare la qualità della vita nei pazienti oncologici, ad esempio attraverso interventi nutrizionali e fitoterapici mirati (*Integrative Cancer Therapies*, 2023).

-

## 5. Standardizzazione e Ricerca Globale

### Creazione di Registri Clinici

- La documentazione sistematica di casi e risultati terapeutici potrebbe fornire dati preziosi per la ricerca e migliorare la trasparenza delle pratiche naturopatiche (*World Health Organization Traditional Medicine Reports*, 2022).

## Validazione Scientifica

- È necessario sviluppare studi clinici randomizzati e controllati per dimostrare l'efficacia delle terapie naturopatiche, migliorandone l'accettazione accademica e istituzionale (*Journal of Clinical Trials in Complementary Medicine*, 2023).

## Certificazioni Internazionali

- Programmi di certificazione standardizzati per i professionisti naturopati potrebbero aumentare la fiducia del pubblico e garantire pratiche di alta qualità.

-

## 6. Educazione e Consapevolezza Pubblica

## Corsi Universitari

- L'integrazione della naturopatia nei programmi accademici interdisciplinari potrebbe formare nuovi esperti capaci di combinare scienza e tradizione.

## Campagne di Sensibilizzazione

- Iniziative globali che educano il pubblico sui benefici della naturopatia potrebbero incrementare l'accettazione sociale e politica della disciplina.

Il futuro della naturopatia dipenderà dalla capacità di integrare tradizione e innovazione. Con l'avanzare delle scienze omiche, delle tecnologie digitali e della ricerca sulla sostenibilità, la naturopatia ha l'opportunità di posizionarsi come una componente fondamentale della medicina integrata. Investire in ricerca scientifica, certificazioni e sensibilizzazione globale sarà essenziale per realizzare il pieno potenziale di questa disciplina millenaria.

# 20. Naturopatia e Legislazione

## 20.1 Stato della Normativa Naturopatica nei Vari Paesi

La regolamentazione della naturopatia è un aspetto cruciale per garantire la sicurezza dei pazienti, la professionalità dei praticanti e l'integrazione di questa disciplina nei sistemi sanitari. Approfondiamo le situazioni nei principali contesti globali, con un'analisi dettagliata delle implicazioni legali, delle differenze regionali e delle prospettive future.

**Europa: Verso una Regolamentazione Comune?**

**Differenze nei Modelli Regolatori**

L'Europa è caratterizzata da una grande eterogeneità normativa:

- **Paesi con regolamentazione rigida (ad esempio, Germania e Svizzera):** Questi paesi richiedono ai naturopati una formazione specifica e il superamento di esami statali. La legislazione svizzera, ad esempio, riconosce la naturopatia come professione sanitaria complementare, permettendo ai praticanti di prescrivere farmaci naturali e di utilizzare tecniche come l'agopuntura e l'idroterapia (Swiss Federal Office of Public Health, 2022).

- **Paesi con regolamentazione flessibile o assente (Italia, Spagna):** In Italia, la naturopatia è disciplinata come professione non sanitaria, lasciando la regolamentazione agli enti regionali o privati. La mancanza di un riconoscimento statale genera confusione tra i pazienti e difficoltà per i praticanti (Regione Lombardia, 2023).

-

**Direzione Europea**

Nonostante la mancanza di una normativa comune, la Commissione Europea promuove la cooperazione tra Stati membri per standardizzare la regolamentazione delle medicine complementari. Documenti come il *Green Paper on Complementary Medicine* hanno evidenziato l'importanza di armonizzare i percorsi formativi e le responsabilità legali dei professionisti naturopati (European Parliament, 2021).

**Nord America: Un Modello Dualistico**

**Stati Uniti**

Negli Stati Uniti, la naturopatia è regolamentata a livello statale:

- **Licenza per i Naturopathic Doctors (ND):** Gli ND devono completare un programma di dottorato accreditato da enti come il *Council on Naturopathic Medical Education* (CNME) e superare l'esame NPLEX. Questo permette loro di praticare in autonomia in stati come California, Oregon e Arizona.
- **Pratiche senza licenza:** In molti stati, i naturopati possono offrire solo consulenze generiche senza diagnosi o trattamenti diretti, poiché la loro attività non è legalmente riconosciuta (American Association of Naturopathic Physicians, 2023).

**Canada**

Il Canada rappresenta uno dei contesti più avanzati:

- **Regolamentazione Provinciale:** Province come Ontario e British Columbia hanno ordini professionali che monitorano l'attività dei naturopati. Questi possono prescrivere farmaci naturali, ordinare esami di laboratorio e collaborare con medici convenzionali (Canadian Association of Naturopathic Doctors, 2023).
- **Sostegno Governativo:** Il governo canadese finanzia programmi di ricerca sulle terapie naturali, incoraggiando l'integrazione tra medicina tradizionale e naturopatia.

**Asia: Una Lenta Evoluzione**

**India**

L'India è uno dei pochi paesi in cui la naturopatia è pienamente integrata nel sistema sanitario. Sotto l'egida del Ministero AYUSH, la naturopatia è promossa come sistema di cura ufficiale accanto ad Ayurveda e Yoga. I praticanti devono completare un percorso accademico rigoroso che include discipline moderne e tradizionali (AYUSH, 2023).

**Cina e Giappone**

- In Cina, la naturopatia è strettamente legata alla Medicina Tradizionale Cinese (MTC). Gli erboristi e gli agopuntori devono seguire linee guida statali rigorose, mentre la naturopatia occidentale è quasi assente.

- In Giappone, le pratiche naturali come il Kampo (fitoterapia giapponese) sono integrate nella medicina convenzionale, ma la naturopatia occidentale non è formalmente riconosciuta.

## Africa: Opportunità e Sfide
### Sudafrica

La regolamentazione sudafricana è tra le più avanzate nel continente. I naturopati devono iscriversi all'*Allied Health Professions Council of South Africa* (AHPCSA) e completare una laurea riconosciuta per esercitare legalmente. Tuttavia, l'accesso limitato alla formazione ostacola lo sviluppo della professione nelle regioni meno sviluppate.

### Altri Paesi Africani

Molti paesi africani si affidano alla medicina tradizionale, lasciando poco spazio alla naturopatia occidentale. Tuttavia, organizzazioni come l'OMS stanno promuovendo l'integrazione della medicina naturale nei sistemi sanitari nazionali, sottolineando il potenziale di terapie come la fitoterapia per combattere malattie endemiche (WHO Africa Regional Office, 2023).

## Oceania: Un Approccio Equilibrato
### Australia

La naturopatia è regolamentata in modo volontario attraverso associazioni professionali come l'*Australian Natural Therapists Association* (ANTA). I corsi di laurea accreditati garantiscono la qualità della formazione, ma la mancanza di un riconoscimento statale limita le opportunità per i praticanti.

### Nuova Zelanda

In Nuova Zelanda, i naturopati devono aderire a standard stabiliti da enti professionali come il *Naturopaths & Medical Herbalists of New Zealand* (NMHNZ). La collaborazione con i medici convenzionali è incoraggiata, ma non obbligatoria.

## Prospettive Future
### Standardizzazione Globale

Organizzazioni internazionali come la *World Naturopathic Federation* (WNF) stanno lavorando per creare standard uniformi per la formazione e la pratica della naturopatia. La collaborazione con enti scientifici potrebbe migliorare la credibilità della disciplina.

**Adozione di Modelli Ibridi**
Paesi come la Svizzera e il Canada offrono un modello ideale, integrando la naturopatia nei sistemi sanitari convenzionali pur mantenendo rigorosi standard di regolamentazione. Questo approccio potrebbe essere adottato da altri paesi per migliorare l'accesso alle cure naturali e garantire la sicurezza dei pazienti.

**Sfide Scientifiche**
La necessità di validare scientificamente molte terapie naturopatiche rappresenta una priorità per ottenere maggiore accettazione istituzionale e pubblica.
Il panorama globale della normativa naturopatica è in continua evoluzione. Sebbene permangano sfide significative, l'interesse crescente per le terapie naturali e la collaborazione tra governi e organizzazioni internazionali offrono speranze per una maggiore integrazione della naturopatia nel sistema sanitario globale.

## 20.2 Processi di Riconoscimento e Certificazione

Il riconoscimento e la certificazione della professione naturopatica variano significativamente tra i paesi, riflettendo differenze culturali, sanitarie e legislative. In questo capitolo, analizzeremo i principali processi di riconoscimento, le sfide legate alla regolamentazione e le iniziative per uniformare gli standard globali.

**1. Riconoscimento della Naturopatia a Livello Internazionale**
**World Naturopathic Federation (WNF)**
La *World Naturopathic Federation (WNF)* è una delle principali organizzazioni che lavora per l'armonizzazione dei processi di certificazione a livello internazionale. La WNF promuove standard globali

per la formazione e la pratica naturopatica, suddividendo i paesi membri in tre categorie:

1. **Paesi regolamentati:** dove esistono leggi specifiche per la pratica naturopatica (es. Canada, Svizzera, Germania).
2. **Paesi parzialmente regolamentati:** dove la naturopatia è riconosciuta ma con restrizioni (es. Australia, Regno Unito).
3. **Paesi non regolamentati:** dove la professione non ha alcun riconoscimento ufficiale (es. Italia, India per la naturopatia occidentale).

La WNF pubblica regolarmente rapporti per promuovere l'adozione di standard comuni, enfatizzando la necessità di programmi formativi accreditati e di organismi di controllo indipendenti (*World Naturopathic Federation Report, 2023*).

**2. Processi di Certificazione per i Naturopati**

**Aree Regolamentate**

- **Canada:** La certificazione è gestita da ordini professionali provinciali, come il *College of Naturopaths of Ontario* (CONO). Per ottenere la licenza, i naturopati devono completare un programma di dottorato accreditato e superare l'esame *NPLEX* (North American Board of Naturopathic Examiners, 2023).
- **Svizzera:** I naturopati devono essere certificati dall'*Organisation of Swiss Naturopathy*. La certificazione richiede una formazione quadriennale e un esame statale, che garantisce il diritto di prescrivere rimedi naturali e di collaborare con il sistema sanitario convenzionale (*Swiss Federal Office of Public Health, 2023*).

**Aree Non Regolamentate**

In molti paesi, i processi di certificazione sono gestiti da associazioni private. Ad esempio:

- **Italia:** La *Federazione Italiana Naturopati* (FINR) offre percorsi di accreditamento basati su standard europei. Tuttavia, la mancanza di riconoscimento statale limita le opportunità per i praticanti, generando confusione tra i pazienti (FINR, 2022).

**3. Sfide nei Processi di Certificazione**

**Uniformità degli Standard Formativi**

Uno dei problemi principali è la disparità nei requisiti formativi:

- In paesi come gli Stati Uniti, i naturopati devono completare un programma accademico di 4-6 anni presso istituti accreditati, con un focus su materie scientifiche come biochimica, farmacologia e anatomia (AANMC, 2023).
- In paesi non regolamentati, molti praticanti ottengono certificazioni tramite corsi online non standardizzati, il che mina la credibilità della professione.

**Collaborazione con la Medicina Convenzionale**

La mancanza di regolamentazione ostacola la collaborazione tra naturopati e medici convenzionali. Ad esempio, in Italia, i naturopati non possono prescrivere alcun trattamento medico, limitando il loro ruolo a quello di consulenti sullo stile di vita e sull'alimentazione (Ministero della Salute, 2023).

**4. Modelli di Successo**

**Il Modello Svizzero**

In Svizzera, la naturopatia è riconosciuta come una professione sanitaria complementare. Il sistema di certificazione prevede:

- Esami statali per garantire competenze scientifiche e pratiche.
- Collaborazione con medici convenzionali e rimborsi da parte delle assicurazioni sanitarie per trattamenti naturopatici specifici (SWICA, 2023).

**Il Modello Canadese**

Il Canada offre un esempio di integrazione tra naturopatia e sanità pubblica. I naturopati certificati possono:

- Prescrivere farmaci naturali e ordinare test diagnostici.
- Lavorare in cliniche integrate, dove collaborano con medici, fisioterapisti e psicologi per fornire cure olistiche (Canadian Association of Naturopathic Doctors, 2023).

**5. Proposte per l'Armonizzazione Globale**

1. **Creazione di un Registro Internazionale dei Naturopati:** La WNF propone la creazione di un registro globale per garantire che i

praticanti rispettino standard formativi e deontologici uniformi (*WNF Global Strategy, 2023*).

2.  **Programmi Formativi Accreditati:** Promuovere l'accreditamento internazionale di programmi formativi attraverso organismi indipendenti come il *Council on Naturopathic Medical Education* (CNME).
3.  **Standard Minimi per la Certificazione:** Definire criteri minimi per la certificazione, inclusi esami teorici e pratici, tirocinio clinico e aggiornamento professionale continuo.
4.  **Collaborazione con Organizzazioni Sanitarie Internazionali:** L'Organizzazione Mondiale della Sanità (OMS) potrebbe svolgere un ruolo chiave nel promuovere la regolamentazione della naturopatia, garantendo che le terapie siano sicure, efficaci e accessibili (WHO Traditional Medicine Strategy, 2023).

## 6. Implicazioni per i Pazienti

Il riconoscimento e la certificazione non solo migliorano la credibilità della naturopatia, ma proteggono anche i pazienti, garantendo che i professionisti abbiano le competenze necessarie per fornire cure sicure e basate sull'evidenza. Inoltre, un sistema di certificazione uniforme ridurrebbe il rischio di abuso o disinformazione, offrendo ai pazienti maggiore fiducia nella disciplina.

I processi di riconoscimento e certificazione sono fondamentali per il futuro della naturopatia. Sebbene esistano disparità significative tra i paesi, iniziative internazionali come quelle della WNF e dell'OMS offrono speranze per una maggiore armonizzazione. Un sistema regolamentato non solo proteggerà i pazienti, ma rafforzerà anche il ruolo della naturopatia come disciplina complementare nei sistemi sanitari globali.

## 20.3 Norme di pratica e responsabilità legali

### Struttura e Obiettivi della Regolamentazione in Naturopatia

La regolamentazione delle pratiche naturopatiche mira a raggiungere tre obiettivi fondamentali:

1. **Protezione del paziente**: Stabilire standard minimi di pratica per prevenire danni e garantire un trattamento sicuro.
2. **Professionalizzazione della disciplina**: Garantire che i naturopati siano formati secondo criteri uniformi e riconosciuti a livello nazionale o internazionale.
3. **Integrazione sanitaria**: Facilitare la collaborazione tra naturopatia e medicina convenzionale, promuovendo un approccio integrato alla salute.

Un sistema regolamentato consente inoltre ai pazienti di accedere a trattamenti naturopatici con maggiore fiducia, sapendo che i praticanti sono supervisionati da organismi professionali o autorità sanitarie.

**Quadro Globale della Regolamentazione**

La regolamentazione della naturopatia varia significativamente da un paese all'altro, riflettendo differenze culturali, storiche e sanitarie.

1. **Paesi con riconoscimento formale**:
    - **Svizzera**: La naturopatia è riconosciuta come disciplina terapeutica ufficiale. I praticanti devono completare corsi approvati e superare esami statali. I trattamenti naturopatici possono essere rimborsati dal sistema sanitario.
    - **Germania**: I praticanti di naturopatia (Heilpraktiker) sono regolamentati a livello statale. Devono ottenere una licenza attraverso un esame che valuta competenze mediche di base e conoscenze naturopatiche.
    - **Canada**: In alcune province come Ontario e Columbia Britannica, i naturopati operano come medici primari con licenze regolamentate. Essi possono diagnosticare malattie, prescrivere farmaci naturali e, in alcuni casi, eseguire procedure mediche minori.
    - **Stati Uniti**: La regolamentazione è a livello statale. Stati come Washington, Oregon e California riconoscono la naturopatia, e i praticanti devono superare il NPLEX (Naturopathic Physicians Licensing Examinations) per ottenere la licenza.

2.  **Paesi con regolamentazione limitata**:

- **Italia**: La naturopatia non è ancora regolamentata a livello nazionale, ma alcune regioni hanno iniziato a riconoscerla come disciplina complementare. Tuttavia, i praticanti operano principalmente in ambito privato.
- **Francia**: La naturopatia non è ufficialmente riconosciuta, ma è praticata da numerosi operatori certificati da enti privati.

3.  **Paesi senza regolamentazione ufficiale**:

- In molti paesi in via di sviluppo, la naturopatia è praticata come medicina tradizionale senza un quadro regolatorio formale.

## Responsabilità Legali del Naturopata

Le responsabilità legali dei naturopati includono:

1.  **Consenso informato**: Il consenso informato è un obbligo legale e morale per i naturopati. Prima di avviare un trattamento, il paziente deve essere informato su:

- Natura del trattamento.
- Benefici attesi.
- Rischi associati.
- Alternative disponibili.

Questo processo protegge il paziente e garantisce che il naturopata agisca in modo trasparente e professionale (World Health Organization, 2013).

2.  **Confidenzialità**: La tutela della privacy del paziente è fondamentale. I dati sensibili raccolti durante le consultazioni devono essere protetti in conformità con le normative locali, come il GDPR in Europa.

3.  **Riconoscimento dei limiti**: I naturopati devono operare entro i confini delle loro competenze. Ad esempio:

- Non possono diagnosticare malattie gravi o prescrivere farmaci convenzionali (a meno che non siano autorizzati in base alla legislazione locale).

- Devono indirizzare i pazienti verso medici specialisti quando i sintomi superano le loro competenze.

4. **Registro accurato dei trattamenti**: È obbligatorio mantenere documentazioni accurate delle consulenze e dei trattamenti per garantire trasparenza e permettere una revisione, se necessaria, in caso di controversie legali.

## Codici Etici nella Naturopatia

Le associazioni di naturopati in tutto il mondo adottano codici etici per guidare la pratica. Alcuni principi chiave includono:

- **Primum non nocere**: Non nuocere al paziente.
- **Salus aegroti suprema lex**: Il benessere del paziente è la legge suprema.
- **Autonomia del paziente**: Rispetto delle decisioni informate del paziente.
- **Giustizia**: Accesso equo ai trattamenti naturopatici.

## Sfide nella Regolamentazione

1. **Disomogeneità normativa**: In molti paesi, la mancanza di regolamentazione unitaria crea confusione tra i pazienti e rende difficile stabilire standard professionali coerenti.
2. **Conflitti con la medicina convenzionale**: In alcune aree, i medici convenzionali vedono la naturopatia con scetticismo, limitandone l'integrazione.
3. **Evidenze scientifiche**: La regolamentazione spesso richiede che i trattamenti siano supportati da evidenze scientifiche, il che può essere una sfida per alcune pratiche tradizionali.

## Opportunità per lo Sviluppo

- **Standardizzazione globale**: Organizzazioni come la World Naturopathic Federation lavorano per creare standard internazionali che potrebbero facilitare la regolamentazione uniforme.

- **Collaborazione interdisciplinare**: Promuovere partnership con la medicina convenzionale per integrare i punti di forza di entrambe le discipline.
- **Ricerca e sviluppo**: Investire in studi clinici per dimostrare l'efficacia delle pratiche naturopatiche e migliorare la loro accettazione.

La regolamentazione della naturopatia è un passo cruciale per proteggere i pazienti, professionalizzare la disciplina e facilitarne l'integrazione nei sistemi sanitari. Un quadro normativo chiaro e ben definito è essenziale per bilanciare la sicurezza del paziente con l'autonomia professionale del naturopata.

## 20.4 Diritti del paziente e confidenzialità

### 1. Introduzione ai diritti del paziente in naturopatia

Nel contesto della naturopatia, il rispetto dei diritti del paziente è un elemento cardine per garantire una relazione terapeutica basata sulla fiducia e sul rispetto reciproco. Questi diritti si ispirano a principi universali sanciti da documenti internazionali, come la Dichiarazione Universale dei Diritti Umani (1948) e la Carta Europea dei Diritti del Paziente (2002). La pratica naturopatica, pur essendo distinta dalla medicina convenzionale, adotta questi principi adattandoli alla specificità delle terapie naturali.

### 2. I principali diritti del paziente nella naturopatia
### 2.1 Diritto all'informazione

Il paziente ha il diritto di ricevere informazioni chiare, accurate e comprensibili riguardo:

- La diagnosi naturopatica, ove applicabile.
- I trattamenti proposti, inclusi benefici, rischi e possibili alternative.
- La formazione e le qualifiche del naturopata.

Un esempio pratico è rappresentato dalla necessità di spiegare al paziente l'uso di erbe medicinali, evidenziandone gli effetti collaterali noti e le interazioni con eventuali farmaci convenzionali (Baer, *Complementary Medicine in the Modern World*, 2001).

## 2.2 Diritto al consenso informato

Il consenso informato è essenziale prima di iniziare qualsiasi trattamento naturopatico. Questo include:

- La possibilità di porre domande e ottenere risposte esaustive.
- La libertà di accettare o rifiutare il trattamento senza pressioni.
- La documentazione scritta del consenso per terapie particolarmente invasive o sperimentali.

Un caso esemplare è l'uso dell'idroterapia: il naturopata deve chiarire i meccanismi della terapia, i tempi di applicazione e le eventuali controindicazioni, come in presenza di condizioni cardiovascolari (Smith & Logan, *Hydrotherapy in Clinical Practice*, 2010).

## 2.3 Diritto alla confidenzialità

La tutela della privacy è regolata da normative specifiche, come il GDPR in Europa. I naturopati devono:

- Mantenere riservati tutti i dati personali e clinici del paziente.
- Conservare i registri medici in modo sicuro.
- Garantire che i dati siano condivisi solo con il consenso esplicito del paziente, anche in caso di collaborazione con altri professionisti sanitari.

Esempio pratico: se un naturopata collabora con un dietista per sviluppare un piano alimentare, è necessario ottenere l'autorizzazione scritta del paziente per condividere le informazioni rilevanti.

## 2.4 Diritto alla qualità e alla sicurezza

Il paziente ha il diritto di ricevere trattamenti sicuri e basati su standard di qualità definiti. Questo comporta:

- L'utilizzo di strumenti e tecniche approvati e adeguatamente igienizzati.
- La formazione continua del naturopata per garantire competenze aggiornate.

Ad esempio, nell'uso di rimedi omeopatici, il professionista deve accertarsi che i prodotti siano certificati e conformi alle normative locali, evitando l'uso di sostanze non controllate o di dubbia origine (WHO, *Traditional Medicine Strategy 2014-2023*).

## 3. Confidenzialità e gestione dei dati sensibili

### 3.1 Conservazione dei dati

I registri clinici devono essere conservati in modo sicuro e accessibili solo al personale autorizzato. Questo include:

- La digitalizzazione protetta dei dati tramite crittografia.
- La distruzione sicura dei documenti cartacei non più necessari.

### 3.2 Condivisione dei dati

La condivisione di informazioni è consentita solo nei seguenti casi:

- Con il consenso del paziente.
- Per adempiere a obblighi legali, come richieste da autorità giudiziarie.
- Per tutelare la salute del paziente in situazioni di emergenza.

## 4. Sfide e limiti nella tutela dei diritti del paziente

### 4.1 Disomogeneità normativa

In alcuni paesi, la mancanza di regolamentazioni chiare crea lacune nella protezione dei pazienti. Ad esempio, la gestione della confidenzialità può variare notevolmente tra giurisdizioni prive di un quadro normativo uniforme.

### 4.2 Formazione del naturopata

Non tutti i naturopati ricevono una formazione completa sui diritti del paziente e sulla confidenzialità, evidenziando la necessità di includere questi aspetti nei programmi educativi.

## 5. Opportunità di miglioramento

### 5.1 Standard internazionali

L'adozione di linee guida globali, come quelle sviluppate dalla World Naturopathic Federation, può uniformare i diritti del paziente e migliorare la pratica naturopatica.

### 5.2 Collaborazione interdisciplinare

Lavorare con professionisti della medicina convenzionale può rafforzare la fiducia dei pazienti, promuovendo un approccio integrato che rispetti appieno i diritti e la privacy.

Il rispetto dei diritti del paziente e della confidenzialità è un elemento cruciale per la pratica naturopatica. L'adozione di standard elevati in queste aree non solo protegge i pazienti ma contribuisce a consolidare la credibilità della disciplina.

# 21. Etica e Responsabilità in Naturopatia

## 21.1 Principi Etici della Pratica Naturopatica

### 1. Non maleficenza: Il fondamento dell'etica terapeutica

La non maleficenza rappresenta il principio cardine di tutte le pratiche sanitarie, incluso il lavoro naturopatico. Questo principio si traduce nel dovere primario di non arrecare alcun danno al paziente, sia attraverso azioni che omissioni. In ambito naturopatico, la non maleficenza include:

- **Valutazione attenta delle condizioni del paziente:** Prima di applicare un trattamento, il naturopata deve esaminare attentamente la storia clinica del paziente, le terapie in corso e le eventuali controindicazioni dei rimedi naturali proposti.
- **Uso sicuro di tecniche e rimedi:** Ad esempio, alcune piante come l'efedra o la digitalis possono essere altamente tossiche se utilizzate impropriamente. La formazione naturopatica sottolinea l'importanza di dosaggi accurati e appropriati (Smith et al., *Toxicology in Herbal Medicine*, 2018).
- **Collaborazione interdisciplinare:** Riconoscere i limiti della naturopatia è essenziale. In caso di condizioni gravi o di emergenza, il naturopata ha l'obbligo di indirizzare il paziente a medici specialisti o strutture ospedaliere.

Un esempio pratico è l'uso dell'artemisia annua per il trattamento della febbre. Sebbene efficace, la pianta contiene principi attivi che, in alte dosi, possono causare tossicità epatica. La consapevolezza di questi rischi guida il naturopata verso un uso responsabile.

### 2. Beneficenza: Promuovere la salute globale del paziente

La beneficenza si riflette nell'obiettivo di migliorare attivamente la salute del paziente, adottando un approccio olistico. In pratica, questo principio guida il naturopata a:

- **Personalizzare i trattamenti:** Ogni paziente è unico, e le terapie devono tenere conto di variabili personali come età, condizioni fisiche, ambiente sociale e stato mentale.
- **Integrare educazione e prevenzione:** La naturopatia enfatizza l'importanza dell'educazione del paziente su abitudini salutari,

come una dieta equilibrata e un'attività fisica regolare. Ad esempio, l'introduzione di superalimenti come la curcuma o il tè verde può offrire benefici antinfiammatori e antiossidanti (Gupta et al., *Curcumin: A Review of Its Effects on Human Health*, 2013).

Un caso comune in cui la beneficenza si manifesta è il supporto di pazienti con disturbi cronici, come la sindrome dell'intestino irritabile. Qui, il naturopata può combinare un'alimentazione personalizzata con tecniche di rilassamento per migliorare la qualità della vita del paziente.

### 3. Autonomia: Garantire il diritto alla scelta del paziente

Il rispetto per l'autonomia del paziente è fondamentale nel rapporto naturopatico. Questo principio implica che il paziente abbia il diritto di:

- **Essere informato completamente e accuratamente:** Il naturopata deve spiegare in modo chiaro ogni opzione terapeutica, evidenziando benefici, rischi e alternative.
- **Decidere liberamente il proprio percorso di cura:** Anche se il paziente sceglie di non seguire il trattamento raccomandato, il naturopata deve rispettare questa decisione.

Un esempio è il caso di pazienti oncologici che scelgono di integrare terapie naturopatiche come la meditazione o gli integratori antiossidanti con i trattamenti oncologici convenzionali. Il naturopata deve supportare tali scelte, collaborando con gli oncologi per garantire che le terapie naturali non interferiscano con i farmaci antitumorali (Schütze et al., *Integrative Oncology: Principles and Clinical Perspectives*, 2021).

### 4. Giustizia: Equità nell'accesso e nella cura

La giustizia nel contesto naturopatico significa:

- **Accesso universale ai servizi:** Promuovere trattamenti che siano economicamente accessibili senza compromettere la qualità.
- **Non discriminazione:** Garantire che tutte le persone, indipendentemente da cultura, etnia o status economico, ricevano lo stesso livello di cura.

Ad esempio, le cliniche di naturopatia in comunità svantaggiate spesso utilizzano risorse locali, come erbe tradizionali a basso costo, per fornire trattamenti efficaci.

## 5. Integrità professionale: Elevare la professione

L'integrità professionale richiede:

- **Aggiornamento continuo:** Partecipare a corsi e conferenze per rimanere informati sulle ultime scoperte scientifiche.
- **Trasparenza:** Dichiarare eventuali interessi finanziari, ad esempio nella vendita di prodotti naturali.
- **Collegialità:** Collaborare con altri professionisti per il miglior interesse del paziente.

Un esempio di integrità professionale è l'adozione di protocolli basati su evidenze, come l'uso del magnesio per il trattamento dello stress lieve, supportato da studi clinici (Cuciureanu & Vink, *Magnesium and Stress*, 2011).


## 6. Sostenibilità: Responsabilità ecologica e sociale

La sostenibilità è un principio distintivo della naturopatia e si manifesta in:

- **Uso etico delle risorse naturali:** Preferire fornitori che garantiscano pratiche di raccolta sostenibile.
- **Educazione ambientale:** Informare i pazienti sull'impatto ecologico delle loro scelte, come l'uso eccessivo di risorse naturali.

Ad esempio, la coltivazione di echinacea per scopi medicinali dovrebbe seguire linee guida che evitino il sovrasfruttamento di specie selvatiche (Leonti et al., *Sustainable Harvesting in Medicinal Plant Conservation*, 2015).

## Codici Etici Riconosciuti

Organizzazioni internazionali come la *World Naturopathic Federation* (WNF) e la *European Federation of Naturopathic Practitioners* (EFN) hanno creato linee guida etiche che includono:

- Rispetto della confidenzialità del paziente.
- Promozione di pratiche terapeutiche basate su evidenze.
- Evitare affermazioni non supportate da dati scientifici.

I principi etici della naturopatia sono pilastri essenziali per costruire una pratica responsabile, rispettosa e orientata al paziente. Applicandoli, i naturopati non solo migliorano la fiducia dei pazienti, ma contribuiscono a legittimare la professione nel panorama sanitario globale.


## 21.2 La Relazione Naturopata-Paziente

**La Relazione Come Strumento Terapeutico**

La relazione naturopata-paziente non è solo un contesto entro cui avviene la terapia, ma un elemento terapeutico in sé. Le ricerche indicano che un rapporto empatico e collaborativo può migliorare significativamente i risultati di salute (Stewart et al., *Effective Physician-Patient Communication*, 2001). Questo è particolarmente vero nella naturopatia, dove la personalizzazione delle cure è centrale.

**1. La Fiducia: Base della Relazione**

La fiducia è il fondamento su cui si costruisce ogni relazione terapeutica. Nel contesto della naturopatia, questa fiducia viene costruita attraverso:

- **Ascolto attivo:** Il naturopata deve dimostrare empatia e attenzione, ponendo domande aperte che permettano al paziente di esprimere i propri sintomi e preoccupazioni.
- **Trasparenza:** Ad esempio, se un trattamento, come l'uso di un rimedio erboristico, ha limitazioni o controindicazioni, queste devono essere chiaramente spiegate.

La fiducia è particolarmente importante nei pazienti che si rivolgono alla naturopatia come alternativa alla medicina convenzionale, spesso dopo esperienze insoddisfacenti in contesti clinici tradizionali.

**2. La Comunicazione Efficace**

La comunicazione è uno strumento essenziale nella relazione naturopata-paziente. Una comunicazione chiara e bidirezionale consente al paziente di sentirsi coinvolto nel proprio percorso di cura. I punti chiave includono:

- **Personalizzazione del linguaggio:** Ad esempio, per un paziente con scarsa familiarità con i termini tecnici, il naturopata potrebbe spiegare il concetto di "energia vitale" usando esempi pratici.

- **Feedback regolare:** Il naturopata deve chiedere al paziente come
  si sente rispetto al piano terapeutico, adattandolo se necessario.

La letteratura suggerisce che i pazienti che comprendono chiaramente il
razionale dietro un trattamento hanno maggiori probabilità di aderire al
piano terapeutico (Epstein et al., *The Science of Patient-Centered Care*,
2005).

## 3. La Centralità del Paziente

Il principio della centralità del paziente va oltre la semplice
personalizzazione del trattamento:

- **Empowerment:** Il naturopata deve fornire strumenti educativi che
  permettano al paziente di prendere decisioni informate sulla
  propria salute. Ad esempio, insegnare tecniche di rilassamento o
  fornire informazioni nutrizionali mirate.
- **Rispetto delle preferenze del paziente:** Se un paziente non
  desidera utilizzare un rimedio specifico per motivi personali o
  culturali, il naturopata deve cercare un'alternativa valida.

Un esempio pratico è il caso di un paziente vegetariano che richiede una
dieta per ridurre l'infiammazione: il naturopata dovrà evitare integratori
derivati da animali e proporre fonti vegetali di nutrienti come gli acidi
grassi omega-3 (es. semi di lino).

## 4. Aspetti Etici della Relazione

Gli standard etici nella relazione naturopata-paziente includono:

- **Consenso informato:** Prima di iniziare qualsiasi trattamento, il
  paziente deve essere pienamente informato su cosa comporta e
  dare il proprio consenso.
- **Non maleficenza:** Ogni intervento deve essere scelto con
  l'obiettivo primario di non causare danno, seguendo il principio
  ippocratico.
- **Autonomia del paziente:** Il naturopata deve rispettare le decisioni
  del paziente, anche quando queste differiscono dalle sue
  raccomandazioni.

Ad esempio, se un paziente decide di interrompere un trattamento
erboristico per motivi personali, il naturopata deve accettare la decisione

senza giudizio e proporre alternative che rispettino questa scelta.

## 5. La Sensibilità Culturale

La diversità culturale e spirituale dei pazienti richiede un approccio
flessibile e rispettoso. Alcuni esempi:

- **Adattamento dei trattamenti:** Un paziente musulmano che
  osserva il Ramadan potrebbe necessitare di un piano alimentare
  che tenga conto del digiuno.
- **Rispetto delle credenze spirituali:** Se un paziente attribuisce
  grande valore alle pratiche di meditazione o preghiera, queste
  possono essere integrate nel piano terapeutico come strumenti
  complementari.

Secondo Helman (*Culture, Health and Illness*, 2007), la comprensione della
prospettiva culturale del paziente migliora l'efficacia della relazione
terapeutica.

## 6. Limiti Professionali

Per mantenere l'integrità della relazione:

- **Evita di diventare un confidente personale:** La relazione deve
  rimanere professionale, evitando coinvolgimenti emotivi o
  personali.
- **Riconoscere i limiti della propria competenza:** Il naturopata deve
  sapere quando indirizzare il paziente a un medico o specialista, ad
  esempio in caso di sintomi che potrebbero indicare una malattia
  grave.

Un esempio è il caso di un paziente che riferisce sintomi come dolori
persistenti al torace: il naturopata deve immediatamente indirizzarlo a un
medico per escludere condizioni gravi come un infarto.

## 7. Educazione e Coinvolgimento Attivo

Un paziente informato è un paziente più coinvolto. Questo implica:

- **Materiale educativo:** Il naturopata potrebbe fornire opuscoli,
  risorse online o riferimenti a libri per approfondire temi specifici.

- **Tecniche pratiche:** Ad esempio, insegnare esercizi di respirazione per ridurre lo stress o suggerire ricette per migliorare la salute intestinale.

## 8. Risultati Terapeutici Ottimali

La relazione positiva tra naturopata e paziente può portare a:

- **Maggiore adesione ai trattamenti:** I pazienti si sentono più motivati a seguire un piano terapeutico se percepiscono che il loro naturopata li comprende e li sostiene.
- **Miglioramento del benessere globale:** La fiducia e la collaborazione creano un ambiente che favorisce il rilassamento e il miglioramento dello stato psicofisico.

La relazione naturopata-paziente è una componente fondamentale della pratica naturopatica, costruita su fiducia, rispetto e comunicazione efficace. Approcci etici e personalizzati non solo migliorano i risultati terapeutici, ma rafforzano anche la credibilità della naturopatia come disciplina olistica e centrata sulla persona.

## 21.3 Dilemmi etici e loro gestione

I dilemmi etici nella naturopatia si collocano al confine tra scienza, filosofia e relazioni umane. La complessità delle questioni etiche emerge dal ruolo olistico del naturopata, che non si limita al trattamento del corpo fisico ma considera anche la mente, lo spirito e il contesto sociale del paziente. Di seguito un approfondimento dettagliato delle principali sfide etiche e dei metodi per affrontarle.

## 1. Autonomia del paziente vs beneficenza
**Sfide:**

- **Conflitti decisionali:** I pazienti hanno il diritto di scegliere o rifiutare un trattamento. Tuttavia, il naturopata ha il dovere di garantire il benessere e prevenire il danno.

- **Trattamenti non convenzionali:** Alcuni pazienti richiedono approcci alternativi che possono non essere scientificamente validati o efficaci.

**Strategie di gestione:**

- **Dialogo attivo:** Creare un ambiente in cui il paziente possa esprimere apertamente dubbi e preferenze.
- **Educazione del paziente:** Fornire informazioni basate su evidenze scientifiche in un linguaggio accessibile, per promuovere scelte consapevoli.
- **Documentazione del consenso informato:** Registrare chiaramente le decisioni del paziente, soprattutto nei casi di rifiuto di trattamenti proposti.

**Esempio pratico:**

Un paziente rifiuta la fitoterapia proposta, preferendo affidarsi a un trattamento tradizionale della sua cultura di origine. Il naturopata può rispettare questa decisione, monitorando l'andamento della salute e suggerendo modifiche in caso di peggioramento.

## 2. Competenza professionale e responsabilità

**Sfide:**

- **Riconoscimento dei limiti:** È essenziale sapere quando indirizzare un paziente verso un medico convenzionale o uno specialista.
- **Eccessiva fiducia:** Alcuni naturopati possono sentirsi obbligati a rispondere a tutte le esigenze del paziente, rischiando di oltrepassare i confini della loro formazione.

**Strategie di gestione:**

- **Collaborazione interdisciplinare:** Lavorare con medici, psicologi e altri specialisti per garantire un approccio completo alla cura del paziente.
- **Aggiornamento professionale:** Partecipare regolarmente a corsi di formazione e conferenze per essere informati sulle ultime scoperte e linee guida.
- **Trasparenza con il paziente:** Spiegare chiaramente il ruolo e i limiti della naturopatia per evitare aspettative irrealistiche.

**Esempio pratico:**

Un paziente con sintomi di possibile patologia oncologica si rivolge al naturopata. Quest'ultimo deve immediatamente indirizzare il paziente a un oncologo, offrendosi di integrare il percorso di cura con tecniche naturopatiche complementari.

## 3. Considerazioni culturali e spirituali

**Sfide:**

- **Differenze di valori:** I pazienti di diverse culture possono avere credenze che influenzano il modo in cui percepiscono la salute e i trattamenti.
- **Conflitti etici:** Alcune pratiche culturali possono apparire in conflitto con i principi naturopatici.

**Strategie di gestione:**

- **Rispetto delle differenze culturali:** Adattare il piano di cura alle convinzioni del paziente, compatibilmente con i principi della pratica naturopatica.
- **Empatia e ascolto attivo:** Comprendere le radici delle scelte del paziente per costruire una relazione di fiducia.
- **Approcci flessibili:** Proporre soluzioni che bilancino efficacia terapeutica e rispetto per le tradizioni del paziente.

**Esempio pratico:**

Un paziente segue un regime alimentare religioso che esclude determinati alimenti necessari per una terapia naturopatica. Il naturopata può suggerire alternative compatibili con le restrizioni culturali o religiose.

## 4. Uso di terapie non validate scientificamente

**Sfide:**

- **Mancanza di prove:** Alcuni rimedi tradizionali o naturali non hanno solide basi scientifiche.
- **Richieste dei pazienti:** I pazienti possono insistere sull'uso di trattamenti popolari senza evidenze di efficacia.

**Strategie di gestione:**

- **Comunicazione onesta:** Informare il paziente sui limiti scientifici del trattamento richiesto.
- **Approccio basato sul rischio:** Valutare se il rimedio è innocuo e monitorare attentamente la risposta del paziente.
- **Educazione continua:** Sviluppare conoscenze sulla ricerca emergente per distinguere tra pratiche promettenti e quelle inefficaci.

**Esempio pratico:**

Un paziente richiede un trattamento con cristalli energetici per alleviare l'ansia. Il naturopata può spiegare che, sebbene non vi siano prove scientifiche definitive, l'effetto placebo può giocare un ruolo positivo e può integrare il trattamento con tecniche validate, come la respirazione guidata.

## 5. Conflitti di interesse

**Sfide:**

- **Vendita di prodotti:** I naturopati che offrono integratori o rimedi naturali possono essere percepiti come influenzati da interessi economici.
- **Percezione di profitto:** I pazienti possono sospettare che i consigli terapeutici siano guidati da ragioni economiche.

**Strategie di gestione:**

- **Trasparenza finanziaria:** Informare il paziente di eventuali rapporti con aziende produttrici di integratori.
- **Fornitura di alternative:** Offrire al paziente una lista di opzioni, permettendogli di scegliere il prodotto più adatto.
- **Separazione delle attività:** Evitare di trarre profitto diretto dalla vendita dei prodotti consigliati.

**Esempio pratico:**

Un naturopata consiglia un integratore specifico prodotto da un'azienda per la quale lavora come consulente. Per evitare conflitti di interesse, fornisce una lista di prodotti equivalenti disponibili sul mercato.

## 6. Consenso informato

**Sfide:**

- **Complessità delle informazioni:** Non tutti i pazienti sono in grado di comprendere i dettagli di un trattamento naturopatico.
- **Rischi sottostimati:** Alcuni pazienti possono non considerare gli effetti collaterali di rimedi naturali.

**Strategie di gestione:**

- **Semplicità e chiarezza:** Utilizzare un linguaggio comprensibile e spiegare chiaramente i benefici, i rischi e le alternative disponibili.
- **Documentazione:** Registrare formalmente il consenso informato per garantire trasparenza.
- **Coinvolgimento attivo:** Assicurarsi che il paziente abbia compreso il trattamento, utilizzando domande di verifica.

**Esempio pratico:**

Un paziente inizia una terapia detox con erbe consigliata dal naturopata. Quest'ultimo deve spiegare i possibili effetti collaterali, come diarrea o squilibri elettrolitici, e documentare l'accettazione consapevole del paziente.

Affrontare i dilemmi etici nella naturopatia richiede un equilibrio tra i principi fondamentali della disciplina e le sfide pratiche della relazione terapeuta-paziente. Formazione continua, comunicazione trasparente e collaborazione interdisciplinare sono strumenti essenziali per garantire il rispetto dei valori etici e il benessere del paziente.

## 21.4 Promozione della consapevolezza e del benessere

La promozione della consapevolezza e del benessere è un elemento fondamentale nella pratica della naturopatia, che mira a responsabilizzare il paziente verso scelte consapevoli per migliorare la qualità della vita. Questo approccio olistico integra aspetti educativi, terapeutici e preventivi, valorizzando il ruolo attivo del paziente nel percorso di cura.

**1. Consapevolezza come fondamento del cambiamento**

**Definizione:**

La consapevolezza, nel contesto naturopatico, implica una conoscenza profonda del proprio corpo, delle proprie emozioni e dello stato di salute. Questo concetto si basa sulla capacità del paziente di comprendere i segnali del proprio corpo e le influenze dell'ambiente esterno.

**Ruolo del naturopata:**

- **Educazione del paziente:** Fornire informazioni chiare e scientificamente fondate sui meccanismi naturali di guarigione e sui principi della naturopatia.
- **Stimolo all'autoriflessione:** Attraverso tecniche come il diario della salute o questionari personalizzati, il paziente può monitorare il proprio stato fisico ed emotivo.
- **Empowerment:** Incoraggiare il paziente a prendere decisioni autonome, aumentando la fiducia nelle proprie capacità di guarigione.

**Esempio:**

Un naturopata può spiegare a un paziente con disturbi digestivi come lo stress influisca sulla salute intestinale, suggerendo esercizi di respirazione e mindfulness per ridurre i sintomi.


**2. Tecniche per la promozione del benessere**

**Approcci naturopatici:**

1. **Mindfulness e meditazione:**
   - Aiutano a ridurre lo stress e migliorano la capacità di affrontare situazioni difficili (Kabat-Zinn, 2005).
   - Possono essere integrate in sessioni di terapia naturopatica come parte di un approccio globale al benessere.
2. **Educazione nutrizionale:**
   - Informare il paziente sui benefici di una dieta equilibrata e personalizzata.
   - Sottolineare l'importanza di superalimenti, erbe adattogene e nutrienti essenziali (Pizzorno, 2016).
3. **Attività fisica adattata:**
   - Incorporare yoga, Tai Chi o altre discipline dolci per favorire equilibrio e forza interiore.

- Proporre esercizi personalizzati per stimolare il metabolismo e ridurre l'infiammazione.
4. **Aromaterapia e tecniche sensoriali:**
    - L'uso di oli essenziali specifici per migliorare l'umore e alleviare l'ansia (Worwood, 1991).
    - Diffusione ambientale o massaggi terapeutici con oli essenziali.

## 3. La responsabilità sociale del naturopata

**Promozione della salute nella comunità:**

- **Programmi educativi:** Creazione di workshop o incontri aperti per sensibilizzare le persone sull'importanza della salute naturale.
- **Progetti di prevenzione:** Collaborazioni con scuole, enti locali e aziende per promuovere stili di vita sani.

**Esempi di iniziative:**

- Campagne per la riduzione dell'uso di zuccheri raffinati.
- Introduzione di programmi di gestione dello stress per lavoratori in ambienti ad alta pressione.

**Esempio pratico:**

Un naturopata organizza un evento pubblico per educare la comunità sui benefici della fitoterapia, distribuendo schede informative e promuovendo consulenze individuali gratuite.

## 4. Comunicazione empatica e personalizzata

**Importanza della relazione:**

Una comunicazione empatica favorisce una migliore comprensione dei bisogni del paziente, aumentando la fiducia e l'efficacia del trattamento.

**Strumenti:**

- **Ascolto attivo:** Permettere al paziente di esprimere liberamente preoccupazioni e obiettivi.
- **Domande aperte:** Incoraggiare una conversazione esplorativa per individuare le radici del disagio.

**Esempio:**

Un naturopata che lavora con un paziente affetto da insonnia utilizza l'ascolto empatico per comprendere il suo contesto emotivo e propone rimedi naturali, come tisane calmanti e tecniche di rilassamento.

## 5. Valutazione dei risultati
**Monitoraggio:**

- **Metriche personalizzate:** Utilizzare questionari o test specifici per valutare i miglioramenti ottenuti.
- **Follow-up regolari:** Organizzare incontri periodici per rivedere gli obiettivi e apportare eventuali modifiche.

**Esempio:**
Un paziente con ipertensione inizia un programma di riduzione dello stress e una dieta iposodica. Il naturopata monitora regolarmente la pressione sanguigna e discute i risultati durante i follow-up.

## 6. Sfide e opportunità
**Ostacoli:**

- **Resistenza al cambiamento:** Alcuni pazienti possono mostrare riluttanza ad abbandonare abitudini dannose.
- **Limitazioni di tempo:** Il processo di consapevolezza richiede tempo e dedizione, sia da parte del naturopata che del paziente.

**Opportunità:**

- **Tecnologie digitali:** App per il monitoraggio della salute possono supportare la consapevolezza del paziente.
- **Collaborazione interdisciplinare:** Lavorare con altri professionisti della salute per offrire un supporto più completo.

La promozione della consapevolezza e del benessere è il cuore della naturopatia, che punta a creare una connessione tra mente, corpo e ambiente. Questo approccio olistico, basato su un dialogo empatico e strumenti educativi, non solo migliora la salute dei pazienti, ma contribuisce anche a una maggiore sostenibilità sociale e ambientale.

# 22. Futuro della Naturopatia

## 22.1 Sfide e opportunità per la naturopatia moderna

La naturopatia moderna si trova in un momento cruciale della sua evoluzione, caratterizzato dalla crescente domanda di approcci naturali alla salute, ma anche dalla necessità di affrontare le sfide globali che ne limitano l'espansione e il riconoscimento ufficiale. Questo approfondimento esamina con maggiore dettaglio le problematiche e le potenzialità del settore, basandosi su ricerche recenti e trend globali.

### 1. La validazione scientifica: costruire una base solida

**Sfida**

La critica più frequente alla naturopatia riguarda l'apparente mancanza di prove scientifiche solide che supportino molte delle sue pratiche. Questo ha generato una percezione negativa, soprattutto nei contesti accademici e medici.

**Soluzione**

La ricerca naturopatica può beneficiare di approcci interdisciplinari che combinano metodologie tradizionali con moderne tecniche scientifiche. Ad esempio:

- **Trial clinici randomizzati (RCT):** Sebbene complessi da applicare a trattamenti olistici, alcuni approcci, come la fitoterapia e la dieta naturopatica, hanno già mostrato efficacia in studi controllati (Pizzorno, 2021).
- **Biomarcatori di efficacia:** Studi sull'uso di rimedi naturali per ridurre lo stress (ad esempio adattogeni come il ginseng) utilizzano marker biologici come il cortisolo per dimostrare effetti tangibili (WHO, 2019).
- **Ricerche sistematiche:** Metanalisi e revisioni sistematiche sui benefici di pratiche naturopatiche stanno fornendo dati preziosi per integrare questi approcci nel sistema sanitario.

**Opportunità**

Investimenti mirati nella ricerca scientifica potrebbero non solo migliorare la reputazione della naturopatia, ma anche favorire la collaborazione con la medicina convenzionale. Un esempio è il crescente utilizzo di fitoterapici integrati nei protocolli oncologici per la gestione degli effetti collaterali della chemioterapia (Barnes et al., 2020).

## 2. La regolamentazione globale: verso un riconoscimento uniforme

**Sfida**

La regolamentazione della naturopatia varia enormemente. Paesi come Australia e Canada hanno istituzionalizzato la pratica con programmi accreditati e standard chiari, mentre in molti altri, tra cui gran parte dell'Europa, manca un riconoscimento formale.

**Soluzione**

Un modello internazionale per la regolamentazione potrebbe includere:

- **Standard di formazione:** Creazione di un curriculum globale basato su competenze fondamentali in naturopatia, con moduli regionali specifici (ad esempio, uso di piante locali in Asia vs Europa).
- **Accreditamento internazionale:** L'adozione di linee guida dall'Organizzazione Mondiale della Sanità (WHO) potrebbe incentivare i governi a regolamentare la pratica con criteri uniformi.
- **Riconoscimento delle associazioni professionali:** Associazioni come la *World Naturopathic Federation (WNF)* stanno lavorando per promuovere standard comuni, ma necessitano di maggiore supporto istituzionale.

**Opportunità**

Il riconoscimento legale della naturopatia nei sistemi sanitari nazionali può:

- Aumentare la fiducia del pubblico.
- Creare opportunità lavorative per professionisti qualificati.
- Ridurre i costi sanitari grazie a un maggiore utilizzo di approcci preventivi.


## 3. La percezione pubblica: vincere la sfida dello scetticismo

**Sfida**

Sebbene sempre più persone si rivolgano alla naturopatia, una parte della popolazione rimane scettica. Questo è spesso dovuto a:

- Informazioni errate o incomplete su internet.
- Pratiche non regolamentate associate a naturopatia che minano la sua credibilità.

**Soluzione**

La chiave per migliorare la percezione pubblica risiede in:

- **Educazione:** Programmi di sensibilizzazione per informare il pubblico sui benefici documentati delle pratiche naturopatiche.
- **Trasparenza:** Fornire informazioni dettagliate su quando e come la naturopatia può essere utile, evitando dichiarazioni eccessive o non supportate scientificamente.
- **Collaborazione con i media:** Promuovere contenuti basati su evidenze per combattere le fake news.

**Opportunità**

Una comunicazione efficace potrebbe:

- Attrarre un pubblico più ampio, compreso chi è inizialmente scettico.
- Posizionare la naturopatia come complemento ideale alla medicina convenzionale, non come sostituto.

## 4. La sostenibilità ambientale: un equilibrio necessario

**Sfida**

L'uso di risorse naturali, come piante medicinali, può diventare insostenibile a causa della crescente domanda globale. Il sovrasfruttamento rischia di compromettere l'accesso a risorse chiave.

**Soluzione**

Un approccio sostenibile può includere:

- **Agricoltura rigenerativa:** Coltivazioni di piante medicinali che preservino il suolo e la biodiversità.
- **Certificazioni etiche:** Etichette che garantiscano una raccolta sostenibile delle risorse naturali.
- **Ricerca su alternative sintetiche:** Sviluppo di composti naturali riproducibili in laboratorio per ridurre la pressione sulle risorse naturali.

**Opportunità**

La sostenibilità può diventare un elemento distintivo della naturopatia, attirando consumatori consapevoli e migliorando la reputazione del settore.

**5. L'innovazione tecnologica: il futuro della naturopatia**

**Opportunità**

Le tecnologie digitali offrono strumenti innovativi per migliorare la pratica naturopatica, tra cui:

- **App per la salute:** Monitoraggio di parametri come dieta, esercizio e sonno in tempo reale.
- **Telemedicina naturopatica:** Consultazioni online che aumentano l'accessibilità per i pazienti nelle aree rurali.
- **Analisi personalizzate:** Uso dell'intelligenza artificiale per creare piani naturopatici su misura basati su dati genetici e stile di vita.

**Sfida**

Garantire che l'uso della tecnologia non comprometta l'approccio umano e personalizzato, che è il cuore della naturopatia.

La naturopatia moderna ha un'opportunità unica di posizionarsi come un pilastro della salute preventiva e sostenibile. Affrontare le sfide di validazione scientifica, regolamentazione e sostenibilità può consolidarne il ruolo in un sistema sanitario globale più inclusivo. Con un focus sull'innovazione e sulla collaborazione interdisciplinare, la naturopatia può non solo sopravvivere, ma prosperare nel panorama sanitario del XXI secolo.


## 22.2 Naturopatia e sostenibilità ambientale

La naturopatia, essendo profondamente radicata nella natura e nel suo equilibrio, ha un ruolo cruciale nel promuovere la sostenibilità ambientale. Questo sotto capitolo esplora come la filosofia naturopatica possa contribuire alla tutela dell'ambiente, analizzando le sfide, le opportunità e le pratiche che possono garantire un futuro sostenibile sia per la salute umana che per l'ecosistema globale.

**1. Il legame intrinseco tra naturopatia e ambiente**

La naturopatia si basa su principi che considerano la natura come fonte primaria di salute e guarigione. I pilastri naturopatici, come la vis medicatrix naturae (il potere di guarigione della natura), enfatizzano la connessione tra benessere umano e rispetto per l'ambiente.

- **Utilizzo di risorse naturali rinnovabili:** La naturopatia promuove l'uso di piante medicinali, minerali e risorse naturali che, se raccolte in modo sostenibile, possono contribuire a preservare la biodiversità (Barnes et al., 2020).
- **Prevenzione e riduzione dell'impatto ambientale:** L'approccio preventivo della naturopatia aiuta a ridurre il consumo eccessivo di farmaci chimici, molti dei quali contribuiscono all'inquinamento delle acque e del suolo (World Health Organization, 2019).

## Opportunità

Integrare i principi naturopatici nei sistemi sanitari globali potrebbe ridurre l'impronta ecologica del settore medico, incoraggiando pratiche più rispettose dell'ambiente.

## 2. Sfide legate alla raccolta delle risorse naturali

L'uso crescente di rimedi naturopatici pone problemi legati alla sostenibilità delle risorse naturali, soprattutto per quanto riguarda la fitoterapia.

- **Sovrasfruttamento delle piante medicinali:** La crescente domanda globale ha portato al rischio di estinzione di alcune specie chiave, come l'uncaria tomentosa (artiglio del gatto) e il ginseng selvatico (Panax quinquefolius) (Traffic, 2020).
- **Deforestazione e perdita di habitat:** La raccolta non regolamentata contribuisce alla distruzione di ecosistemi vitali, compromettendo non solo la biodiversità, ma anche la disponibilità di rimedi futuri.

## Soluzioni

- **Coltivazione controllata:** Investire in coltivazioni sostenibili di piante medicinali attraverso l'agricoltura rigenerativa può ridurre la pressione sugli habitat naturali.

- **Certificazioni etiche:** Promuovere standard di raccolta sostenibile, come FairWild, garantisce che le risorse siano gestite in modo responsabile (FairWild Foundation, 2021).

## 3. Riduzione dell'impatto ecologico dei trattamenti naturopatici

L'adozione di pratiche eco-compatibili può fare della naturopatia un modello per un'assistenza sanitaria sostenibile.

- **Imballaggi biodegradabili:** Sostituire gli imballaggi di plastica con materiali compostabili per prodotti naturopatici riduce i rifiuti.
- **Rifiuti farmaceutici minimi:** A differenza della medicina convenzionale, la naturopatia utilizza rimedi naturali che generano meno scarti tossici, contribuendo alla salute degli ecosistemi acquatici.
- **Produzione locale:** Favorire l'uso di risorse naturali locali riduce l'impronta di carbonio associata alla logistica.

## 4. Educazione ambientale e consapevolezza

Un aspetto essenziale della naturopatia è educare i pazienti e il pubblico sull'importanza di prendersi cura della natura.

- **Promozione di uno stile di vita sostenibile:** La naturopatia incoraggia abitudini come il riciclo, l'utilizzo di prodotti biologici e il supporto a pratiche agricole sostenibili.
- **Connessione con la natura:** Attività come la forest bathing (immersione nei boschi) e il giardinaggio terapeutico non solo migliorano la salute mentale, ma rafforzano il rispetto per l'ambiente (Li, 2018).

**Opportunità**

Campagne educative che collegano la salute personale alla salute del pianeta possono creare una nuova generazione di consumatori responsabili e pazienti consapevoli.

## 5. Integrazione della sostenibilità nelle politiche globali

Per garantire un impatto duraturo, è necessario includere la sostenibilità naturopatica nelle politiche sanitarie e ambientali globali.

- **Incentivi governativi:** Sostenere la ricerca e la produzione sostenibile di rimedi naturopatici attraverso agevolazioni fiscali.
- **Collaborazioni internazionali:** Organizzazioni come la WHO e la WNF possono promuovere linee guida condivise per la gestione sostenibile delle risorse naturali.

**Esempio di successo**

La politica della Nuova Zelanda sul raccolto sostenibile del manuka per la produzione di miele e oli essenziali è un modello di gestione responsabile delle risorse naturopatiche.

La naturopatia offre un'opportunità unica per integrare la salute umana con la sostenibilità ambientale. Affrontando le sfide della raccolta sostenibile, dell'educazione e della regolamentazione, può diventare un esempio di armonia tra salute e ambiente. La promozione di pratiche eco-compatibili non è solo un obbligo etico, ma anche una strategia per garantire che la natura rimanga una fonte di guarigione per le generazioni future.


## 22.3 Riconoscimento globale e adattamenti culturali

### 1. L'evoluzione del riconoscimento globale

La naturopatia ha una storia di diffusione globale, caratterizzata dall'adattamento alle esigenze legislative, sociali e culturali dei paesi. Questo processo non solo ha consolidato la pratica, ma ha permesso anche l'espansione di modelli più inclusivi e integrativi.

- **Integrazione nei sistemi sanitari pubblici:** In paesi come la Svizzera e l'Australia, la naturopatia è considerata una parte essenziale del sistema sanitario. Questo è stato possibile grazie alla standardizzazione della formazione, al supporto di ricerche cliniche e alla collaborazione con la medicina tradizionale (World Naturopathic Federation, 2021).
- **Esempio della Svizzera:** Dal 2009, la naturopatia è riconosciuta come una professione sanitaria primaria. I trattamenti naturopatici sono coperti dall'assicurazione sanitaria obbligatoria, a condizione che siano eseguiti da professionisti qualificati.

Questo modello ha dimostrato che l'integrazione con il sistema sanitario convenzionale è possibile mantenendo alta la qualità delle cure (WHO, 2019).

- **Divergenze negli Stati Uniti:** Qui la regolamentazione è frammentata. Solo 22 stati riconoscono la licenza naturopatica, con requisiti che variano significativamente. Ad esempio, in stati come Washington e Oregon, i naturopati hanno una vasta autonomia, inclusa la possibilità di prescrivere farmaci, mentre in altri stati la loro pratica è limitata (American Association of Naturopathic Physicians, 2022).

## 2. Adattamenti culturali della naturopatia

La flessibilità culturale della naturopatia è una delle sue caratteristiche distintive. Questo le permette di adattarsi alle credenze locali e di integrare pratiche tradizionali.

- **Integrazione con sistemi tradizionali:**
    - In India, la naturopatia si fonde con l'Ayurveda, adottando concetti come il dosha (Vata, Pitta, Kapha) e le terapie Panchakarma. Questi trattamenti purificatori sono considerati parte integrante della medicina naturopatica locale (Sharma & Chandola, 2020).
    - In Africa, l'uso di piante autoctone come Artemisia annua per il trattamento della malaria è un esempio di come la naturopatia valorizzi le conoscenze tradizionali (WHO, 2019).
- **Diversificazione alimentare:** La dieta naturopatica si adatta ai contesti locali, utilizzando alimenti tipici della cultura regionale. In Italia, ad esempio, si promuovono cibi mediterranei come l'olio d'oliva, il pesce azzurro e i legumi per il loro valore antiossidante e antinfiammatorio.
- **Sincretismo culturale:** Nei paesi occidentali, la naturopatia ha assorbito pratiche orientali come lo yoga e l'agopuntura, che sono diventate pilastri delle terapie mente-corpo.

### 3. Sfide globali

Nonostante i successi, il percorso della naturopatia verso un riconoscimento universale è ostacolato da molteplici sfide.

- **Mancanza di uniformità formativa:** Le discrepanze nei percorsi di formazione rimangono un problema significativo. Mentre in alcuni paesi si richiede una laurea con contenuti scientifici avanzati, in altri basta un diploma di breve durata.
- **Conflitti con la medicina convenzionale:** In molti contesti, la naturopatia è percepita come una competizione per la medicina tradizionale, piuttosto che come una pratica complementare.
- **Barriere legislative:** In molti paesi, la mancanza di regolamentazione impedisce ai naturopati di accedere a risorse e infrastrutture sanitarie. Questo limita anche la fiducia dei pazienti e il riconoscimento professionale.

### 4. Iniziative per il riconoscimento globale

Organizzazioni e governi stanno lavorando per superare queste barriere.

- **World Naturopathic Federation (WNF):** La WNF guida la creazione di standard internazionali per la formazione e la pratica naturopatica. Il suo obiettivo è sviluppare una base comune per il riconoscimento della naturopatia in tutto il mondo (WNF, 2021).
- **Collaborazioni con la WHO:** La strategia della WHO per la medicina tradizionale mira a integrare discipline complementari nei sistemi sanitari globali. Questo ha portato a un aumento del riconoscimento della naturopatia come pratica sanitaria valida (WHO, 2019).
- **Progetti regionali:** In Africa, l'OMS ha lanciato iniziative per formalizzare l'uso delle piante medicinali nei protocolli naturopatici, valorizzando le risorse locali (WHO, 2021).

### 5. Prospettive di adattamento culturale

L'adattamento culturale è essenziale per garantire che la naturopatia rimanga rilevante in contesti diversi.

- **Educazione locale:** La formazione naturopatica dovrebbe includere elementi delle tradizioni locali per rafforzare la fiducia dei pazienti e migliorare i risultati terapeutici.
- **Promozione della biodiversità:** I trattamenti naturopatici devono enfatizzare l'uso sostenibile delle risorse naturali, rispettando le specificità ecologiche di ogni regione.
- **Integrazione culturale:** Creare modelli di pratica che rispettino le credenze religiose e spirituali dei pazienti può favorire una maggiore accettazione della naturopatia.

Il riconoscimento globale e gli adattamenti culturali della naturopatia rappresentano un percorso complesso ma promettente. Attraverso iniziative concertate e collaborazioni internazionali, la naturopatia può raggiungere un'integrazione sempre più profonda nei sistemi sanitari globali, offrendo trattamenti olistici che rispettano le diversità culturali e promuovono il benessere universale.

## 22.4 Prospettive e integrazione nella medicina preventiva

### 1. Il ruolo strategico della naturopatia nella prevenzione globale

La naturopatia sta acquisendo rilevanza nel panorama sanitario globale grazie al suo approccio preventivo, che si allinea perfettamente con le strategie sanitarie mondiali orientate alla riduzione delle malattie croniche. Secondo il *Global Burden of Disease Study* (GBD, 2020), le malattie non trasmissibili rappresentano oltre il 70% delle cause di morte a livello globale. La naturopatia, attraverso un focus su dieta, gestione dello stress e stili di vita sani, risponde direttamente a queste sfide.

- **Prevenzione primaria e secondaria:** Nel campo della prevenzione primaria, la naturopatia promuove cambiamenti comportamentali per ridurre il rischio di malattie croniche. Nella prevenzione secondaria, si concentra sulla gestione dei primi segni di squilibrio, prevenendo la progressione verso condizioni più gravi (Barnes et al., 2018).

### 2. Collaborazione tra naturopatia e medicina convenzionale

La crescente accettazione della naturopatia nei contesti sanitari convenzionali dimostra che un'integrazione equilibrata è possibile. La collaborazione si manifesta in diversi modi:

- **Centri di salute integrati:** Strutture come il *National Center for Integrative Medicine* in Australia e il *Integrative Medicine Center* della Cleveland Clinic negli Stati Uniti combinano approcci naturopatici con trattamenti medici convenzionali. Questi centri hanno dimostrato una riduzione significativa nei ricoveri ospedalieri e nei costi sanitari totali (Wardle et al., 2015).
- **Linee guida condivise:** L'inclusione di principi naturopatici nelle linee guida per la gestione dello stress e dell'alimentazione è già stata sperimentata in programmi pilota per la prevenzione del diabete di tipo 2 (Stein et al., 2021).

## 3. Innovazioni in naturopatia per la medicina preventiva

La naturopatia sta evolvendo attraverso l'adozione di nuove tecnologie e approcci innovativi:

- **Monitoraggio personalizzato della salute:** L'uso di tecnologie indossabili, come smartwatch e sensori biometrici, consente ai naturopati di monitorare continuamente parametri come il livello di stress, la qualità del sonno e l'attività fisica. Questi dati possono essere utilizzati per creare programmi personalizzati di prevenzione.
- **Microbiota intestinale e salute preventiva:** Le ricerche sul microbiota intestinale stanno aprendo nuove strade nella naturopatia, evidenziando il ruolo della flora batterica nel mantenimento dell'equilibrio immunitario e nella prevenzione delle malattie croniche (Ouwehand et al., 2020).

## 4. Riduzione dell'impatto ambientale nella sanità

La sostenibilità ambientale è un aspetto cruciale della medicina moderna, e la naturopatia può contribuire significativamente:

- **Riduzione dell'uso di farmaci chimici:** L'impiego di terapie naturali riduce l'impatto ambientale associato alla produzione e allo smaltimento dei farmaci tradizionali.
- **Educazione alla sostenibilità:** I naturopati insegnano ai pazienti pratiche sostenibili, come il consumo di prodotti locali e biologici, che riducono l'impronta ecologica.

## 5. Sfide culturali e normative

Nonostante i progressi, permangono ostacoli significativi nell'integrazione della naturopatia nella medicina preventiva:

- **Barriere culturali:** La percezione della naturopatia come "non scientifica" in alcuni contesti limita la sua accettazione. Questa sfida può essere affrontata attraverso campagne di sensibilizzazione pubblica e l'educazione dei professionisti sanitari.
- **Normative frammentate:** La regolamentazione della naturopatia varia notevolmente tra i paesi. In alcuni stati, come l'Australia e il Canada, è riconosciuta e regolamentata, mentre in altri è considerata una pratica alternativa non riconosciuta ufficialmente.

## 6. Case study: Successo di programmi integrati

Un esempio concreto di integrazione è rappresentato dal *Healthy Lifestyles Program* implementato in Australia, che combina la naturopatia con interventi medici per prevenire il diabete. Il programma ha coinvolto oltre 10.000 partecipanti, registrando una riduzione del 20% nel rischio di sviluppare la malattia grazie a cambiamenti nello stile di vita e all'uso di terapie naturali (Wardle et al., 2017).

## 7. Prospettive per la ricerca futura

La ricerca scientifica è essenziale per consolidare il ruolo della naturopatia nella medicina preventiva:

- **Randomized Controlled Trials (RCT):** Sono necessari studi clinici controllati per dimostrare l'efficacia delle terapie naturopatiche. Ad esempio, ricerche sull'impatto della dieta naturopatica nella

gestione dell'obesità stanno fornendo risultati promettenti
(Esposito et al., 2019).

- **Big data e intelligenza artificiale:** L'utilizzo di analisi basate su big
  data può identificare tendenze e correlazioni tra terapie
  naturopatiche e risultati di salute, migliorando l'efficacia dei
  trattamenti preventivi.

La naturopatia rappresenta un'opportunità unica per affrontare le sfide
della medicina moderna attraverso la prevenzione e la promozione della
salute. Per raggiungere il pieno potenziale, è necessaria una
collaborazione stretta tra naturopati, medici convenzionali e legislatori,
sostenuta da ricerche scientifiche rigorose e da politiche sanitarie
inclusive.

# Appendici

- **Glossario dei Termini Naturopatici**

Un elenco completo dei termini tecnici e delle parole chiave utilizzate nella naturopatia, con definizioni chiare e accessibili.

- **Classificazione delle Piante Medicinali**

Elenco delle piante suddivise per proprietà (antiossidanti, adattogene, antinfiammatorie, depurative, ecc.).

Tabelle delle principali piante medicinali con nome scientifico, parti utilizzate e applicazioni terapeutiche.

- **Calendario delle Raccolte delle Piante**

Una guida stagionale per raccogliere erbe e piante officinali nel loro momento ottimale di potenza terapeutica.

- **Ricettario Naturopatico**

Preparazioni pratiche come infusi, decotti, tinture, oli essenziali, cataplasmi e impacchi.

Rimedi specifici per disturbi comuni.

- **Guida alle Diete Naturopatiche**

Linee guida per regimi alimentari basati sulla naturopatia (ad esempio, dieta antinfiammatoria, dieta detox).

Ricette e combinazioni alimentari per supportare il sistema immunitario e l'equilibrio energetico.

- **Mappe di Riflessologia**

Diagrammi dettagliati delle mani, dei piedi e del viso per l'applicazione pratica della riflessologia.

- **Mappa dei Punti di Digitopressione**

Illustrazioni e spiegazioni dei punti chiave utilizzati nella digitopressione per alleviare dolore e stress.

- **Guida agli Oli Essenziali**

Tabelle degli oli essenziali con indicazioni terapeutiche, metodi di utilizzo e precauzioni.

Combinazioni specifiche per aromaterapia.

- **Protocolli di Idroterapia**

Applicazioni pratiche come bagni, impacchi e docce terapeutiche.

Indicazioni su come utilizzare l'acqua per scopi curativi a casa.

- **Tabelle di Riferimento Nutrizionale**

Vitamine, minerali e nutrienti essenziali: fonti alimentari principali e benefici.

Tabelle dei superalimenti e delle loro proprietà.

- **Schema dei Dosha Ayurvedici**

Strumenti diagnostici e linee guida per identificare il proprio dosha.

Tabelle con alimenti, erbe e stili di vita consigliati per ogni dosha.

- **Approfondimenti sulla Medicina Tradizionale Cinese (MTC)**

Tabelle con alimenti e erbe classificati secondo il principio di Yin e Yang.

La teoria dei Cinque Elementi e le sue applicazioni nella naturopatia.

- **Cronologia della Storia della Naturopatia**

Una linea temporale che evidenzia i momenti chiave nella storia della naturopatia e i suoi pionieri.

- **Guida ai Superalimenti**

Elenco di superalimenti come spirulina, zenzero, curcuma, e le loro applicazioni terapeutiche.

- **Esercizi di Rilassamento e Respirazione**

Tecniche di respirazione per gestire lo stress e migliorare l'equilibrio energetico.

Esercizi guidati di mindfulness e meditazione.

- **Programmi di Disintossicazione Naturale**

Programmi detox personalizzati: giornaliero, settimanale, mensile.

Consigli per integrare alimenti, rimedi e tecniche naturopatiche.

- **Legislazione sulla Naturopatia**

Panoramica delle normative vigenti nei principali paesi.

Linee guida legali per professionisti della naturopatia.

- **Etica e Pratica Professionale**

Codici di condotta e principi etici per naturopati.

Suggerimenti per costruire una relazione professionale positiva con i pazienti.

- **Strumenti per la Diagnosi Naturopatica**

Linee guida per l'osservazione della lingua, della pelle e delle unghie.

Metodi per valutare gli squilibri energetici e costituzionali.

- **Tecniche di Massaggio Naturopatico**

Manuale pratico delle principali tecniche di massaggio utilizzate nella naturopatia.

Indicazioni per il rilassamento muscolare e il benessere generale.

- **Guida alle Terapie Integrate**

Esempi di protocolli naturopatici integrati con altre discipline come la fisioterapia e la psicologia.

- **Storie di Successo e Testimonianze**

Racconti di pazienti che hanno beneficiato della naturopatia.

Casi studio di interventi naturopatici efficaci.

- **Risorse per l'Autoformazione**

Elenco di libri, corsi e istituti di formazione per approfondire la naturopatia.

Contatti di associazioni professionali e riviste specializzate.

- **Bibliografia e Riferimenti Scientifici**

Un elenco dettagliato di tutte le fonti utilizzate per la stesura del libro.

Studi scientifici e articoli accademici correlati.

- **Domande Frequenti sulla Naturopatia**

Risposte alle domande più comuni poste da chi si avvicina alla naturopatia.

- **Check-list per l'Autovalutazione della Salute**

Strumenti semplici per valutare il proprio stato di salute e benessere.

- **27abelle di Incompatibilità Alimentare**

Linee guida sulle combinazioni alimentari da evitare per favorire la digestione e ridurre l'infiammazione.

- **Ricette di Rimedi Tradizionali da Diverse Culture**

Rimedi popolari e tradizionali provenienti da tutto il mondo, arricchiti da un contesto culturale.

- **Sostenibilità Ambientale in Naturopatia**

Consigli per praticare la naturopatia in modo eco-sostenibile.

L'impatto ambientale di alcune pratiche naturopatiche e come mitigarle.

- **Manuale Pratico di Autocura Naturopatica**

- Suggerimenti quotidiani per integrare i principi della naturopatia nella vita di tutti i giorni.

# Glossario dei Termini Naturopatici

- **Adattogeni**

Sostanze naturali, spesso piante, che aiutano il corpo a resistere a stress fisici, chimici e biologici, migliorando la resilienza e l'equilibrio generale (ad esempio, ginseng, rodiola).

- **Aromaterapia**

Disciplina che utilizza oli essenziali estratti da piante per promuovere la salute fisica, mentale ed emotiva.

- **Autoguarigione**

Capacità innata del corpo di ripararsi e riequilibrarsi autonomamente, favorita da interventi naturopatici.

- **Biodisponibilità**

La frazione di una sostanza (come un farmaco o un nutriente) che entra nella circolazione sistemica ed è quindi disponibile per essere utilizzata dall'organismo.

- **Bioenergetica**

Studio dell'energia vitale nel corpo e delle sue connessioni con il benessere fisico ed emotivo.

- **Cataplasma**

Preparato a base di piante o argilla applicato esternamente sulla pelle per scopi terapeutici.

- **Cure preventive**

Interventi volti a prevenire l'insorgenza di malattie attraverso alimentazione, esercizio fisico e pratiche naturopatiche.

- **Costituzione**

Caratteristiche fisiche, mentali ed energetiche di una persona che determinano la sua predisposizione a specifiche condizioni di salute.

- **Detossificazione**

Processo di eliminazione delle tossine dal corpo, spesso favorito da diete, erbe o pratiche naturopatiche.

- **Digitopressione**

Tecnica che utilizza la pressione su specifici punti del corpo per alleviare il dolore e riequilibrare l'energia.

- **Disbiosi**

Squilibrio della flora batterica intestinale, spesso correlato a problemi digestivi e immunitari.

- **Dosha**

Concetto della medicina ayurvedica che identifica tre tipologie costituzionali (Vata, Pitta, Kapha) che influenzano la salute e il benessere.

- **Equilibrio Energetico**

Stato in cui il flusso di energia vitale nel corpo è armonioso, favorendo la salute globale.

- **Erbe officinali**

Piante utilizzate per scopi terapeutici, cosmetici o alimentari grazie alle loro proprietà curative.

- **Fitoterapia**

Disciplina che utilizza le piante medicinali e i loro derivati per la prevenzione e il trattamento di malattie.

- **Forza vitale**

Energia intrinseca che anima ogni essere vivente e ne guida i processi di guarigione.

- **Idroterapia**

Uso dell'acqua in varie forme (calda, fredda, vapore) per scopi terapeutici, come migliorare la circolazione o alleviare il dolore.

- **Infuso**

Metodo di preparazione di erbe che consiste nel versare acqua bollente su di esse e lasciarle in infusione per un determinato periodo di tempo.

- **Integratori naturali**

Sostanze derivate da fonti naturali che vengono utilizzate per integrare la dieta e migliorare la salute.

- **Meditazione**

Pratica che favorisce il rilassamento e la concentrazione, spesso utilizzata per ridurre lo stress e riequilibrare la mente.

- **Mindfulness**

Tecnica di consapevolezza che promuove il vivere nel presente e la riduzione dello stress.

- **Omeopatia**

Sistema di medicina alternativa basato sul principio "similia similibus curantur" (il simile cura il simile), utilizzando dosi infinitesimali di sostanze.

- **Oli essenziali**

Estratti concentrati di piante aromatiche utilizzati per scopi terapeutici in aromaterapia.

- **Personalizzazione della Cura**

Approccio terapeutico che considera le specificità individuali di ciascun paziente per ottimizzare il trattamento.

- **Polifenoli**

Composti naturali presenti in frutta, verdura e tè, noti per le loro proprietà antiossidanti e antinfiammatorie.

- **Prebiotici**

Sostanze non digeribili che favoriscono la crescita di batteri benefici nell'intestino.

- **Probiotici**

Batteri vivi benefici per la salute intestinale e il sistema immunitario.

- **Qi**

Termine della medicina tradizionale cinese che indica l'energia vitale che scorre nel corpo.

- **Riflessologia**

Disciplina che utilizza la stimolazione di specifici punti su mani, piedi o viso per influenzare altre parti del corpo.

- **Superalimenti**

Alimenti ricchi di nutrienti essenziali e composti bioattivi che supportano la salute e il benessere.

- **Terapie manuali**

Tecniche come il massaggio, la chiropratica e l'osteopatia utilizzate per alleviare il dolore e migliorare la postura.

- **Tintura madre**

Estratto liquido concentrato di erbe ottenuto tramite macerazione in alcol.

- **Tisane**

Bevande ottenute dall'infusione o decozione di erbe, fiori o radici per scopi terapeutici o rilassanti.

- **Yin e Yang**

Principio fondamentale della medicina tradizionale cinese che descrive la dualità degli opposti e il loro equilibrio.

- **Yoga**

Disciplina che unisce posture fisiche, respirazione e meditazione per migliorare la salute fisica e mentale.

- **Zinco**

Minerale essenziale per la salute del sistema immunitario e la rigenerazione cellulare.

- **Tecniche di Respiro**

Pratiche che regolano la respirazione per favorire il rilassamento e la concentrazione.

- **Nutrizione Integrata**

Approccio che combina principi alimentari naturopatici con la scienza della nutrizione moderna.

- **Detox**

Approccio naturopatico per eliminare tossine e impurità dal corpo attraverso diete o tecniche specifiche.

- **Autocura Consapevole**

Atteggiamento di responsabilità personale per mantenere e migliorare la propria salute attraverso pratiche quotidiane.

# Bibliografia e Riferimenti Scientifici


- Bastyr, J. (2003). *Foundations of Naturopathic Medicine.* Bastyr University Press.

- Pizzorno, J., & Murray, M. (2012). *Textbook of Natural Medicine.* Elsevier.

- Vogel, A. (2000). *The Nature Doctor: A Manual of Traditional and Complementary Medicine.* Random House UK.

- Kneipp, S. (1896). My Water Cure. Benziger Brothers.

- Linde, K., et al. (1997). *Are the Clinical Effects of Homoeopathy Placebo Effects? A Meta-Analysis of Placebo-Controlled Trials.* The Lancet, 350(9081), 834-843.

- Ernst, E. (2001). *The Role of Complementary and Alternative Medicine.* BMJ, 322(7279), 119-120.

- Posadzki, P., et al. (2013). *Is Reflexology an Effective Intervention? A Systematic Review of Randomized Controlled Trials.* Medical Journal of Australia, 199(7), 439-444.

- *Journal of Alternative and Complementary Medicine* (Mary Ann Liebert, Inc.)

- *Complementary Therapies in Medicine* (Elsevier)

- *Phytotherapy Research* (Wiley)

- *Advances in Mind-Body Medicine* (Innovations Media).

- Kaptchuk, T. J. (2000). *The Web That Has No Weaver: Understanding Chinese Medicine.* McGraw-Hill Education.

- Lad, V. (2002). *Textbook of Ayurveda: Fundamental Principles.* Ayurvedic Press.

- Dharmananda, S. (2002). *Principles and Practice of Chinese Herbal Medicine.* Institute for Traditional Medicine.

- Buchbauer, G. (2010). *Biological Activities of Essential Oils: An Update.* Flavour and Fragrance Journal, 25(5), 313-321.

- Bone, K., & Mills, S. (2013). *Principles and Practice of Phytotherapy: Modern Herbal Medicine.* Churchill Livingstone.

- Campbell, T. C., & Campbell, T. M. (2006). *The China Study: The Most Comprehensive Study of Nutrition Ever Conducted.* BenBella Books.

- Pollan, M. (2009). *In Defense of Food: An Eater's Manifesto.* Penguin Press.

- Wahlqvist, M. L. (2016). *Food and Nutrition: Sustainable Diets and Biodiversity.* Elsevier.

- Jackson, R. L. (2010). *Hydrotherapy: Principles and Practice.* W. B. Saunders Company.

- Winternitz, M. C. (1930). *Hydrotherapy: A Guide for Practitioners.* Charles C. Thomas Publisher.

- Kabat-Zinn, J. (1990). *Full Catastrophe Living: Using the Wisdom of Your Body and Mind to Face Stress, Pain, and Illness.* Delacorte Press.

- Pilkington, K., et al. (2005). *Yoga for Depression: The Research Evidence. Journal of Affective Disorders*, 89(1-3), 13-24.

- Lowen, A. (1994). *Bioenergetics: The Revolutionary Therapy That Uses the Language of the Body to Heal the Problems of the Mind.* Penguin Books.

- Popp, F. A. (2002). *Biophotonics and Coherence Therapy: A New Understanding of Health and Disease*. International Institute of Biophysics.

- World Health Organization (2001). *Legal Status of Traditional Medicine and Complementary/Alternative Medicine: A Worldwide Review*. WHO Press.

- Eardley, S., et al. (2012). *Complementary and Alternative Medicine Use Across Europe. Research in Complementary Medicine*, 19(2), 37-43.

- National Center for Complementary and Integrative Health (NCCIH). *What Is Complementary, Alternative, or Integrative Health?*. U.S. Department of Health & Human Services. (www.nccih.nih.gov)

- *European Federation for Complementary and Alternative Medicine* (EFCAM). Position Papers and Standards for Practice. (www.efcam.eu)

- Castleman, M. (1991). *The Healing Herbs: The Ultimate Guide to the Curative Power of Nature's Medicines*. Bantam Books.

- Chopra, D. (2008). *Perfect Health: The Complete Mind/Body Guide*. Harmony Books.

- Capra, F. (1982). *The Turning Point: Science, Society, and the Rising Culture*. Simon & Schuster.

- Shiva, V. (2016). *Earth Democracy: Justice, Sustainability, and Peace*. North Atlantic Books.

# Elenco di Piante Medicinali e Loro Usi

- **Achillea (Achillea millefolium)**

Uso principale: Disturbi digestivi, antinfiammatorio, cicatrizzante.

Preparazioni: Infusi, oli essenziali, pomate.

Indicazioni specifiche: Coliche intestinali, ferite, mal di stomaco.

- **Aloe Vera (Aloe barbadensis)**

Uso principale: Idratazione della pelle, problemi gastrointestinali.

Preparazioni: Gel, succhi, creme.

Indicazioni specifiche: Scottature, stipsi, dermatiti.

- **Arnica (Arnica montana)**

Uso principale: Traumi, dolori muscolari, ematomi.

Preparazioni: Creme, pomate, tinture.

Indicazioni specifiche: Distorsioni, lividi, infiammazioni.

- **Camomilla (Matricaria chamomilla)**

Uso principale: Calmante, digestivo, antinfiammatorio.

Preparazioni: Infusi, oli essenziali, creme.

Indicazioni specifiche: Ansia, coliche, irritazioni cutanee.

- **Calendula (Calendula officinalis)**

Uso principale: Cicatrizzante, antinfiammatorio.

Preparazioni: Creme, infusi, oli.

Indicazioni specifiche: Eczema, dermatiti, ferite.

- **Curcuma (Curcuma longa)**

Uso principale: Antinfiammatorio, antiossidante.

Preparazioni: Polveri, capsule, decotti.

Indicazioni specifiche: Infiammazioni articolari, digestione, sistema immunitario.

- **Echinacea (Echinacea purpurea)**

Uso principale: Stimolante immunitario.

Preparazioni: Tinture, capsule, infusi.

Indicazioni specifiche: Raffreddori, influenze, infezioni.

- **Ginkgo Biloba**

Uso principale: Miglioramento della circolazione, memoria.

Preparazioni: Capsule, estratti.

Indicazioni specifiche: Disturbi della memoria, insufficienza venosa.

- **Iperico (Hypericum perforatum)**

Uso principale: Antidepressivo, cicatrizzante.

Preparazioni: Oli, tinture, capsule.

Indicazioni specifiche: Depressione lieve, ferite superficiali.

- 10. **Lavanda (Lavandula angustifolia)**

Uso principale: Rilassante, antinfiammatorio.

Preparazioni: Oli essenziali, infusi.

Indicazioni specifiche: Ansia, insonnia, dolori muscolari.

- 11. **Menta Piperita (Mentha × piperita)**

Uso principale: Digestivo, rinfrescante.

Preparazioni: Infusi, oli essenziali.

Indicazioni specifiche: Nausea, indigestione, mal di testa.

- 12. **Ortica (Urtica dioica)**

Uso principale: Depurativo, antinfiammatorio.

Preparazioni: Decotti, capsule, infusi.

Indicazioni specifiche: Reumatismi, anemie, disintossicazione.

- 13. **Rosmarino (Rosmarinus officinalis)**

Uso principale: Stimolante, digestivo.

Preparazioni: Oli essenziali, infusi.

Indicazioni specifiche: Fatica mentale, dolori muscolari, disturbi digestivi.

- 14. **Salvia (Salvia officinalis)**

Uso principale: Regolatore ormonale, antisettico.

Preparazioni: Infusi, oli essenziali.

Indicazioni specifiche: Menopausa, mal di gola, sudorazione eccessivi

- 15. **Tarassaco (Taraxacum officinale)**

Uso principale: Depurativo, digestivo.

Preparazioni: Decotti, tinture, capsule.

Indicazioni specifiche: Problemi epatici, stitichezza.

- 16. **Tiglio (Tilia cordata)**

Uso principale: Calmante, antispasmodico.

Preparazioni: Infusi, tinture.

Indicazioni specifiche: Ansia, insonnia, raffreddore.

- 17. **Zenzero (Zingiber officinale)**

Uso principale: Antinfiammatorio, digestivo.

Preparazioni: Decotti, capsule, tisane.

Indicazioni specifiche: Nausea, dolori articolari, raffreddore.

- 18. **Valeriana (Valeriana officinalis)**

Uso principale: Sedativo, rilassante.

Preparazioni: Capsule, infusi, tinture.

Indicazioni specifiche: Insonnia, ansia, tensione nervosa.

- 19. **Malva (Malva sylvestris)**

Uso principale: Emolliente, antinfiammatorio.

Preparazioni: Infusi, pomate.

Indicazioni specifiche: Tosse, irritazioni cutanee, stipsi.

- 20. **Passiflora (Passiflora incarnata)**

Uso principale: Sedativo, ansiolitico.

Preparazioni: Capsule, infusi.

Indicazioni specifiche: Stress, insonnia.

- 21. **Aglio (Allium sativum)**

Uso principale: Antibatterico, ipotensivo.

Preparazioni: Capsule, decotti, crudo.

Indicazioni specifiche: Pressione alta, raffreddori, infezioni.

- 22. **Bacche di Goji (Lycium barbarum)**

Uso principale: Antiossidante, immunostimolante.

Preparazioni: Capsule, tisane, essiccate.

Indicazioni specifiche: Energia, vista, protezione cardiovascolare.

- 23. **Basilico Sacro (Ocimum sanctum)**

Uso principale: Adattogeno, antinfiammatorio.

Preparazioni: Infusi, capsule.

Indicazioni specifiche: Stress, infiammazioni croniche.

- 24. **Cardo Mariano (Silybum marianum)**

Uso principale: Protettivo del fegato.

Preparazioni: Capsule, decotti.

Indicazioni specifiche: Problemi epatici, detossificazione.

- 25. **Cannella (Cinnamomum verum)**

Uso principale: Digestivo, regolatore glicemico.

Preparazioni: Polveri, tisane.

Indicazioni specifiche: Diabete, digestione lenta.

- **26. Chiodi di Garofano (Syzygium aromaticum)**

Uso principale: Antisettico, antidolorifico.

Preparazioni: Oli essenziali, infusi.

Indicazioni specifiche: Mal di denti, infezioni.

- **27. Altea (Althaea officinalis)**

Uso principale: Lenitivo, emolliente.

Preparazioni: Infusi, creme.

Indicazioni specifiche: Tosse, irritazioni cutanee.

- **28. Ginseng (Panax ginseng)**

Uso principale: Tonico, adattogeno.

Preparazioni: Capsule, decotti.

Indicazioni specifiche: Stanchezza, stress, sistema immunitario.

- **29. Pepe di Cayenna (Capsicum annuum)**

Uso principale: Stimolante, antidolorifico.

Preparazioni: Polveri, pomate.

Indicazioni specifiche: Circolazione, dolori muscolari.

- **30. Ribes Nero (Ribes nigrum)**

Uso principale: Antinfiammatorio, drenante.

Preparazioni: Estratti, tisane.

Indicazioni specifiche: Allergie, infiammazioni articolari.

- **31. Eucalipto (Eucalyptus globulus)**

Uso principale: Espettorante, antisettico.

Preparazioni: Oli essenziali, infusi.

Indicazioni specifiche: Tosse, raffreddore, infezioni respiratorie.

- **32. Cipolla (Allium cepa)**

Uso principale: Antibatterico, diuretico.

Preparazioni: Decotti, crudo.

Indicazioni specifiche: Raffreddori, infezioni, ritenzione idrica.

- **33. Finocchio (Foeniculum vulgare)**

Uso principale: Digestivo, carminativo.

Preparazioni: Infusi, semi, capsule.

Indicazioni specifiche: Gonfiore, coliche, digestione lenta.

- **34. Gramigna (Agropyron repens)**

Uso principale: Diuretico, depurativo.

Preparazioni: Decotti, capsule.

Indicazioni specifiche: Cistiti, calcoli renali, disintossicazione.

- 35. **Betulla (Betula pendula)**

Uso principale: Depurativo, drenante.

Preparazioni: Infusi, tinture.

Indicazioni specifiche: Ritenzione idrica, cellulite, detox epatico.

- 36. **Timo (Thymus vulgaris)**

Uso principale: Antisettico, espettorante.

Preparazioni: Oli essenziali, infusi.

Indicazioni specifiche: Tosse, infezioni respiratorie, mal di gola.

- 37. **Rucola (Eruca sativa)**

Uso principale: Digestivo, stimolante.

Preparazioni: Cruda, estratti.

Indicazioni specifiche: Stimolazione dell'appetito, digestione.

- 38. **Bardana (Arctium lappa)**

Uso principale: Depurativo, diuretico.

Preparazioni: Decotti, capsule.

Indicazioni specifiche: Acne, eczemi, problemi epatici.

- 39. **Meliloto (Melilotus officinalis)**

Uso principale: Antinfiammatorio, anticoagulante.

Preparazioni: Infusi, tinture.

Indicazioni specifiche: Insufficienza venosa, emorroidi.

- 40. **Verbena (Verbena officinalis)**

Uso principale: Tonico nervoso, digestivo.

Preparazioni: Infusi, tinture.

Indicazioni specifiche: Stress, ansia, dispepsia.

- 41. **Ginepro (Juniperus communis)**

Uso principale: Diuretico, digestivo.

Preparazioni: Oli essenziali, infusi.

Indicazioni specifiche: Cistiti, calcoli renali, problemi digestivi.

- 42. **Ortosifon (Orthosiphon stamineus)**

Uso principale: Diuretico, drenante.

Preparazioni: Infusi, capsule.

Indicazioni specifiche: Ritenzione idrica, cellulite.

- **43. Malaleuca (Melaleuca alternifolia - Tea Tree Oil)**

Uso principale: Antibatterico, antifungino.

Preparazioni: Oli essenziali.

Indicazioni specifiche: Infezioni cutanee, acne, micosi.

- **44. Pilosella (Hieracium pilosella)**

Uso principale: Diuretico, depurativo.

Preparazioni: Infusi, capsule.

Indicazioni specifiche: Ritenzione idrica, calcoli renali.

- **45. Borragine (Borago officinalis)**

Uso principale: Antinfiammatorio, emolliente.

Preparazioni: Olio, infusi.

Indicazioni specifiche: Pelle secca, disturbi articolari.

- **46. Centella Asiatica**

Uso principale: Tonico venoso, cicatrizzante.

Preparazioni: Capsule, creme.

Indicazioni specifiche: Insufficienza venosa, cellulite, ferite.

- **47. Eleuterococco (Eleutherococcus senticosus)**

Uso principale: Adattogeno, stimolante.

Preparazioni: Capsule, estratti.

Indicazioni specifiche: Stanchezza, stress, sistema immunitario.

- **48. Kava Kava (Piper methysticum)**

Uso principale: Sedativo, ansiolitico.

Preparazioni: Capsule, infusi.

Indicazioni specifiche: Ansia, insonnia, stress.

- **49. Rafano (Armoracia rusticana)**

Uso principale: Espettorante, stimolante.

Preparazioni: Decotti, crudo.

Indicazioni specifiche: Congestione respiratoria, digestione.

- **50. Melissa (Melissa officinalis)**

Uso principale: Calmante, digestivo.

Preparazioni: Infusi, tinture.

Indicazioni specifiche: Ansia, insonnia, disturbi digestivi.

9 7 9 8 3 0 4 1 2 0 7 9 1